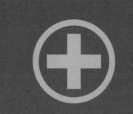

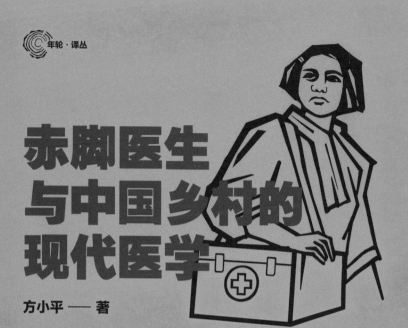

赤脚医生
与中国乡村的
现代医学

方小平 —— 著

董国强　干霖　王宜扬 —— 译

Barefoot Doctors and Western Medicine
in China

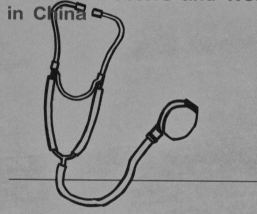

社会科学文献出版社
SOCIAL SCIENCES ACADEMIC PRESS (CHINA)

Original English-language edition published by
University of Rochester Press,
Rochester, New York, USA

译　序

"赤脚医生"是 1968 年以后出现的一个历史概念，曾被誉为"文化大革命"催生的"新生事物"之一。按照当时的文件规定和舆论宣传，赤脚医生群体是农村人民公社生产大队中不脱产的初级卫生医疗人员。他们经由一定选拔和审批程序产生（主要取决于家庭出身、个人表现和文化程度），在初中级医药卫生专科学校或县级及以下医疗机构接受短期培训，然后回到生产大队一边参加农业生产劳动，一边为社员防病治病，并担负农村基层卫生防疫和计划生育管理等职责。不过追根溯源，包含这种基因的理念和实践最早出现于 1930 年代的乡村建设运动，并在 1949 年新中国成立以后长期延续。

一

学界关于赤脚医生的研究和著述是伴随这一"新生事物"的出现而出现的。从学术史的梳理来看，西方学界对这个话题的关注早于国内学界。从 1970 年代起就不断有外国学者推出相关著述，其中影响较大的包括由约瑟夫·R. 奎因（Joseph R. Quinn）编辑的研究文献汇编 *Medicine and Public Health in the People's Republic of China*（U.S. Department of Health, Education, and Welfare，1972），以及维克托·W. 塞德尔（Wictor W. Sidel）和鲁斯·塞德尔（Ruth Sidel）夫妇撰写的 *Serve The People*（Boston: Beacon Press, 1973）等。不过当时有机会来华的外国人，都是国际卫生组织工作人员和来华从事学术交流活动的医学专家。中方安排的短暂行程使他们只能对中国的医疗卫生工作做一种浮光掠影式的考察，无暇深入基层与赤脚医生及其服务对象进行广泛接触。而那些无缘来华的西方学者，则只能从中国的报刊上获取一些十分零散的研究资讯。因而这类著述的翔实程度难免令人遗憾。

国内关于赤脚医生的最早论述主要是《人民日报》的宣传报道，如《从"赤脚医生"的成长看医学教育革命的方向》（1968年9月14日）、《农村合作医疗不断发展，"赤脚医生"队伍日益壮大》（1973年9月27日）、《积极培养赤脚医生，巩固发展合作医疗》（1975年6月26日）等。将赤脚医生作为一个学术研究议题加以深入探讨始于21世纪初。张开宁、温益群、梁苹主编的《从赤脚医生到乡村医生》（云南人民出版社，2002）一书具有里程碑的意义。该书的主体内容是访谈口述资料，访谈对象包括近50位原赤脚医生、当地群众和基层干部。在最后一章"思考和研究"中，三位学者从赤脚医生产生的社会文化原因、赤脚医生政策的演变、赤脚医生的性别构成、赤脚医生的报酬等方面进行了初步的论述，对后续相关论著的论述框架和叙事内容具有很大影响。此后，这个话题得到高等院校和专业研究机构中硕博士研究生群体的广泛关注，产生了一批专题研究成果，学科门类涉及历史学、社会医学、卫生事业管理、行政管理学、社会学、政治学等。其中完成时间较早的是浙江大学人文学院中国近现代史专业李德成在2007年完成的博士学位论文《合作医疗与赤脚医生研究（1955—1983）》。该论文依据档案资料、地方志资料和前人研究论著，较为详细地叙述了合作医疗制度与赤脚医生现象兴起、发展及衰落的历史过程。后续的相关硕博士论文大多采取同样的套路，论述内容一般包括赤脚医生产生的原因，赤脚医生存在的条件，赤脚医生发挥的作用，赤脚医生群体的发展历程和队伍相关情况，赤脚医生与村民之间的医患关系，以及对赤脚医生制度和政策的整体性评价等几个板块。

从史学研究的角度看，上述研究成果应该得到应有的肯定。借用法国年鉴学派提出的概念，这类研究的兴起标志着从"传统史学"向"新史学"的转变。不过现有研究成果（尤其是一些硕博士论文）也存在一些亟待改进的地方。法国年鉴学派所倡导的"新史学"，包含由"精英主义史学"向"民众的历史"的转变，由"政治史"向"社会史"的转变，由"事件史"向"结构史"的转变。这里所谓"社会史"不是在传统的史学研究领域（如政治史、经济史、文化史、军事史、外交史等）之外平行地拓展出一个新的研究领域，而是一种自下而上地透视历史的新视角。它当然会考察和描述一些社会现象，但更重要的是考察和描述这些现象所涉及的结构性的社会关系。目前很多硕博士论文的一个共性问题，是将"赤脚医生"话题放在历时性的"事件史"框架中加以研究论述。它们大多聚焦于赤脚医生制度的兴亡过程，很少涉及赤脚医生群体与其他社会群体的关系（除了显而易见的"医患关系"之外），以及赤脚医生现象的前史和后史。这样，考察特定历史时段的结构性的社会关系就无从谈起。

另一个共性问题涉及研究资料的采集、研判与运用。"新史学"的要义在于突破"传统史学"的桎梏，去揭示一些我们过去知之甚少或一无所知的历史维度与层面，从而不断更新我们对历史的认知。这意味着我们要在传统的史料类型之外拓展新的信息来源。这并不意味着完全摒弃传统史料，而是要防止在缺乏其他信息来源的情况下对传统史料的过度依赖。任何史料都是特定历史语境的产物，都受到人们主观因素的干预。我们必须科学分析和审慎选择，才能达成重建和解释历史的目的。而科学分析和审慎选择的必要前提，是资料和信息来源的多样性和广泛性。现有的一些硕博士论文主要依赖官方档案资料和报刊资料，严重忽略了其他类型史料（如私人档案、民间文献和口述历史资料等）的发掘利用。因而，它们往往深受档案资料和报刊资料叙述内容乃至隐含观点的影响，严重缺乏史学研究应有的后见之明。这不但导致史实呈现的严重失真，而且导致论述体系的扁平化、模式化和同质化——很多相关硕博士论文在分析框架、叙述内容和观点结论方面十分雷同，唯一不同的是地域。

正是基于上述研究现状，我们觉得很有必要向国内学界推介方小平的这部力作。方小平曾在南京大学历史学系攻读硕士学位，后来赴新加坡国立大学深造，主修人类学和社会学。其博士论文致力于采用新的理念、新的视角和新的史料重新审视20世纪中国的疾病、医疗和卫生史。本书的英文版由其博士论文修改加工而来，于2012年由纽约罗切斯特大学出版。其显著特点之一是研究资料和信息来源的多元化。除了广泛搜集各地档案资料外，作者花费9年时间在其家乡做了大量田野调查，采访了很多赤脚医生和当地农民，获得了生动翔实的口述史料。其次，作者对西方社会科学新理论、新概念的深刻理解和娴熟运用，不但有助于形成独特的问题意识，也有助于科学地解读和运用各种史料。在290多页的英文专著中，作者不但为我们讲述了众多乡村基层医疗从业者的有趣故事，而且提出了许多创新性的观点和结论。通过阅读该书，我们不但可以更加深入地了解赤脚医生和乡村合作医疗制度，而且可以更加深入地了解当时中国乡村的权力结构、农民的观念习俗以及国家政策与基层社会潜规则之间的微妙张力。

二

方小平为我们讲述的故事发生在浙江省余杭县的蒋村（这是当地一个中心村，公社化时期是蒋村公社所在地）。他认为1949年以后活跃于蒋村基层社会的医疗从业者可以分为四个世代，他们的学习、工作、生活经历构成中国乡村医疗世界及其发展嬗变的缩影。

在1949年之前，中国乡村中大致包含三类医疗从业者。第一类是"职业化的医学从业者"（professional medical practitioners），通常指那些具有深厚家学渊源和很高社会声望的正规中医。他们大多在自己的家里设立私人诊所，也有一些人在集镇上开设的药铺里坐诊（俗称"坐堂医"）。本书主人翁之一陈鸿庭就属于这类"有名望"的医生。他平日在家中坐堂行医，有时也会进行一些义诊，尤其是在传染病高发的夏季。他的妙手仁心赢得了当地官员和百姓的一致赞赏，被村里人亲切地称为阿宝先生。第二类是民间游医（folk healers），俗称"过路郎中"。他们其实都是普通农民，只不过因祖传或偶然机遇掌握了一些特殊的医疗技能，如草药医生、接骨师、蛇医，同时也包括一些擅长用土方子治疗肿胀、中暑等疾病的土医生。蒋村西南边的村子里就有一位这样的游医，在当地很有名气。第三类是宗教医和巫医（religious and supernatural healers）。蒋村有一位残疾人，通过算命和巫术替人治病，村里人都称他为"活菩萨"。由于后两类从业者收费低廉，而且也确实能够起到一定的治疗作用，所以在农村地区的存在十分普遍。

上述多元化的传统乡村医疗体系一直延续到1952年，取而代之的是得到国家鼓励和扶持的乡村联合诊所。"蒋村联合诊所"由陈鸿庭和当地其他几位同行创办。他们被方小平视为1949年以后蒋村第一代职业医疗者。他们都是通过家传或拜师方式学习中医的，有较高文化水平和多年从业经验，加入联合诊所之前已经深孚众望。他们不但在联合诊所给人看病，而且承担着村里的卫生防疫、妇幼保健、公众卫生教育等公共事务。这标志着中国国家医疗体系的组织形态和社会功能的重要拓展。与此同时，"民间游医"和"巫医"受到排斥，逐渐退出历史舞台。

1959年，蒋村联合诊所招收了一名中医学徒。1962年，联合诊所又招收了一位药剂师学徒。这两人是蒋村第二代职业医疗者。他们起初以传统的拜师方式跟随第一代职业医疗者学习中医中药，后来被送到县医院实习，在那里学到了西医的解剖学知识和在药房里配制西药的知识。这标志着乡村医学知识传播方式和从业人员知识构成的重要转变。

1965年毛泽东发出"六二六指示"后，各级政府更加重视农村医疗卫生事业。卫生主管部门除了要求城市医院派出巡回医疗小组下乡，同时要求培训一批农村基层卫生人员。在此背景下，蒋村公社从各生产大队中挑选出17名卫生员。他们成为蒋村第三代职业医疗者。这些人在蒋村联合诊所接受为期两周的培训，学习基础医学和预防医学知识，以及常见地方病和急性传染病的实用诊疗技术。此后大多数学员回到生产大队从事基层医疗卫生工作，但有三人被送往余杭县乡村医生培训班学习西医，后来又在杭州市第一医院实习一年。实习期满后，他们回到蒋村联合诊所担任外科、内科和妇产科医生。

尽管第二代和第三代职业医疗者的医学教育背景和专业医疗技能显著地区别于他们的前辈，但在1966年"文革"爆发之前，蒋村的医疗服务体系及其权力结构并未发生显著变化，以陈鸿庭为核心的第一代职业医疗者一直占据领导地位。"文革"爆发后，原有的权力结构土崩瓦解，第一代职业医疗者群体在遭到严厉批判之后，被戴上各种"帽子"，要么沦为卫生院（蒋村联合诊所在1970年更名为蒋村公社卫生院）普通医生，要么被下放到生产大队成为赤脚医生。"文革"结束后，第一代职业医疗者并未东山再起。历史给予他们的补偿是在获得平反后体面地退休。

另外，各级政府从1968年开始大力推广赤脚医生和农村合作医疗制度，蒋村第三代职业医疗者都自动地成为赤脚医生。但这依然不能满足当地乡村医疗卫生事业的需要。于是蒋村公社继续从各大队选拔青年农民到赤脚医生培训班学医。他们先由第二代和第三代职业医疗者传授基本医学常识和诊疗技术，然后被送到县医院学习西医。经过半年多的培训，他们都成为赤脚医生，构成蒋村第四代职业医疗者。值得注意的是，尽管赤脚医生在国家医疗体系中（尤其是在农村基层）发挥着十分重要的作用，受到主流舆论宣传的高度赞誉，但在城乡二元格局下，他们的农民身份严重制约着他们的上升空间。在整个1970年代，蒋村赤脚医生中得以"农转非"的只是极少数。其中一人因蒋村公社卫生院人手不足获得聘用，最终获得正规医师资格和城镇户口。另一位则因考取杭州市卫生专科学校，毕业后由国家分配工作。

"文革"结束后，蒋村医疗世界再次发生重大变化。第四代职业医疗者骆正富成为蒋村公社卫生院院长。与此同时，原有的中国乡村医疗体系受到改革浪潮的持续冲击。1979年国家出台新政策，要求所有赤脚医生参加资格认证考试，通过者才能取得赤脚医生资格证。1980年，蒋村公社共有18名赤脚医生参加考试，其中绝大多数顺利过关，继续行医。1983年以后，当地农村实行家庭联产承包责任制，集体化时期建立的村合作医疗站被承包给赤脚医生个人，蒋村还有12个赤脚医生继续行医。1985年，国家再次推出针对赤脚医生的统一考试——乡村医生资格考试，蒋村的12名赤脚医生中有11人通过考试获得"乡村医生"证书。此后"赤脚医生"彻底成为一个历史概念。

到1988年前后，上述11人中有2人因乡村医生收入低而改行，还剩下9人继续行医。在此后十多年时间里，又有5人因年龄原因或健康原因陆续退出。到2004年只剩下4人仍在行医，其服务对象除了同村村民，更多的是一些涌入当地打工的外地农民。2008年，蒋村及周边村庄被划归杭州市，此后政府按照城区建制在当地设立街道卫生服务中心和社区卫生服务站，4名乡村医生所在的村卫生室因不符合规定陆续停业。这4人要么不再行医，要么考取"职业助理医师"资格证进入社区卫生服务站工作，要么暗中从事"非法"诊疗活动。

　　以上是方小平为我们讲述的一群当代中国乡村医疗从业者的故事。尽管这些故事发生在蒋村，但是它们所折射的历史发展进程（如乡村医疗从业者的代际更迭，以及不同世代的生活经历、生存环境、知识结构、政治姿态、行为方式等）绝不仅限于蒋村个案。在技术方法上，方小平关于蒋村医疗世界的具体知识主要来源于人类学和社会学调查。但他的问题意识以及对田野调查资料的理解和阐释，离不开对宏观历史背景的深入了解。从这个意义上讲，他对各级政府档案资料、地方志资料和其他相关历史文献的研究同样重要。正因为他很好地将微观实证研究与宏观历史背景研究相结合，重在考察和揭示一些结构性因素，才有效避免了微观研究的碎片化，同时也避免了宏大叙事的空泛化。尽管该书以"赤脚医生"为主要议题，但书中的历史叙事所涉时段更长，内容更丰富，对不同人物的刻画也更加细腻生动。因而，"乡村医疗世界""中医""西医""赤脚医生""乡村医生"等都不再是空洞抽象的概念名词。随着故事情节的逐步展开，1949年以后几代乡村医务人员的真实生活和代际更迭跃然纸上，政治制度和社会环境对个人生活的深刻影响也得到较为充分的展现。

三

　　作为一部学术专著，该书的理论架构和对一些具体问题的学理性探讨也值得我们学习借鉴。方小平在书中提到，他的研究理念和分析路径深受哈佛大学教授、医学人类学学派开创者凯博文（Author Kleinman）提出的"医学多元主义"（medical pluralism）理论的影响。方小平认为，医学多元主义理论对于考察和阐释当代中国农村医疗体系具有重要的指导作用。本书开头对1949年以前中国乡村医疗从业者的分类描述，直接借鉴了凯博文的理论。在随后的几章中，作者继续沿用医学多元主义的理论思路考察毛泽东时代中国乡村医疗世界的发展嬗变，具体论述了国家如何从特定的意识形态和现实需要出发，借助持续不断的政治运动剔除那些被认为不合时宜的乡村医者和治疗手段（如"民间游医"和各种"巫术"），完成了以"专业化医学从业者"为主体的一元化国家医疗体系的建构。

不过作者在研究中发现的一个悖论是，国家借助行政手段建立起来的一元化国家医疗体系，实际上并未根除多元并存的医学观念和治疗方法。1950年代以后国家对"中西医结合"的反复强调，实际上恰恰从反面揭示了不同医学观念及其实践的客观存在，以及它们之间的持续竞争。医患双方的能动选择和多重互动，不断地塑造和重塑着不同医学体系以及医疗资源配置的乡村格局。

方小平的另一个重要理论贡献，是从方兴未艾的"现代性"理论出发，论述了当代中国医学的科学化（scientification）、制度化（institutionalization）和专业化（professionalization）建构。他认为科学化、制度化和标准化是西方近代历史发展的必然产物，也是1949年至今中国农村医疗事业发展的连贯主题。正是借由这三种因素，现代医学得以进入千百年来由传统医学主宰的中国农村医疗世界，并最终导致传统医学的边缘化。他还提出了一个更具颠覆性的看法——"赤脚医生"在乡村医疗世界发挥主导作用的年代（1968年至1983年），恰恰是现代医学在农村地区取代传统医学优势地位的关键阶段。

由于国内许多相关著述几乎完全不涉及"医疗科学化"问题，所以方小平的论述具有重要的启迪意义。他列举大量史实和数据翔实地展现了医学知识传播模式（主要包含教学方式、教学场所、教学内容等）的改变，西药在农村地区的广泛使用，以及赤脚医生对西医诊疗方式的偏爱导致社会认知的逐渐转变。由此不难看出，所谓"医学科学化"的本质内容，是对现代医学逐步取代传统医学的过程的客观描述。这不是一个观念问题，而是一个实践问题；不是人们的主观选择，而是历史的自然发展。现代医学能够在与传统医学的竞争中胜出，根本原因在于现代医学在规模效益、标准化、精确性、时效性和便利性等方面具有明显的优势。

　　关于"制度化"问题，国内现有相关论著一般仅限于对档案资料内容的简单复述。实际上档案资料中所呈现的"文本性制度"，更多的是主管部门的主观构想，而非现实生活中的客观实践。此类关于农村三级医疗体系及其内部分工协作的描述与分析，往往是静态的、概念化的和模式化的。

　　方小平则比较强调制度的实践层面及其发展流变。他认为中国农村医疗服务的制度化过程包括创建新型医疗机构、规范诊疗模式、推行医疗服务协作、实现知识共享等内容。他指出1952年联合诊所的诞生，是国家将乡村医者和村民纳入制度化的医疗服务体系的第一步。伴随这种新型医疗机构而来的，是"医疗社区"概念的逐步形成。此后农民求医问诊的场所从家庭转移到诊所，原先具有独立自主地位的乡村医疗从业者被整合到国家医疗体系中。1968年以后赤脚医生和大队合作医疗站的出现，使得县乡二级医疗体系进一步向下延伸，从而确立了农村三级医疗体系。在这个医疗体系中，县医院、公社卫生院和大队赤脚医生有着明确的职责分工。一些在村合作医疗站无法诊治的疑难杂症，会被送往设施较为完备、医疗水平较高的公社卫生院。公社卫生院无力解决的病例和医疗手术，则被送往设施更完备、医疗水平更高的县医院。

　　不过方小平在实证研究中发现，尽管赤脚医生处于三级医疗网络的最底层，但由于他们在实际工作中扮演了双重角色，所以他们的重要性并不亚于公社卫生院的医生。所谓双重身份是指他们既是担负基层卫生防疫职责的保健员（或称卫生员），同时也是能够提供疾病诊疗服务的医生——他们拥有自己的诊疗场所，配备了药箱（等于小型药房），具有公社卫生院医生所具有的医疗专业知识。因而，他们不仅成为公社卫生院医生的竞争者，而且在竞争中还具有一些明显的优势。在赤脚医生和村合作医疗站出现之前，社区医疗服务由公社卫生院提供，医药费收入是公社卫生院赖以生存的重要经济来源。大队合作医疗站建立以后，不仅可以提供更加便捷的服务，而且实行医药费减免，所以一般村民更加乐于前往合作医疗站就诊。与此同时，大队赤脚医生还掌握着将病人转诊至上级医院的权力。由于公社卫生院在基础设施、后勤保障和医疗水平方面比不上县医院，赤脚医生在转诊病人时往往绕开公社卫生院。这样，公社卫生院在大病治疗方面无法与县医院竞争，在小病治疗方面又无法与村卫生所竞争，逐渐成为三级医疗体系中最薄弱的一环。所以农村三级医疗网的真实构图，并不是档案资料文本中呈现的正三角形或梯形结构，而是一种两头粗、中间细的哑铃型结构。

关于"专业化"问题，国内相关论著也鲜有讨论。因为在当年的顶层制度设计中，赤脚医生和其他"新生事物"一样，就是要打破行业分工，否定专家权威，要"与人民群众打成一片"。因而在主流舆论宣传中，赤脚医生的形象与一般农民差别不大，唯一的身份标识是挎在肩上的医药箱。而一些后来的研究者（包括笔者在内）也认为，赤脚医生都是一些"队来队去"人员，文化程度不高，缺乏一名正规医生所必需的专业知识和诊疗技术，因而很难想到他们与"专业化"概念的关联。

方小平却在书中指出，赤脚医生群体的职业化身份认同的形成，与乡村医疗服务的专业化进程密不可分。一开始他们要和农民一样下田干活，只是在劳动之余为农民提供医疗服务，所以被称为"赤脚医生"。但1970年以后，他们实际上不再参加农业生产，而是专门在合作医疗站替人看病，所以成为"穿鞋子的医生"。而且随着服务年限的增长和诊疗经验的积累，加上西药和现代医学设备的广泛应用，他们诊断和治疗疾病的能力不断增强，越来越多地得到村民们的信任和尊重。这也有助于形成他们在乡村社会中的特殊身份认同和话语权。

方小平还提到，1980年代以后农村合作医疗制度随着集体经济的解体而解体。在市场经济条件下，一些赤脚医生为了追求更高的经济收入干脆转行，但也有一些赤脚医生继续在乡村从事医疗服务活动。比起放弃这个职业的人，留下来的人通常具有更高的医疗水平，也变得更加专业化。因为要继续行医，就必须获得专业资格认证。而专业资格证书的获得，则进一步巩固了他们在村民心目中的权威。此外，随着赤脚医生队伍的不断分流，继续在农村基层提供医疗服务的人员数量不断缩小，其经济收入也随着供求关系的变化而显著增加。在某种意义上，那些取得行医资质的"赤脚医生"（以及后来的"乡村医生"），已经重新获得了陈鸿庭们曾经拥有的经济地位和社会声望。

四

当陈鸿庭等人在1952年响应政府号召创办联合诊所时，他们肯定没有想到后来几十年里所发生的翻天覆地的巨大变化。作为生活在社会底层的"小人物"，蒋村四代职业医疗者的个人命运与1949年之后持续不断的政治运动和社会变革紧密联系在一起。他们无法抗拒时代潮流，只能接受命运安排。正是基于他们的种种遭遇，作者在"结论"一章中断言：1949年以后国家权力渗透到了乡村医疗的方方面面，包括动员私人医疗从业者建立联合诊所，实行赤脚医生制度，大幅度下调药品价格，建立一个等级化和协作化的医疗体系，定义医学合法性等。我们对此没有异议。不过我们读完全书后还有一点感想：医疗卫生工作和其他许多专业领域的工作一样，有其自身的内在规律。这些内在规律往往不以人们的主观意愿为转移。因而国家权力强势介入所产生的政策效果能否长期延续，主要看这样的强势介入是否背离医疗卫生工作的内在规律。蒋村职业医疗者的代际更迭和乡村医疗服务组织形态的发展嬗变，很好地展示了国家权力的强大力量。另一方面，在国家反复大力倡导中医中药的情况下，现代医药学依然能够逐步取代传统医药学在乡村中的主导地位，以及盛极一时、数量庞大的赤脚医生群体的最终消亡，则充分彰显了国家权力干预社会生活的限度。

五

我在十多年前读到本书时，就认定它是关于赤脚医生研究的一部里程碑式的著作，很想推介给国内学界同道。所以在2022年社会科学文献出版社酝酿本书的翻译、出版时，我自告奋勇，领衔承接了翻译重任。参与本书翻译工作的干霖和王宜扬是两位才华横溢、前途无量的青年学生，目前均在香港中文大学攻读硕士学位。她们在南京大学读本科时，先后选修了我主讲的课程"当代中国史研究：史料与著作研读"。她们提交的课程论文是近年出版的两部当代中国研究英文专著的长篇学术书评，后来经过修改充实都发表在香港中文大学中国文化研究所主办的权威期刊《二十一世纪》上。当我邀请她们两人参与本书的翻译工作时，她们都表现出巨大的热情，分别承担了第一、三、五章和第二、四、六章的翻译任务，并很快提交了初稿。后来每当责任编辑布置一些补缀任务时，她们也都有求必应，雷厉风行。我承担了本书其他部分的翻译工作，并用数月时间对她们的译稿做了仔细的内容校核和文字润色工作。

本书的责任编辑石岩与我至今未曾谋面，我们之间的工作接洽都是通过电子邮件和微信进行。她看来是一个性格开朗、兴趣广泛、充满生活情趣的人。在微信朋友圈读到她和青春期儿子的一些俏皮对话，常常令人忍俊不禁。不过看到她发来的印刷稿上密密麻麻、不同颜色的修改批注，我不由得对她的专业精神和认真程度肃然起敬。感谢她对本书立项审批和译稿编辑工作的巨大付出。

我与本书作者方小平的交往始于十多年前读到本书的英文版。我们的长期密切交流使我对本书内容有了更加深刻的理解，因而翻译起来更加得心应手。译稿完成后，我们还请他做了中英文人名校阅、文字校阅和部分中文资料的回译工作。他的积极配合大大减轻了我们翻译的工作量，增强了译稿内容的准确性。

我很高兴，这次翻译工作促使我再一次认真重温了这本优秀著作。与方小平、石岩、王宜扬和干霖一道工作，是一次令人难忘的愉快经历。学术论著的翻译并非一件轻而易举的事情。读懂英文内容是一回事，用中文完整准确地表达出来是另一回事。我们当然努力追求译文的"信、达、雅"，不过对书中的某些语句和语汇，我们根据特定历史语境和中文读者习惯做出了一些调整。译文中的错漏之处当然由我负责。

董国强

2024 年 4 月，于上海

中文版自序

　　我对赤脚医生的研究开始于本世纪初在南京大学历史学系读研究生期间。受南大历史学系、社会学系和政治学系研究氛围的影响，我对1949年之后的中国社会政治史产生了浓厚兴趣，希望毕业之后能出国读书。当我准备开始撰写研究计划时，我非常清楚在海外从事纯粹的社会政治史课题研究将会遇到的挑战，尤其是在资料收集方面。我也考虑到自己出生、成长在农村，具备分析农村社会所需的常识和直觉，这可能会成为我的优势。因此，我想找一个1949年之后具有重大学术和现实意义，同时又相对中性的有关中国农村社会的历史课题。

　　为此，我开始在图书馆查阅文献，冥思苦想。在某个傍晚，我从南苑食堂吃完晚饭，出了大门走到汉口路，路上边走边想，过了小粉桥，转到中山路上时，突然脑海中闪现出赤脚医生这个题目。我如获至宝，兴奋不已，因为它基本上符合了我所有的选题标准。首先，赤脚医生作为"文革"时期的"新生事物"，属于广义的社会政治史研究范畴，符合我的研究兴趣；其次，作为一场医疗卫生运动，赤脚医生属于相对中性乃至具有积极意义的选题，这便于我在国内从事调查研究；再则，赤脚医生自1960年代末以来一直扎根中国农村提供基本医疗卫生服务，到2000年前后，赤脚医生制度在有关1990年代末医改的讨论中被反复提及，因此它具有强烈的现实意义；最后，赤脚医生是我自幼农村日常生活和记忆中的一部分。在确定选题以后，我于2001年暑假正式开始收集资料，撰写研究计划。

　　2002年7月，我进入新加坡国立大学历史系学习，英文文献的阅读、系内包括论文委员会在内的诸多老师的研究风格、社会学和人类学的理论课程，以及东亚所和亚洲所的众多讲座开阔了我的学术视野，使我初步了解英文学术界的研究方法、写作风格和评判标准。我开始朝着社会医学史和社会政治史的方向努力，并初步勾勒出日后的研究方法——从长时段和自下而上的视角，运用通过深入的田野调查获得的档案、地方志和口述访谈等资料，借鉴医学人类学和社会学的相关理论建构分析框架，进行实证研究，尝试从中国的案例分析中做出理论贡献，并为理解当前中国社会重大医疗卫生议题提供新的历史阐释。这种研究方法也是我在过去二十年的中国医疗、卫生和流行病史研究中一直坚持采用的。

着手这项研究之初，我系统地梳理了中英文学术界关于赤脚医生以及与之相关的农村合作医疗制度的研究文献。这些研究高度一致地认为从1960年代末到1980年代初，通过大力推广低成本的中草药（"一根银针、一把草药"）和中西医结合，赤脚医生为改变中国农村医疗卫生状况做出了巨大贡献，并成为发展中国家解决医疗卫生问题的典范。然而，出于自身的生活经验，我对这种观点中关于中草药和中西医关系的表述表示怀疑。我1970年代出生在具有丰富草本植物资源的浙西山区，但我鲜有童年时代服用中草药治病的记忆，相反更多的是赤脚医生提供的西药。同时，我认为现有文献在分析逻辑上存在缺陷，因为它将中医与西医在中国农村的结合和发展视作一个静态或理所当然的过程，却忽略了一个根本性的问题——在一个中医和中草药主宰的中国乡村医疗世界中，西医作为外来的医学是如何进入乡村与中医结合的？这种观点也无法解释中草药既为传统中国农村社会所依赖，又在赤脚医生运动期间为政府大力推广，为什么到1980年代初期却慢慢淡出了乡村医疗世界。

这种基于生活经验和逻辑分析的疑问促使我不断地思考论文的问题意识。在随后几年中，我在阅读、写作和田野调查中反复来回，逐渐明晰论文的研究主题——在自1920年代中西医论争以来的漫长历史脉络中，西医作为现代医学如何进入中国乡村社会，在科学化、体制化和职业化方面影响和挑战中医，最后实现乡村医疗卫生的转型？

与问题意识的思考同时进行的是如何确定具体的研究方法与分析框架。在研究方法上，我从一开始就没有计划进行一项全国性的研究，其中最为直接和现实的原因是时间和经费都相对有限。从研究本身来看，赤脚医生运动是一项高度同质化的全国性运动，摊子铺得太大反倒可能浮于表面，浅尝辄止，倒不如细致地解剖一只麻雀——深入中国乡村社会的基层，针对某个乡镇进行一项长时段、微观史的深入研究。通过问题意识观照下的个案研究，在"大题小作"和"小题大作"之间来回穿梭。这样既能进行细致的个案分析，又能把握这场全国性运动的发展脉络，避免陷入因为过多资料和细节导致的所谓"碎片化"。我并不期望这种研究方法得出能"放之四海而皆准"的结论，从而解释这一时期中国各地的赤脚医生运动。实际上，因为中国的辽阔疆域所带来的差异性，一项实证性的研究也难以实现这样的宏伟目标。

在具体的个案选择上，全国各级政府在1970年代都曾大力宣传各地赤脚医生和合作医疗工作的先进样板，其中最有影响的当属上海市川沙县江镇公社的赤脚医生制度和湖北长阳县乐园公社的合作医疗制度，因为两者经1968年《人民日报》的报道，被认为是这两项制度在"文革"时期的发源地。但我认为这些典型和样板获得了不同程度的、超出一般水平的医疗和政治资源，因而它们不具普遍性。鉴于此，我对个案的选取遵循几个基本标准：首先，应为具有代表性的普通案例；其次，应有相对丰富的文字资料；再则，应拥有进行田野调查的社会关系网。最后，我须避开自己的家乡，这样做的目的是避免自身的生活经历在分析问题时产生主观影响，同时也确保访谈能在轻松自然的状态中进行，受访者愿意畅所欲言。

2003年底，我回到国内进行第一次田野调查，考虑到受访对象多为农民和基层卫生工作者，顺畅、自然的语言沟通至关重要，因为我是浙江人，所以我决定在老家之外的浙江某地选一个点。经过反复考察和比较，我最终选择了杭州市余杭县蒋村乡。该乡1996年被划归杭州市西湖区，现为杭州西溪湿地国家公园所在地。蒋村处于长江中下游湖网平原地带，在1980年代之前的疾病谱系涵盖了常见寄生虫病和传染病，例如血吸虫病等。在文字资料方面，余杭县在民国时代即为浙江省政府所在地，具有相对丰富的省、市、县政府各个历史时期的档案材料。我也花费大量时间翻看了浙江省图书馆地方文献阅览室馆藏的浙江各市县地方志，发现余杭县的地方志也非常丰富，而且编撰质量较高。同样重要的是，我在蒋村和杭州有熟识的同学和朋友。在确定以蒋村为个案研究的同时，我也计划关注整个杭州市下辖七个县的赤脚医生运动，希望在确保个案深度的同时，拓宽研究的地域视野，从而呈现历史研究的厚重感。

在蒋村，当我向同学吴月根说明来意后，他马上说带我去见"阿宝先生"（本书的主人公之一陈鸿庭），就这样我在陈家的百年老宅中（也曾是陈家早年的私人诊所、1950年代以后蒋村联合诊所所在地）正式开始了田野调查工作。我在蒋村和杭州市其他县进行的访谈收获是巨大的，这些访谈成为我进行长时段、微观史研究的最基础的资料，也为刚入门历史研究，依赖文本材料的我提供了丰富的灵感，那种兴奋难以言表。这些受访者从不同的身份和视角向我讲述了他们所经历的那场运动，其中赤脚医生和公社卫生院医生属于运动的亲历者，卫生局和乡村干部是地方政策的制定者和执行者，普通村民是这些政策的受惠者，下放知青则提供了短暂的乡村过客的叙述。因为各自经历、文化程度，甚至身体状况的原因，每位受访者口述回忆的逻辑性和连续性都不相同。我也没有期望每位受访者都能提供逻辑严密、前后连贯、自成系统的叙述。我想这是我作为研究者的责任——分析和判断这些口头叙事，将它们放在一个严谨的分析框架中，向读者呈现我对赤脚医生运动的逻辑叙述。

2004年夏天，我结束了在国内的第一次田野调查。这次研究经历丰富了我的人生阅历，使我真切地感受到了"读万卷书，行万里路"的内涵。这段经历也成为我人生最美好的时光之一。从这以后一直到2011年，我平均每年两次回到蒋村和杭州进行田野调查。随着通信技术的迅速发展，每当在写作过程中遇到疑问，我可以迅速向受访者打电话求教，请他们详细解释。

与口述资料一样，文字材料是这项研究不可或缺的一翼。毫无疑问，地方档案是最首要的来源。我最初面临的一个挑战是如何透过材料的意识形态色彩发现其背后的真正信息。长时间"浸泡"在材料中，我逐渐发现剥离那些极富时代特色的表述后，基层档案仍能清晰地呈现出赤脚医生的基本制度框架和历史脉络，也揭示了这场全国性运动所面临的现实困难。而档案文献和田野访谈的对读，则呈现出制度设计和基层实践之间的张力。地方报纸和各种官方出版物也具有与基层档案类似的特征和价值。

从1990年代到21世纪初出版的大量地方志也是这项研究的重要资料来源。这些地方志的编撰者多为相关政府部门的退休干部，在编写过程中能够接触到大量的原始档案资料，因而地方志能提供较为详细的史料和数据。也因为编撰者的不同文化水平和专注程度，各种地方志的质量各不相同。如前所述，我在确定田野调查选点之前，已经做过大量功课，所以在这方面不存在太多问题。同时，我在蒋村非常幸运地获得一些受访者保存或编写的地方和个人材料。例如，赤脚医生洪景林提供的1971年蒋村合作医疗开支明细表启发我分析赤脚医生制度推行后的技术分层和医疗协作，这为我提出农村三级医疗体系"哑铃型"结构的概念以及解释其演化过程提供了坚实的数据基础。

在建构分析框架方面，我试图从医学人类学与社会学理论中获得启发。系内老教授吴振强对我的研究一直非常关心，经常提醒我不能援引某种理论来解释中国历史，从而成为某种理论的一个可有可无的注释式研究。我对此深以为然，并一直坚持这是一项历史学的研究，而不是一项人类学的民族志研究。尽管如此，我仍然尽可能地大量阅读相关的人类学和社会学理论著述，这开阔了我在构建分析框架时的视野，诸如多元医疗体系、医疗科层制、医疗职业理论成为我观察和思考赤脚医生历史时的参照系。但我并没有将这一极具中国特色的医疗卫生制度局限在某个特定的理论框架内展开分析。我的目标是进行一项严谨的实证研究，讲述一个有趣的历史故事，总结并呈现中国的经验。

总体而言，深度的田野访谈和广泛的理论阅读对我的研究起了重要作用。较为遗憾的是受限于研究能力和发表压力，本书的结论部分写得有些仓促，没有把赤脚医生制度放在宏大而漫长的中国和全球社会医疗史和公共卫生史脉络中深入探讨一些具有普遍意义的主题，例如政治与专业技术的关系、传统与现代医学的关系、脑力和体力劳动分工，以及第三世界医疗卫生等。鉴于此，我在最近的几篇期刊论文中针对这些问题展开了初步探讨，希望以后能进一步深入。

本书英文版自2012年出版以来受到包括《美国历史评论》、《医学史公报》以及《亚洲研究杂志》在内的一些主流英文学术期刊的关注，我从中获得了很大的鼓励，也因此不断检省自己的研究方法，期望能够取得些许突破。很高兴在本书英文版出版12年之后中文版能够翻译出版，我期待着国内学术界同行和读者的反馈和批评，并就中国社会医疗史及社会政治史研究方法进行深入的交流。

最后，我要感谢复旦大学历史学系董国强教授的大力引介，谢谢他和干霖同学和王宜扬同学花费大量宝贵的时间翻译这本书。我也感谢社会科学文献出版社的石岩编辑接受和组织本书的出版，并逐字逐句仔细地核查正文和注释所有细节，纠正原文中的一些错误。她的专业和敬业精神令我感到钦佩。我也感谢南京大学社会学院周晓虹教授和南开大学历史学院余新忠教授拨冗为本书撰写推荐语。我也向接受我采访的所有受访者以及为我的研究提供各种帮助的师长、同行和朋友再次表示感谢。

方小平

澳大利亚，墨尔本

2024年3月28日

目 录
CONTENTS

图表目录

表

图

导　言

　　1968年见证了郭适（Ralph Croizier）《近代中国的传统医学：科学、民族主义和文化转型的张力》的出版，该书后来成为被引述最多的有关20世纪中国医学史的著作之一。它聚焦于一个"核心悖论和主要议题"：为什么20世纪的知识分子在诸多方面认同科学和现代性，却要坚持捍卫中国古代的"前科学"医学传统。[①] 基于文化民族主义的视角，郭适认为这些知识分子受到了"在近代中国的思想意识中占据支配地位的两个主题——如何通过现代科学来增强国家实力和如何避免现代化危及民族身份认同——之间的互动"的影响。[②] 不过，1968年也标志着一项群众性公共卫生的创举在中国发轫，并给这一世界人口最多国家的医疗事业发展带来了深远影响：一个由革命的社会主义原则激发并在全国范围得到推广的农村医疗项目。这个新的医疗项目导致了中医和西医之间的相互竞争，而且更重要的，最终确定了中医和西医在中国乡村中的未来。这种医学的社会转型长期以来一直被中国医学史的研究者严重忽略。该项目的核心内容是在"文化大革命"的高潮时期在中国农村广泛推行的赤脚医生制度。

　　赤脚医生是人民公社下辖生产大队中的社员。他们接受基本的医学训练，然后在其居住的村庄里提供医疗服务和开展公共卫生工作。在由县、公社和生产大队三级构成的国家医疗体系中，他们处于最低

---

①　Ralph Croizier, *Traditional Medicine in Modern China: Science, Nationalism, and the Tensions of Cultural Change* (Cambridge, MA: Harvard University Press, 1968), 2.

②　Ralph Croizier, *Traditional Medicine in Modern China: Science, Nationalism, and the Tensions of Cultural Change*, 229.

一级。"赤脚医生"的概念变得广为人知，应归功于报刊的报道，尤其是1968年9月14日发表于《人民日报》刊登的调查报告《从"赤脚医生"的成长看医学教育革命的方向：上海市的调查报告》。该报告描述了上海市川沙县江镇公社赤脚医生的工作。[①]1968年12月5日，《人民日报》又登载了一篇标题为"深受贫下中农欢迎的合作医疗制度"的报道。该报道介绍了湖北省长阳县乐园公社新兴的合作医疗服务。[②]作为反映"文化大革命"政治意识形态和乡村发展战略的"新生事物"之一，赤脚医生制度得到了快速普及，村级合作医疗站也在革命激情的驱动下在全国范围内迅速建立起来。村民付费共建当地的"合作医疗"，这些钱用于建立由赤脚医生运作的医疗服务站。村民到医疗站求诊，会得到免费的诊疗和药物。1978年以后，随着农村改革政策的实施和人民公社制度的解体，赤脚医生制度开始逐步瓦解。那些通过医疗资格考试并继续在村庄里行医的赤脚医生被改名为"乡村医生"。到1983年，绝大多数中国村庄里的合作医疗已经基本停止运作。

从出现伊始，赤脚医生群体便引发了学者和社会评论家的关注。无论是在中国国内还是在国外，赤脚医生项目均被认为是"一个建立在容易获得的本土医药基础之上的低成本解决方案"。[③]他们代表着一种合乎时宜的革命想象：青年人响应毛泽东"加强农村地区医疗卫生工作"的号召，勇敢地蹚过稻田泥淖为农民们提供医疗服务。[④]他们的基本装备被通俗地描述为"一根银针，一把草药"（即针灸和中国草药），但实际上他们结合了中医和西医。

---

① 《从"赤脚医生"的成长看医学教育革命的方向：上海市的调查报告》，《人民日报》1968年9月14日。该文首次发表于1968年9月10日出版的《红旗》杂志。

② 《深受贫下中农欢迎的合作医疗制度》，《人民日报》1968年12月5日。

③ Victor W. Sidel, "The Barefoot Doctors of the People's Republic of China," *New England Journal of Medicine* 286, No. 24（1972）: 1292–1300; World Bank, *China: Long Term Issues and Options in the Health Transition*（Washington, D.C.: The World Bank, 1992）, 18.

④ 冯珠娣（Judith Farquhar）描述过女赤脚医生们的"苹果脸"形象。详见Judith Farquhar, "Market Magic: Getting Rich and Getting Personal in Medicine after Mao," *American Ethnologist* 23, No. 2（May 1996）: 252。

　　农村三级医疗体系、赤脚医生和合作医疗与1949年之后社会主义时代基本健康指标的改善紧密联系在一起。[①]在1970年代后期，世界卫生组织（WHO）将这种具有中国特色的制度作为发展中国家卫生保健工作的典范加以推广。[②]学界普遍认为，始于1978年的多项改革导致了旧有的乡村医疗体系的崩溃，医疗供给的商业化和市场化降低了中国乡村公共卫生保健的可及性、可承受性和公平性。[③]与此同时，近数十年来，无论是学术研究还是公众舆论，都将中国当下医疗卫生行业

[①] 现有大量关于赤脚医生的研究和记述。悉尼·D.怀特（Sydney D. White）在其以民族志学为基础的关于虎泉村的个案研究中，评估了这些研究并将它们分为三个时段：1969—1978年，1980年代初至1980年代中叶，1980年代后期至1990年代后期。详见 Sydney D. White, "From Barefoot Doctors to Village Doctor in Tiger Springs Village: A Case Study of Rural Health Care Transformations in Socialist China," *Human Organization* 57, no. 4（Winter 1998）: 480–90。

[②] 彼得·沃斯利（Peter Worsley）指出，1976年世界卫生大会通过了一项决议，建议各成员国采取措施，发展初级保健健康项目。他强调这一导向变化的主要因素包括赤脚医生所采用的中国针灸、传统药物以及以它们为核心的初级健康保护制度在西方得到大规模的广泛宣传。Peter Worsley, "Non-Western Medical Systems," *Annual Review of Anthropology* 11, no. 1（1982）: 340; World Health Organization and the United Nations Children's Fund, "Primary Health Care: A Joint Report by the Director-General of the World Health Organization and the Executive Director of the United Nations Children's Fund," International Conference on Primary Health Care, Alma Ata, USSR, September 1978.

[③] 有关这方面的最新研究，详见 Yang Nianqun, "The Memory of Barefoot Doctor System," in *Governance of Life in Chinese Moral Experience: The Quest for an Adequate Life*, ed. Everett Zhang, Arthur Kleinman, and Tu Weiming（London: Routledge, 2011）, 131–45; Jane Duckett, *The Chinese State's Retreat from Health: Policy and the Politics of Retrenchment*（Abingdon, UK: Routledge, 2010）, 6–7; Arthur Kleinman and James L. Watson, "SARS in Social and Historical Context," in *SARS in China: Prelude to Pandemic?* ed. Arthur Kleinman and James L. Watson（Stanford, CA: Stanford University Press, 2006）, 1–16; David Blumenthal and William Hsiao, "Privatization and Its Discontents—The Evolving Chinese Health Care System," *New England Journal of Medicine* 353, No. 11（September 2005）: 1165–69; Liu Yuanli, "China's Public Health-Care System: Facing the Challenges," *Bulletin of the World Health Organization* 82, No. 7（July 2004）: 532–38; and Wang Shaoguang, "Zhongguo gonggong weisheng de weiji yu zhuanji"［China's Public Health: Crisis and Opportunity］, *Bijiao*［Comparative Studies］7（2003）: 52–88。

出现的问题与想象中的赤脚医生制度所带来的美好岁月加以对照。[①]

本书试图超越对赤脚医生的怀旧式的理解，挑战一些在当下中国公共卫生研究论著中占据主导地位的似是而非的解释。它透过医学社会史的视角，找回被遗忘和忽略的西方医学在乡土中国的发展史。它将赤脚医生制度的出现，置于20世纪初以来西医多次质疑中医合理性的历史脉络中。作为一项以村庄为中心、以田野考察为基础的民族志学研究，本书从"文化大革命"时期的地方档案以及对众多村民和医生的访谈中搜寻证据，并将这些资讯放入一个宏大的、涵盖革命年代和改革开放时期的中国医学史框架中加以理解。显而易见，赤脚医生制度一个最重要的影响，是通过科学化、体制化和专业化使西方医学顺利地进入此前由中医主导的中国村庄，并进而导致中医的边缘化。

首先，本书修正了此前的宣传。此类宣传将赤脚医生塑造成发扬光大中医知识和疗法，使之与生物医学平起平坐的革命先锋。与此不同，本书指出一个动态的多要素组合（它们包括知识传承、药品价格和供应链、治疗方式和医学信仰等）表明，赤脚医生有效地改变了乡村民众的信仰，促成了他们对西医治疗方法的接受。其次，本书对赤脚医生在三级医疗体系中的作用的看法，与现有的标准化解释不同。本书强调，借助于医疗体系的等级化、医患接触的正规化和医疗社区的法规化，通过赤脚医生群体建立的乡村医疗制度将医疗体制化根植

[①] 2002年以来，中国学者已就赤脚医生项目的兴起、发展和消亡做出了开创性的研究。一个有关近期文献的综述详见李德成《赤脚医生研究述评》，《中国初级卫生保健》第21卷第1期，2007年1月，第6—8页。2003年新型农村合作医疗试点的启动，引发了中英文文献对这一新计划的经济和政策研究，其中通常包括对1970年代赤脚医生计划作为历史背景的描述。类似的描述也出现在媒体对当前农村卫生的讨论中。最新和最具代表性的研究参见 "Missing the Barefoot Doctors," *Economist* 385, No. 8550（October 13, 2007）: 27–30; Sascha Klotzbucher, Peter Lässig, Qin Jiangmei, and Susanne Weigelin-Schwiedrzik, "What's New in the 'New Rural Co-Operative Medical System'? An Assessment in One Kazak County of the Xinjiang Uyghur Autonomous Region," *China Quarterly* 201（March 2010）: 38–57; 王绍光《学习机制与适应能力：中国农村合作医疗体制变迁的启示》，《中国社会科学》2008年第6期，第111—133页。

在中国乡村。本书还提出采用一种哑铃型结构来解释医疗制度的嬗变和当下乡村医疗危机的根源。再次，本书强调赤脚医生群体的发展其实是一个医疗职业化的过程。这样的医疗职业化肇始于一场政治运动，在一个封闭的乡村社会中展开，并且因为赤脚医生群体在意义深远的社会经济变革中存活下来而得以强化。与1980年代初期以来对乡村医疗卫生的负面评价不同，本书强调，许多改革实际上巩固了赤脚医生的地位，使之成为"乡村医生"，并使他们进一步职业化。这些改革还确保了医疗和公共卫生服务的显而易见的连续性，尽管中国乡村在获取保健服务方面依然面临着许多严峻挑战。

中国医疗史上的医生与病人

按照亨利·西格里斯特（Henry Sigerist）的描述，"医学"无非就是医生与病人之间的多重关系。因此，医学史应该被看作社会史。[1]在论及中国医学史上的治疗者与病人时，席文曾经指出：

> 直到近些年来（中国的）传统医学才有可能像它在西方文化中的相对应的医学那样被冠以"科学的"这个定语。它提供的健康保护只惠及中国人口中的一小部分。传统医学涵盖的大多数病人和那些更有名望的医疗从业者都属于社会上层。中国人口中绝大多数饱受病痛折磨的人们自古以来完全无法接触到真正合格的医生。他们只能依赖那些种类庞杂、教育程度有限的治疗者——从草药师到巫医、神汉等不一而足。[2]

---

[1] Henry E. Sigerist, "The Social History of Medicine," paper presented to the California Academy of Medicine in San Francisco, March 11, 1940, in Henry E. Sigerist, *on the History of Medicine*, ed. Felix Marti-Ibanez（New York：MD Publications, 1960）, 25-33.

[2] Nathan Sivin, "Science and Medicine in Chinese History," in *Heritage of China: Contemporary Perspectives on Chinese Civilization*, ed. Paul S. Ropp（Berkeley：University of California Press, 1990）, 182. 另见 Francesca Bray, "Chinese Medicine," in *Companion Encyclopedia of the History of Medicine*, ed. W. F. Bynum and Roy Porter, vol. 1（London：Routledge, 1993）, 730。

　　不过，基于文字资料的中国医学史研究论著倾向于通过社会等级和医学等级来关注治疗者，而无视此类治疗者在总数中所占的比例——换言之，数量相对较少的精英医疗从业者得到了极大关注，而那些为普通民众治病、数量庞大得多的医疗从业者则较少得到关注。在中国历史上，医疗记录长期以来聚焦于精英化的医学传统，或者更确切地说，聚焦于那些所谓"儒医"和世袭医生。

　　相反，那些地位较低的治疗者通常被当作医术不济者或江湖骗子而遭到忽略。而且，如白馥兰所言，他们不是学者、哲学家或士绅，他们没有来自那些阶层的学生或病人，因而他们的医学知识和相关著述难以传承并为人所知。[1]因而，尽管那些精英医生在所有治疗者中只占很小比例，[2]但他们长期以来一直是中国医学史研究的主要对象。而那些非精英治疗者——包括那些普通的中医——在历史记录中难觅踪影，以至于我们迄今不知道他们姓甚名谁。[3]他们偶尔也会出现在历史记载中，这一般是因为某个病人在经他们诊治失败后，最终决定去找一个"合适的"医生并从后者那里得到有效的治疗。[4]这些治疗者通常被描述成受到精英医生群体蔑视的竞争者。如果是女性医疗从业者的话，情况更糟，例如那些被社会边缘化、被称为"产婆"或"接生婆"的老年女性医疗者。[5]

　　现有的文字资料呈现了精英阶层的（同时也是城市的）医生群体及其病人群体之间的刻板关系模式——病人会同时找多位医生看病，

① Bray, "Chinese Medicine," 744; Bridie Andrews, "The Making of Modern Chinese Medicine, 1895–1937" (PhD diss., University of Cambridge, 1996), 258.

② Yi-li Wu, "The Bamboo Grove Monastery and Popular Gynecology in Qing China," *Late Imperial China* 21, No. 1 (June 2000): 41.

③ Volker Scheid, *Currents of Tradition in Chinese Medicine, 1626-2006* (Seattle, WA: Eastland Press, 2007), 56, 101, 258.

④ Yi-li Wu, *Reproducing Women: Medicine, Metaphor, and Childbirth in Late Imperial China* (Berkeley: University of California Press, 2010), 16; Bray, "Chinese Medicine," 744; and Andrews, "Making of Modern Chinese Medicine," 258.

⑤ Charlotte Furth, *A Flourishing Yin: Gender in China's Medical History, 960-1665* (Berkeley: University of California Press, 1999), 266–300.

而且会经常更换医生。[1]例如，明代医生汪机的病人中有2/3至少咨询过另一位医疗从业者，而且其中很多人同时得到好几位医疗从业者的服务。[2]到1930年代，这样的做法被视为一种坏习惯，病人及其家属被劝导要成为"现代病人"——意思是要信赖一位现代的、受过科学训练的医生。[3]这些历史资料还提到，病人及其亲属对不同医生开出的处方有着相当内行的判断——其内行程度之高，足以与医生探讨其所患疾病的属性和治疗方法。[4]而且，在这些被记录下来的医患接触中，病人及其亲属都家境富裕，能够买得起医生开列的各种药物。[5]与此截然不同的是，普通中国人能够获得的医疗服务——如果确实有一些的话——则很少得到完善的记载。直到1930年代，在国民党政府的首都南京，有1/3的市民在死前未曾接受过任何医疗服务。[6]如果在这样一个极其重要的都市，居民们都无法得到有品质的医疗救治，那么普通中国乡村村民就更难以获得了。

　　近数十年来，中国医学史研究已从注重"著名医生"和"重大发明"转向社会医学史，这种视角转换是由亨利·西格里斯特在1947年首先倡导的。尽管如此，该领域的研究依然主要关注那些属于精英阶

---

[1] Bray, "Chinese Medicine," 744; Francesca Bray, *Technology and Gender: Fabrics of Power in Late Imperial China*（Berkeley: University of California Press, 1997），310; Paul Unschuld, *Medical Ethics in Imperial China*（Berkeley: University of California Press, 1979），73; Linda L. Barnes, *Needles, Herbs, Gods and Ghost: China, Healing and the West to 1848*（Cambridge, MA: Harvard University Press, 2005），244; and Wu Lien-Teh, *Plague Fighter: The Autobiography of a Modern Chinese Physician*（Cambridge, UK: W. Heffer & Sons, 1959），578.

[2] Joanna Grant, *A Chinese Physician: Wang Ji and the "Stone Mountain Medical Histories"*（New York: Routledge Curzon, 2003），91.

[3] 雷祥麟：《负责任的医生与有信仰的病人：中西医论争与医病关系在民国时期的转变》，《新史学》第14卷第1期，2003年3月。

[4] Furth, *Flourishing Yin*, 224-65.

[5] Grant, *Chinese Physician*, 87.

[6] Sean Hsiang-lin Lei, "When Chinese Medicine Encountered the State, 1928-1937," accessed June 30, 2009, http://www.ihp.sinica.edu.tw/~medicine/active/years/hl. PDF, 14.

层的治疗者和病人。[①]因而，现在有必要进一步加强对广义的乡村中医群体的研究，包括普通诊所里的医疗执业者、游方郎中、巫医、针灸医生和接生婆，以及其他各种在现有的以精英为中心的中国医学史研究中被忽略的群体。这样的研究还应该包括村民群体，他们也长期遭到医疗史研究的严重忽略。尽管学界主要关注精英医生群体，但在中国的社会医学史中占据主流地位的其实是那些乡村医生及其病人，他们构成中国医疗从业者和消费者的主体。

中国乡村的中医和西医

值得注意的是，乡村中医的大规模出现成为学术研究和媒体报道所关注的一个话题，是因为赤脚医生制度的推行及与西医联系在一起的：无论是在基于发达国家还是发展中国家的研究论著中，"中西医结合"都被视为一个赤脚医生时髦的、广受追捧的标志。[②]中医和西医在中国乡村同步出现，对近代中国由西医挑起的中医合法性争论具有重大意义。在深入探讨上述合法性争论的历史之前，有必要对一些关键概念加以定义。医学人类学家凯博文（Authur Kleinman）将"医学"定义为一种文化系统。他指出在每一种文化中，疾病、人们对疾病的反应、患病和治病的个体，以及与疾病有关的社会机制，都有着

---

① 沃里克·安德林强调"涉及传统中国医学各种精英和民间形式的历史学和人类学专题研究成果很多"。详见 Warwick Anderson, "Biomedicine in Chinese East Asia: From Semicolonial to Postcolonial?" in Leung and Furth eds., *Health and Hygiene in Chinese East Asia*, 274。

② 金·泰勒强调，针灸和草药医学很好地迎合了战后西方和后现代社会中日益增长的质疑西方科学（和医学）的局限性和有害性的看法。详见 Kim Taylor, "Divergent Interests and Cultivated Misunderstanding: The Influence of the West on Modern Chinese Medicine," *Social History of Medicine* 17, No. 1 (2004): 95。关于 1970 年代中医在发展中国家，尤其是非洲国家的应用，参见 Stacy Langwick, "From Non-Aligned Medicines to Market-Based Herbals: China's Relationship to the Shifting Politics of Traditional Medicine in Tanzania," *Medical Anthropology* 29, No. 3 (2010): 20-21。

系统性的内在关联。这些内在关联的总和便是保健制度。^①这样的制度
包括各种各样的信仰和行为——它们构成了受制于特定社会机构（如
诊所、医院、行业协会和卫生管理机构）、社会角色（如病人和治疗
者）、人际关系（如医生-病人关系、病人-家庭关系和社会网络）和
互动场景（如病人住所和医生办公室）的各种活动。^②

　　"中医"一词在西方医学传入中国之后才被使用。^③在19世纪之前，
"医"这个词在中国可以用来指代来自不同医学流派和社会阶层的任
何医疗形式。西方医学传入中国之后，才出现了"中医""旧医""国
医"等术语。后两个术语形成于中华民国时期，^④但所有涉及"国医"
的表述在1949年以后都被废止，因为其与国民党的话语体系有着很强
的关联。"旧医"一词也逐渐消亡，因为它看起来含有贬义，与中共
旨在发扬光大祖国医学的政策格格不入。^⑤ Traditional Chinese Medicine
（可译为"传统中医"，常被缩写为TCM）一词首次出现在1955年，^⑥
但蒋熙德（Volker Scheid）认为，它仅出现在西文文献中。中国没有
与之对应的术语，"中医"在中国依然是更合适的词。^⑦如果不纠缠于
词源学，按照文树德（Paul Unschuld）的说法，"中医"包含一系列广
泛的实践，包括神谕疗法、巫医、宗教疗法、实用药物疗法、佛教医

---

① Arthur Kleinman, *Patients and Healers in the Context of Culture: An Exploration of the Borderland between Anthropology, Medicine, and Psychiatry* (Berkeley: University of California Press, 1980), 24.

② Arthur Kleinman, *Patients and Healers in the Context of Culture: An Exploration of the Borderland between Anthropology, Medicine, and Psychiatry*, 26.

③ 不过，伍连德认为中文中的"中医"和"西医"名词的确切起源并不清楚。他将它们归结于19世纪初疫苗接种被引进中国南方。详见Wu Lien-Teh, "A Hundred Years of Modern Medicine in China," *Chinese Medical Journal* 50, no. 2 (February 1936): 152。

④ Kim Taylor, *Chinese Medicine in Early Communist China, 1945-1963: A Medicine of Revolution* (New York: Routledge Curzon, 2005), 79.

⑤ Kim Taylor, *Chinese Medicine in Early Communist China, 1945-1963: A Medicine of Revolution*, 79.

⑥ Kim Taylor, *Chinese Medicine in Early Communist China, 1945-1963: A Medicine of Revolution*, 84.

⑦ Volker Scheid, *Chinese Medicine in Contemporary China: Plurality and Synthesis* (Durham, NC: Duke University Press, 2002), 3.

学以及广义的经络脉络医学。①其最重要的特征包括以家庭住所为基础的医疗接触方式和医患关系，它们都深深地植根于中医体制化和职业化之前的中国乡村社会文化和习俗中。

"西医"（western medicine）在中文中被表述为"西医西药"或"现代医学"，主要是指现代生物医学（以及与此相关的各种理论）、各种疫苗以及与西医理论和实践有关的各种医疗仪器。以医院为基础的医患接触是医疗体制化和职业化的要素之一。西医在19世纪中叶被引入中国，最初主要通过基督教传教士。西医在中国与业已存在了几千年的中医相遇并对后者造成巨大冲击。西医的到来催生了一些新的观念，涉及"疾病的表现、属性和诱因；正确的治疗方法；本土的、外来的和接受外国训练的治疗者的合法性；以公共卫生名义植入的各种警察手段；对特定的制度化设施的需求；西医的一些观念预设是否正确"。②更加重要的是，西医自20世纪初期开始挑战中医的合法性。1929年，国民党政府第一次中央卫生委员会议通过了《废止旧医以扫除医事卫生之障碍案》。③这成为20世纪上半叶中医合法性危机的标志性事件。

在整个民国时期，尽管中医群体的社会地位与行医权利并未遭到剥夺，但国家也不愿赋予他们合法性，其悬而不决的地位持续受到挑战。④这种状况直到1950年代中期并无很大变化。⑤在中共组织架构的中高阶层中，无论是在过去还是在1950年代前中期，中医都极少被赋予行政权力。⑥不过，中医最终在新政权治下获得了合法性，成为国家医疗卫生体系中不可或缺的一部分。中医在当代中国的体制化和标

---

①　Paul Unschuld, *Medicine in China: A History of Ideas* (Berkeley: University of California Press, 1985), 5.

②　Andrew Cunningham and Bridie Andrews, *Western Medicine as Contested Knowledge* (Manchester: Manchester University Press, 1997), 14.

③　北京中医学院（北京中医药大学）主编《中国医学史讲义》，上海科学技术出版社，2013，第97页。

④　Croizier, *Traditional Medicine in Modern China*, 234.

⑤　Unschuld, *Medicine in China: A History of Ideas*, 247.

⑥　Taylor, *Chinese Medicine in Early Communist China*, 30–31.

准化到1963年得以完成，但在此之前它已被纳入基本医疗卫生体系中。[1]在1960年代，许多医院和诊所有中医诊疗，许多学校也开设中医课程。中医知识被系统性地载入教科书，中医还参照西医的分类方法进行了分类。[2]到1980年代，陈志潜——他是中医的反对者，1930年代曾在晏阳初领导下，在河北省定县主持过一项乡村医疗实验——不情愿地承认，中西医"每一种体系都在中央政府有自己的代言人，同时它们还拥有一些得到国家和各省承认的诊所、医院和医学院校……但到1987年，组织化的冲突几乎消失得无影无踪"。[3]

更重要的是，从1950年代中期开始，"中西医结合"便被视为中国医疗制度中的一个重要特色而得到大力倡导。而在1970年代，赤脚医生又被认定在中西医结合方面发挥了重要作用。一些医学人类学家和医学社会学家对"中西医结合"做出了各种各样的诠释。悉尼·怀特提出了一个理论，涉及"自上而下的融合"（指国家制定的政策）与"自下而上的融合"（指地方实践）。按照这个理论，在中国乡村实行中西医结合一方面使"传统中医"的诊疗实践得以科学化，另一方面使西医在吸纳"传统中医"后更受欢迎。[4]斯特拉·R.柯和李经纬提出了一个"权宜性联姻"概念，[5]奎哈还进而提出了"实用主义的文化互渗"概念，用以解释在存在着一种以上医疗体系的第三世界社会

---

[1] Taylor, *Chinese Medicine in Early Communist China*, 12.

[2] Taylor, *Chinese Medicine in Early Communist China*, 147. 并参见Scheid, *Chinese Medicine in Contemporary China*, 65。

[3] C. C. Chen, *Medicine in Rural China: A Personal Account* (Berkeley: University of California Press, 1989), 147.

[4] Sydney D. White, "Deciphering 'Integrated Chinese and Western Medicine' in the Rural Lijiang Basin: State Policy and Local Practice (s) in Socialist China," *Social Science & Medicine* 49, No. 10 (1999): 1333–47.

[5] Stella R. Quah and Li Jingwei, "Marriage of Convenience: Traditional and Modern Medicine in the People's Republic of China," in *The Triumph of Practicality: Tradition and Modernity in Health Care Utilization in Selected Asian Counters*, ed. Stella R. Quah (Singapore: Social Issues in Southeast Asia, Institute of Southeast Asia, 1989), 19–42.

中，人们会同时利用传统的和现代的医疗服务。[1]世界卫生组织指出，多种医学相结合的好处是"它为各方带来互惠互利"。[2]

　　然而，由这些过于简单化、模式化的看法衍生而来的对"文化大革命"期间中西医关系的理解是表象的、静态的和不变的，而非复杂的、充满活力的和灵活多变的。这些貌似创新的论点忽略了中医在乡村医疗世界的主导地位至少持续到1960年代中期。不过，到1980年代初赤脚医生项目解体时，西医已在中国乡村占据支配地位，这表现在医学知识与实践、医疗制度的体制化和医疗实践的职业化等方面。但依然有一些问题亟待探讨，它们有可能影响到我们如何认知与社会主义乡村医疗卫生直接相关的诸多问题：西医是在怎样的历史背景下被引入到中国乡村的？西医如何在特定的历史环境中挑战中医以及中医如何回应这种挑战？西医的介入如何形塑了当代中国乡村医疗卫生的社会转型？

动态的多元医疗体系

　　文树德指出，一种文化中的医疗体系由一系列资源构成，它既要满足卫生保健服务的需要，又要满足资源分配与控制的需要。[3]政府显然在资源分配中发挥着重要的作用。但在中国医学史上，政府发挥作用的程度因时而异。[4]总体而言，直到清末，朝廷似乎对一个现代国家

---

[1] Stella R. Quah and Li Jingwei, "Marriage of Convenience: Traditional and Modern Medicine in the People's Republic of China," in *The Triumph of Practicality: Tradition and Modernity in Health Care Utilization in Selected Asian Counters*, ed. Stella R. Quah (Singapore: Social Issues in Southeast Asia, Institute of Southeast Asia, 1989), 15-6.

[2] World Health Organization, *The Promotion and Development of Traditional Medicine: Report* (Geneva: World Health Organization, 1978), 18.

[3] Unschuld, *Medical Ethics in Imperial China*, 4.

[4] Asaf Goldschmidt, *The Evolution of Chinese Medicine: Song Dynasty, 960-1200* (Abingdon, UK: Routledge, 2008), 5-6; Scheid, *Currents of Tradition in Chinese Medicine*, 37; Benjamin Elman, *A Cultural History of Modern Science in China* (Cambridge, MA: Harvard University Press, 2006), 209.

理应承担的医疗责任一无所知。①而在19世纪的欧洲，国家在医疗方面发挥的作用随着现代公共卫生制度的出现发生了变化。在那里，大规模都市化和工业化所造成的民众健康问题促成了一种认知，即国家有义务直接干预并保护公众健康。②在清末和民国初期，当这样的概念在中国生根发芽之时，还被与现代化和民族国家建构问题联系起来。换言之，政府对西式公共卫生活动的倡导不仅涉及人民健康或工业化效率，而且涉及国家主权。③国家医疗体系的建立与发展也因此明确地成为20世纪中国医学现代化的主题，无论是在国民党政府治下还是在共产党政府治下。

　　由于中国有着众多的乡村人口，所以在乡村地区建立国家医疗体系具有突出的意义。早在1930年代，南京国民政府和"乡村建设运动"就提出并试验性地实施了乡村医疗制度，其中以陈志潜在华北定县的尝试为代表。无论是在官方还是在民间的规划蓝图和具体实践中，村级卫生员都处于整个卫生保健组织的最低一层。这些普通人一般从常设的乡村组织中选拔出来，在报告出生与死亡、接种天花疫苗和简单公共卫生——包括普通的消毒——等方面接受了简单培训。④1949年中华人民共和国成立之后，一个新的农村医疗卫生体系被自上而下地建立起来。到1970年，随着全国范围内赤脚医生的普及和合作医疗的实施，三级医疗体系（包含县、公社和大队三个层级）已

①　Ralph Croizier, "Medicine and Modernization in China: An Historical Overview," in *Medicine in Chinese Culture: Comparative Studies of Health Care in Chinese and Other Societies*, ed. Arthur Kleinman, Peter Kunstadter, E. Russell Alexander, and James L. Gale (Bethesda, MD: National Institutes of Health, 1975), 25.

②　Milton J. Lewis and Kerrie L. MacPherson, *Public Health in Asia and the Practice: Historical and Comparative Perspectives* (London, New York: Routledge, 2008), 5; and Carol Benedict, "Policing the Sick: Plague and the Origin of State Medicine in Late Imperial China," *Late Imperial China* 14, No. 2 (December 1993): 73.

③　Andrews, "Making of Modern Chinese Medicine," 50.

④　An Elissa Lucas, "Changing Medical Models in China: Organizational Options or Obstacles?" *China Quarterly* 83 (September 1980): 479; C. C. Chen, *Medicine in Rural China*, 423; and Yip Ka-Che, *Health and National Reconstruction in Nationalist China: The Development of Modern Health Services, 1928-1937* (Ann Arbor, MI: Association for Asian Studies, 1995), 76-77.

经基本全面覆盖了中国农村。

安·埃利萨·卢卡斯（An Elissa Lucas）透彻地分析了自1937年全面抗战开始到中华人民共和国建立，再到1966年"文化大革命"爆发近30年间，中国国家医疗政策的延续性。卢卡斯强调，尽管这一时期中国的政权发生了变更，但中国的医疗组织与政策的形式和核心一直沿袭着国联公共卫生改革家在1930年代首次为南京国民政府规划的国家医疗现代化蓝图。[①]卢卡斯认为，1968年以后的中国医疗体制复制了两次世界大战之间的南斯拉夫国家医疗体制。更具体地说，由赤脚医生主持的中国乡村医疗站脱胎于穆拉克林（Mraclin，位于现在的克罗地亚境内）的卫生保健站模式。[②]卢卡斯还指出，从国民党治下医疗现代化失败当中得到的教训是，在像中国这样一个人口众多的国家里，有效的政治领导和社会动员是加速医疗现代化的前提。[③]就意识形态和政治动员与思想操控而言，共产党政府在乡村卫生领域确实具有许多国民党政府所没有的优势，这在组织群众性公共卫生运动——如"爱国卫生运动"——中得以体现。[④]因而，直到全国性的共产党政权建立之后，国家医疗体制才得以在广阔的乡村地区建立起来，尽管如戴维·兰普顿（David Lampton）所分析，最高领导层在侧重乡村地区还是都市地区的"医学政治"的问题上意见并不统一。[⑤]安·埃利萨·卢卡斯和戴维·兰普顿的研究为理解1949年以后中国乡村医疗体系和1968年至1983年间赤脚医生群体提供了历史脉络和体制框架。

---

① An Elissa Lucas, *Chinese Medical Modernization: Comparative Policy Continuities, 1930s-1980s* (New York, NY: Praeger, 1982). 并参见 Yip, *Health and National Reconstruction in Nationalist China*, 6。

② Lucas, "Changing Medical Models in China," 471–72.

③ Lucas, "Changing Medical Models in China," 461–89.

④ David Lampton, "Performance and the Chinese Political System: A Preliminary Assessment of Education and Health Policies," *China Quarterly* 75 (September 1978): 509–39; Mark G. Field, "Health and the Polity: Communist China and Soviet Russia," *Studies in Comparative Communism* 7, No. 4 (Winter 1974): 420–25; and Michel Oksenberg, "The Chinese Policy Process and the Public Health Issue: An Arena Approach," *Studies in Comparative Communism* 7, No. 4 (Winter 1974): 375–408.

⑤ David Lampton, *The Politics of Medicine in China: The Policy Process, 1949-1977* (Boulder, CO: Westview, 1977).

然而，有几个突出的问题依然需要加以研究：共产党政府如何应对前面提到的医疗卫生人员短缺问题？新的自上而下的国家医疗体系究竟是如何在中国乡村中运作的？赤脚医生产生于什么样的医疗环境中，以及他们与村庄中其他治疗者的关系如何？

　　回答这些问题所需的概念性工具，或许可以在"多元医疗体系"或"医学多元主义"理论中找到。凯博文在1970年代关于台湾地区的研究中对此有过深入分析。在这项研究中，他将所有治疗者分别归类于"职业的""民间的""大众化的"三种医疗体系。① 中国卫生保健体系中的"职业化"板块或组织化的医疗职业，既包括中医也包括西医。② "民间医学"被分为神圣的和世俗的两部分，但在实践中这样的分野常常混淆不清，两者在一些领域如草药疗法、传统外科治疗和正骨治疗、特殊运动方式以及象征性的非神圣治疗方式中通常相互重叠。③ "大众化的"体系涵盖几个层次——包括个人、家庭、社会网络，以及信仰和社区活动。按照凯博文的说法，上述最后一个范畴——大众化中的非职业化、非专家化场域——是疾病被首次定义和卫生保健活动起始的地方。④ 多元医疗体系理论提醒中国医疗史研究还应该关注民间治疗者和大众化的卫生保健制度。

　　研究中国医学的人类学家和历史学家已经将凯博文的多元医疗体系理论应用于中国医疗社会史的研究。⑤ 古克礼用它分析了中国古典小说《金瓶梅》中西门家族成员与治疗者之间的互动。⑥ 许小丽（Elisabeth

---

① Kleinman, *Patients and Healers in the Context of Culture*, 49–50. 其他学者对治疗者有不同分类。例如，斯特拉·R.柯提出以下分类：西方生物医学、传统医学和大众化医学。详见Stella Quah, "Health and Culture," in *The Blackwell Companion to Medical Sociology*, ed. William C. Cockerham（Oxford：Blackwell, 2001）, 35。

② Kleinman, *Patients and Healers in the Context of Culture*, 53.

③ Kleinman, *Patients and Healers in the Context of Culture*, 59.

④ Kleinman, *Patients and Healers in the Context of Culture*, 50.

⑤ 关于中医史上医学多元主义的研究现状，详见T. J. Hinrichs, "New Geographies of Chinese Medicine," in *Osiris*, 2nd ser., vol. 13, *Beyond Joseph Needham: Science, Technology, and Medicine in East and Southeast Asia*, ed. Morris F. Low（Chicago：University of Chicago Press, 1998）, 287–325。

⑥ Christopher Cullen, "Patients and Healers in Late Imperial China：Evidence from the *Jinpingmei*," *History of Science* 31, No. 2（June 1993）：99–150.

Hsu）关于当代云南的医疗多元化研究涉及寺庙僧侣、算命师、草药师、气功师，以及中医和西医医生。[①] 悉尼·怀特通过考察从民国时期至"后毛泽东时期"纳西族对中医和西医知识的掌握，探讨了云南丽江盆地的现代性叙事。她强调"医疗多元主义本质上是治疗实践的政治学——即在一个特定语境中，权力和内涵的关系如何在不同的治疗实践之间逐渐形成，以及它们如何随着时间的推移而发生变化。因而，医疗多元主义必然与文化身份认同政治发生关联"。[②] 上述研究对1949年以后乡村地区国家医疗体系的建立提供了借鉴。社会主义新政权在持续不断的政治运动期间，按照政治意识形态和现实需要动态划分"专业治疗者"和"民间治疗者"，将他们中的一些人纳入国家医疗体系，或排斥在外。这个过程始于1952年后个体中医从业者建立联合诊所，一直持续到"文化大革命"爆发。"文化大革命"彻底重塑了乡村多元医疗体系。作为1968年后一个全国性的医疗卫生制度，赤脚医生群体出现在重新建构的乡村医疗世界中。

医学知识与实践的竞争

传统中医一直是一个变动不居的学科门类，以至于它不得不持续地重新定义自己。[③] 中医的理论经常变化，帝制时期尤甚，而前现代的欧洲医学或许不是这样。[④] 当传教士在19世纪初将西医引入中国时，

---

① Elisabeth Hsu, *The Transmission of Chinese Medicine* (Cambridge: Cambridge University Press, 1999), 8–13.

② Sydney D. White, "Medicines and Modernities in Socialist China: Medical Pluralism, the State, and Naxi Identities in the Lijiang Basin," in *Healing Powers and Modernity: Traditional Medicine, Shamanism, and Science in Asian Societies*, ed. Linda H. Connor and Geoffrey Samuel (Westport, CT: Bergin & Garvey, 2000), 172.

③ Yüan-ling Chao, *Medicine and Society in Late Imperial China: A Study of Physicians in Suzhou, 1600-1850* (New York: Peter Lang, 2009), 170.

④ Marta Hanson, "Inventing a Tradition in Chinese Medicine: From Universal Canon to Local Medical Knowledge in South China, the Seventeenth to the Nineteenth Century" (PhD diss., University of Pennsylvania, 1997), 1.

它并未在中国人中引起多大关注，[①]因为其科技含量和临床技术并不比中医高明，而且当时它的治疗优势仅限于若干领域，诸如尚未被中医采用的奎宁治疗疟疾方法、术后镇痛和麻醉方法，以及一定数量的医药植物。[②]尽管一些西医外科手术治疗方法——尤其是眼科手术——似乎因为治疗效果大大优于本土医疗从业者的技能而被很快接纳，[③]但西医并未提供任何"现代的"科技密集型的临床医学或相对安全的外科手术规程。[④]因而，当传教士最初开始提供医疗服务时，向他们求诊的病人通常是些穷人，而吸引这些病人的是这些服务是免费的或者收费很低。官员和士绅过了很长时间后才求助于西医，而且他们将它视为"末技"或最后手段。[⑤]

当时许多在中国的西式医院里执业的西方医生承认，一些中医疗法确实有效。[⑥]然而，西方的医学在19世纪下半叶取得了巨大成就，使医生能够史无前例地在科学的基石之上诊断人类的许多重要病症。[⑦]这些医学进步包括罗伯特·科赫（Robert Koch）在1882年发现了导致肺结核的芽孢杆菌，路易斯·巴斯德（Louis Pasteur）在1885年确认了狂犬病疫苗的治疗有效性，以及埃米尔·阿道夫·冯·贝林（Emil von Behring）在1890

---

① Yuet-Wah Cheung, *Missionary Medicine in China: A Study of Two Canadian Protestant Missions in China before 1937* (Lanham, ND: University of America Press, 1988), 73.

② Zhao Hongjun, "Chinese versus Western Medicine: A History of Their Relations in the Twentieth Century," *Chinese Science* 10 (December 1991): 22.

③ Croizier, *Traditional Medicine in Modern China*, 40.

④ Zhao, "Chinese versus Western Medicine," 22.

⑤ Cheung, *Missionary Medicine in China*, 77; and M. Cristina Zaccarini, "Modern Medicine in Twentieth-Century Jiangxi, Anhui, Fujian and Sichuan: Competition, Negotiation and Cooperation," *Social History of Medicine* 23, No. 2 (2010): 343.

⑥ Kerrie L. MacPherson, *A Wilderness of Marshes: The Origins of Public Health in Shanghai, 1843-1893* (Hong Kong: Oxford University Press, 1987), 11; and Benjamin Elman, *On Their Own Terms: Science in China, 1550-1900* (Cambridge, MA: Harvard University Press, 2005), 406.

⑦ Edward Shorter, "The History of the Doctor-Patient Relationship," in *Companion Encyclopedia of the History of Medicine*, ed. W. F. Bynum and Roy Porter, vol. 2 (London, New York: Routledge, 1993), 789; and Paul Unschuld, *Medicine in China: Historical Artifacts and Images* (Munich: Prestel Verlag, 2000), 16.

年发现了白喉的抗病毒血清。正如查尔斯·罗森伯格（Charles Rosenberg）所言，"医学形象本身在19世纪的最后30年间发生了巨大变化"。[1]

在取得上述科学成就之后，西医在中国便不再仅服务于那些极度贫困的病人，而是成为都市精英的治病选项，并逐渐扩大到那些不太富裕的城镇居民。[2]当传教士能够筹集到足够经费来购买最新科技发展的成果——包括显微镜（始于1840年代）、医用温度计（始于1880年代）和X光透视仪（出现于1896年）——时，它们作为诊断、治疗和监护的辅助手段得到广泛应用。[3]不过，在医学科技成果与其实际应用之间总存在着落差。中国博医会（该机构下属的城乡教会医院占总数的80%）在1920年的一项研究中提到，73%的医院无法获得经过消毒的床上用品或床垫，87%的医院没有X光透视仪。[4]即使在1920年代末至1930年代初中医的合法性受到西医挑战时，人们依然普遍认为中医治疗比西医更有效。据陈志潜回忆，"那个时候，经常会听人们说，教会医生和西医在手术治疗方面具有优势，但人们终归还是要靠中医来治疗各种疾病"。[5]

然而，从1940年代开始，西方医学在理论、实践和制药等方面突飞猛进，特别值得一提的是发明了抗生素和氨苯磺胺来治疗各种常见病，并发明了疫苗来防治各种最可怕的流行病。[6]但这对普通中国人而言依然遥不可及，因而不难理解为什么西医知识、药品和诊疗直到1950年代对于绝大多数村民并没有多少实际意义。尽管如此，西医的知识、药品和治疗方式最终得以进入中医主导的中国乡村，只是其速度犹如蜗牛爬行。上述进程随着1950年代国家医疗体系的逐步建立加快了速度，西医作为"现代的"产物得到倡导。这种转变的意义不限

① Charles Rosenberg, *The Care of Strangers: The Rise of America's Hospital System* (New York: Basic Books, 1987), 342.
② Andrews, "Making of Modern Chinese Medicine," 281.
③ Michelle Renshaw, *Accommodating the Chinese: The American Hospital in China, 1880-1920* (New York: Routledge, 2005), 140.
④ Unschuld, *Medicine in China: A History of Ideas*, 241.
⑤ Chen, *Medicine in Rural China*, 20.
⑥ Thomas Lewis, *The Youngest Science: Notes of a Medicine-Watcher* (New York: Viking Press, 1983).

于西医知识的诸多具体内容，而且在于知识传承方式的改变——尤其值得一提的是引进了以学校为基础的知识传播方式。这些变化导致了医生数量的增长，而这又进一步加速了西医在众多村庄的传播。与此同时，西药——主要是抗生素和疫苗——也开始进入农村，甚至扩散到边疆地区。[①]

在西医大举进入农村之时，中医在乡村再度兴盛——因为社会主义医疗卫生体系通过中草药运动赋予了其合法性。一般认为，这场运动在全国范围的发动与1970年代合作医疗制度的实施有关。如上所述，针灸和草药在这场运动中的核心地位，反映在广为人知的"一根银针、一把草药"的口号中。这场运动的另一个口号是"三土、四自"——其中"三土"是指民间医学、民间医生和民间偏方；"四自"是鼓励人们自采、自种、自制和自用中草药。[②]

新知识和新药品的到来，以及上述进程中中医与西医的相遇，自然而然地带来了一些新的治疗模式。1968年以后赤脚医生群体在全国各地村庄普遍出现，又全方位地加速推进了这一趋势。尽管表面看来国家法令在1970年代促成了"现代的"和"本土的"医学知识在中国乡村的相互融合，但中医与西医在上述进程中的相遇实际上导致两者以各种方式相互竞争，而"文化大革命"的政治话语刻意对此含糊其词。赤脚医生制度的普及意味着西医有效地赢得了这场竞争，而中医则被持续地边缘化，尽管中医直到今天依然受到欢迎，并得到赞誉。换言之，与人们想当然的理解不同，中西医结合实际上是一个动态的、不平衡的过程，而非一个静态的、对等的并列组合。

---

① Liu Xiaoxing, "Change and Continuity of Yi Medical Culture in Southwest China" (PhD diss., University of Illinois at Urbana-Champaign, 1998), 17.

② 1970年代有许多此类关于村庄中医状况的报告。详见 Sidel, "Barefoot Doctors," 1292-300; Victor W. Sidel and Ruth Sidel, *Serve the People: Observations on Medicine in the People's Republic of China* (Boston: Beacon Press, 1973); and H. Jack Geiger, "Health Care in the People's Republic of China: Implications for the United States," in *Culture and Healing in Asian Societies: Anthropological, Psychiatric and Public Health Studies*, ed. Arthur Kleinman, Peter Kunstadter, E. Russell Alexander, and James L. Gate (Boston: G. K. Hall, 1978), 386。

一个医疗共同体的结构演化

西医知识、药物和治疗方法进入中国乡村，同时也植入了医疗活动的体制化。作为集临床治疗、医学研究和医学培训于一体的机构，现代医院是医疗体制化的关键，尤其是它取代了家庭住所成为医患接触的场所。[①] 在近代欧洲历史上，医院由接待朝圣者、旅行者与外国人的廉价客栈和收容贫困者、无家可归者与老年人的救济所发展而来。[②] 这些医院提供食物、床铺和护理（包括白天和夜晚），还有医生为患病者和受伤者进行诊治。[③] 在中国医学史上，可能在一些成立时间更早的机构中——如宋代的安乐坊——已经存在着"医院"理念的胚芽。不过，我们现在无法知道此类"医院"的覆盖范围究竟有多大。[④] 而且，按照王吉民和伍连德的说法，此类机构的发展无法与欧洲和美洲的医院相比，后者是在一个精密化程度更高、规模更大的基础上组织起来的。[⑤]

现代医院（既是一种理念也是一种实体）传入中国，与西医在理论和实践方面的一场革命在时间上重叠。[⑥] 西医医院是医学传教士带到中国的最引人瞩目的机构，[⑦] 它们从19世纪中叶以后在中国零星出现。[⑧] 与此同时，中医也试图采用西方的医院组织模式，例如在上海这

[①] Henry E. Sigerist, *A History of Medicine*, vol. 2, *Early Greek, Hindu, and Persian Medicine*（New York：Oxford University Press，1961），69.

[②] Renshaw, *Accommodating the Chinese*, 24.

[③] Renshaw, *Accommodating the Chinese*, 18.

[④] Goldschmidt, *Evolution of Chinese Medicine*, 63–65.

[⑤] K. C. Wong and Wu Lien-Teh, *History of Chinese Medicine: Being a Chronicle of Medical Happenings in China from Ancient Times to the Present Period*, 2nd ed.（Shanghai：National Quarantine Service，1936），137.

[⑥] Renshaw, *Accommodating the Chinese*, 140.

[⑦] Croizier, *Traditional Medicine in Modern China*, 43.

[⑧] 其他医疗机构也在中国出现，例如精神病院。彼得·保罗·S（Peter Paul Szto）强调在中国建立的西方式精神病院是一种转移机构，或曰"社会技术"：精神病院是一种在家庭之外的地方集中护理严重精神疾病的社会技术。详见 Peter Paul Szto, "The Accommodation of Insanity in Canton, China, 1857–1935"（PhD diss., University of Pennsylvania, 2002），33。

样的大都会创办了一些中医医院提供住院和门诊治疗。[1]许多县级公立医院已经由国民党政府在1930年代以后逐步建立起来。乡村地区也存在着一些私人诊所，主要在县城里。尽管这些医院在医护人员和医疗设备方面状况很差，但它们还是展现了现代医疗机构的基本特征：科层化管理、医疗专业分工和以诊所为基础的医患接触。不过，由于经济原因，以及绝大多数村民要么住得离医院太远，要么对医院的诊疗模式太陌生，大部分人实际上不会去医院看病治病。相反，以家庭住所为基础的医患接触——这一直是中医的最重要特征——占据着主导地位。

　　1949年以后，乡村医疗世界伴随着三级医疗体系的逐步建立而发生转型。这个自上而下的过程首先接管了国民党政府的县级公立医院并将其改名为县人民医院，在1952年后，在区和乡镇机关所在地组建了联合诊所，最终在1968年后建立了由赤脚医生主持的村级医疗站。学者已经就这样的三级医疗体系提出了一些解释性概念。按照雷·艾琳（Ray Elling）的看法，任何一种医疗体系的理想架构都应包含"区域化体系"和"协同行动"这样的概念。所谓"区域化体系"是指一个将众多相互关联的服务加以分级管理的管理体系，这样有利于病人、信息、物资在各个层级之间双向流动，以及在体系的边缘和中心之间双向流动。所谓"协同行动"是指一种政治意愿在政策制定过程中的紧密交织性，这样，执政机构便有能力去协调和盘活上述体系架构，并获得所必需的资金或者有能力去调拨和控制各种资源。[2]

　　李沛良和徐慧莹在1978年访问广东之后，发展了艾琳的"医疗区域化"概念，提出用"医疗网络差序格局"来解释三级体系。按照这个概念，整个国家被划分为若干区域以实现全方位的和廉价的医疗服务供给。一个精密的科层管理体系得以在不同医疗单位之间建立起来，疾病防治以及研究和教学等方面的合作得以实现。其他一些国家

[1]　Scheid, *Currents of Tradition in Chinese Medicine*, 194.

[2]　Ray H. Elling, "Medical Systems as Changing Social Systems," *Social Science & Medicine* 12（April 1978）：107–15.

也试图建立这种范式，但在行政的区域化和权力协调方面遇到了困难。而在中国，两个因素促成了这种机制的顺利实施。首先是在县、公社和生产大队三级间存在着清晰的边界，这有助于形成一个科层化的网络。其次是政治和医疗的权力架构合二为一。[①]类似地，陈必照提出了一个"卫生组织的蜂窝状结构"概念。按照他的解释，中国将乡村医疗服务植入基层现有的社会和经济结构中，而非建立一个全新的官僚化体制。[②]一个得到广泛认同的看法是，这个体系在提供医疗服务方面，尤其是在采用毛泽东时代的群众动员和政治运动策略战胜流行病和传染病方面非常有效。[③]这个看法在2003年初SARS疫情之后关于改革开放以来的医疗卫生制度的评价中被反复提及。[④]

这些概念为中国乡村三级医疗卫生机制提供了宏观解释框架。然而，那些来自"旧社会"的村民和私人医疗从业者如何适应医院、诊所以及新医疗体系的建立所带来的诸多变化，我们依然知之甚少。这些新的自上而下的医疗机构以及整个体系本身有必要通过一个自下而上的视角来加以理解。在传统中国乡村社会中，同其他"前现代"社会一样，因为医疗服务供给的个体化属性，医患接触通常以病人的家庭住所为基础。由于缺乏科层化的效率与协作，无论从理论还是从实践看，都不能说业已存在一个医疗共同体。这种共同体的缺位，是中医在医疗体制化方面有别于西医的特征。1952年后，按照"每镇

① 李沛良、徐慧莹：《医疗卫生网》，李沛良、刘兆佳主编《人民公社与农村发展：台山县斗山公社的经验》，香港中文大学出版社，1981，第89页。

② Pi-Chao Chen, "The Chinese Model of Rural Health Service," in *Population and Health Policy in the People's Republic of China*, Occasional Monograph Series, No. 9（Washington: Interdisciplinary Communications Program, Smithsonian Institution, 1976）, 65.

③ 丁学良：《应对SARS危机的三种体制：强制、法制、弱制》，http://www.aisixiang. com/data/7243.html（访问于2011年3月20日）; and Yang Nianqun, "Disease Prevention Social Mobilization and Spatial Politics: The Anti-Germ Warfare Incident of 1952 and the Patriotic Health Campaign," *Chinese Historical Review* 11, No. 2（Fall 2004）: 156-57。

④ Patricia M. Thornton, "Crisis and Governance: SARS and the Resilience of the Chinese Body Politic," *China Journal*, 61（January 2009）: 39; and Jonathan Schwartz, R. Gregory Evans, and Sarah Greenberg, "Evolution of Health Provision in Pre-SARS China: The Changing Nature of Disease Prevention," *China Review* 7, No. 1（Spring 2007）: 82-87.

一诊所"的原则，联合诊所被建立起来担负县医院以下的小型医院职能——换言之，它是三级医疗体系中的第二级。结果，一个以乡镇（或者是1958年以后的公社）为基础的医疗共同体出现在中国乡村。这既给村民带来变化——他们的就医行为开始从其家庭住所转移到诊所，也给乡村医疗从业者带来变化——他们开始成为一个科层化体系的组成部分，而这个科层化体系按照医疗水平来划分等级，并对治疗活动加以协调。

1968年赤脚医生群体的到来进一步加速推进了这一趋势。作为处于三级医疗体系中最低一级的医务人员，赤脚医生与公社和县这两级的同行们通过病人转诊制度，最终成就并强化了医疗体系中的技术分层与协作。随着赤脚医生的出现，村民与医生的接触增加了，他们还开始到所在村庄和公社之外的县医院接受治疗，有时甚至到地区级和省级医院接受治疗。更重要的，是如本书所说，赤脚医生的到来使三级体系逐步发展为一种哑铃型结构：赤脚医生的医疗站和县医院的重要性不断增强，而公社卫生院——三级体系的中间一级——则经历了一个急剧的衰退。赤脚医生因而处于一系列激烈变化的中心，而这些急剧的变化将医疗体制化植入中国乡村的医疗世界。

建构一个新的医疗职业群体

职业化是西医对于中医的现代化影响的第三个最重要特征。艾利奥特·弗莱森（Eliot Freidson）强调，医疗职业的形成有赖于若干基本要素，包括学历要求、医学知识、职业化团体内部接纳和拒斥标准的建立，以及努力争取职业声誉和社会承认。从世界范围看，这个过程在不同时间和不同地点的发生与发展各具特色。[①]不过，一些学者认

---

① Eliot Freidson, "The Profession of Medicine," in *The Sociology and Politics of Health: A Reader*, ed. Michael Purdy and David Banks（New York: Routledge, 2001）, 130–34; Eliot Freidson, *Profession of Medicine: A Study of the Sociology of Applied Knowledge*（Chicago: University of Chicago Press, 1988）; and Eliot Freidson, "The Sociology of Medicine," *Current Sociology* 10, No. 11（1962）: 123–92.

为关于职业化进程的社会学分析路径对于医学史研究者——尤其是西方国家之外的研究者——助益不大，因为"医疗职业"在西方之外的其他地方是一个含糊不清的概念。[1]对于应该如何定义和使用这个概念曾经有过许多辩论，包括一些激烈的争论，如在帝制时代后期的中国语境中采用这个概念是否适宜。席文强调，在20世纪之前西医尚未来到之时，将中国的古典医学视为一个"职业"是不合适的。[2]席文的核心观点是，前现代中国的精英阶层医生群体并未采取有组织的行动来阻止其他阶层的人们行医。[3]按照白馥兰的看法，医疗职业化的关键特征是自立规章和自我认证。她强调，"最接近于职业化医生的，是那些自9世纪以来在不同时期参加过国家举办的医学考试的人，以及那些后来担任国家医官的人；尽管他们尚未构成一个自立规章的实体"。[4]但是白馥兰认为，由于上述因素并不存在，一个帝制时代后期的中国医生不是一个现代意义上的职业医生。而且，他们的医疗语言对非专业人士而言并不深奥难懂，不像在今日西方国家那样。[5]

尽管如此，赵远玲（Yüan-ling Chao）在她关于中国帝制时代后期苏州医生群体的研究中问道："职业化的概念能否超越不同文化的边界？是否可能存在着一个普适的职业化概念？"赵强调，尽管没有执业许可的法规、正规的医疗机构以及医生群体在传统国家中政治和社会权力的增长，精英医生群体在帝制时代后期越来越多地参与医疗实践，有助于划分出"业内"和"业外"的边界。按照她的看法，儒医通过强调道德规范和古典知识，以及通过形成一种身份意识，建构了

[1] John Burnham, *How the Idea of Profession Changed the Writing of Medical History* (London: Wellcome Institute for the History of Medicine, 1998).

[2] Nathan Sivin, *Traditional Medicine in Contemporary China: A Partial Translation of Revised Outline of Chinese Medicine* (Ann Arbor, MI: Center for Chinese Studies, University of Michigan, 1987), 21–23.

[3] Nathan Sivin, "The History of Chinese Medicine: Now and Anon," *Positions* 6, No. 3 (Winter 1998): 750.

[4] Bray, "Chinese Medicine," 743.

[5] Bray, *Technology and Gender*, 306.

一个主导性的医学形象。[1]与此同时，社会与文化网络以及医学典籍的撰写与发表，促成了医疗从业者内部的群体意识、共同体意识和身份认同的发展。[2]由于国家并未介入这个过程，所以这个过程主要由精英医生群体引领。与此同时，历朝历代都为宫廷医生制定了一些医疗实践方面的法规。[3]宫廷之外，宋代政府曾一度试图建立统一的标准并对医生进行考试，[4]但席文指出，这些初步的尝试并未产生任何持续性的效果，也未被后来的王朝再度试行。[5]

直到20世纪初，由于西医的广泛传播，国家才开始推动一个现代的医疗职业的发展。作为政府介入公共卫生、流行病防治和医学教育的一个副产品，西医群体和中医从业者群体都组建了他们自己的行业协会。[6]在这个过程中，逐渐形成的中医师公会比西医学会意义更大，因为中医从业者过去一直单独行医，其地域分布零散而且缺乏规范。[7]当时，中医群体正面临着一个重大危机。按照梁其姿的看法，造成这

---

[1] 有关这一问题的更翔实讨论，详见 Chao, *Medicine and Society in Late Imperial China*, 8–14; and Yüan-ling Chao, "The Ideal Physician in Late Imperial China: The Question of Sanshi 三世," *East Asian Science, Technology, and Medicine* 17（2000）: 68. 另见 Angela Ki Che Leung, "Medical Instruction and Popularization in Ming Qing China," *Late Imperial China* 24, 1（June 2003）: 148; Scheid, *Currents of Tradition in Chinese Medicine*, 105; Unschuld, *Medical Ethics in Imperial China*, 23。

[2] Grant, *Chinese Physician*, 38–39.

[3] 关于历朝历代医疗行政管理的系统性探讨，详见陈邦贤《中国医学史》，商务印书馆，1998，第1—142页。亦可参见 Joseph Needham and Lu Gwei-Djen, "China and the Origins of Qualifying Examinations in Medicine," in *Clerks and Craftsmen in China and the West: Lectures and Addresses on the History of Science and Technology*, ed. Joseph Needham（Cambridge: Cambridge University Press, 1970）, 379–95。

[4] Goldschmidt, *Evolution of Chinese Medicine*, 42–68.

[5] Sivin, "History of Chinese Medicine," 750. 另见 Leung, "Medical Instruction and Popularization in Ming-Qing China," 148–49。

[6] Elman, *Cultural History of Modern Science in China*, 209.

[7] Ye Xiaoqing, "Regulating the Medical Profession in China: Health Policies of the Nationalist Government," in *Historical Perspectives on East Asian Science, Technology and Medicine*, ed. Alan K. L. Chan, Gregory K. Clancey, and Hui-Chieh Loy（Singapore: Singapore University Press, World Scientific, 2001）, 198–213; Karen Minden, *Bamboo Stone: The Evolution of a Chinese Medical Elite*（Toronto: University of Toronto Press, 1994）; and John Z. Bowers, *Western Medicine in a Chinese Palace: Peking Union College, 1917-1951*（New York: Josiah Macy Jr. Foundation, 1974）.

个危机的原因是双重的。首先，1929 年政府取缔中医的倡议使中医知识的合法性受到质疑。其次（而且更为严重的是），中医群体不得不与由政府主导的、旨在提升现代医学（等同于"西方医学"）地位的、日益强化的医疗职业化管理方式进行抗争。[1] 不过，从职业化发展的角度看，医学合法性危机也带来正面效应，因为它唤醒了中医群体的现代医疗职业化的意识。[2] 这促成了行业协会的形成，而行业协会在国家的正向或反向措施的综合作用下，制定执照管理规则，考核专业技能，并整肃不守规矩的业内成员。[3]

1949 年后，社会主义国家在医学职业化方面发挥了强大的作用，这种状况主要是由医疗资源的严重匮乏造成的。[4] 冯珠娣论述了政府如何将此前形态各异、分布零散的传统医疗从业者整合到一个快速形成的、全国性的、科层化的临床和学术体系之中。传统的中医从业者群体也因此获得了一个被明确定义的职业身份。[5] 在这个意义上，1950年代初中医从业者加入联合诊所的过程，在一定程度上可以被理解为一种职业身份在中国乡村形成的过程。通过赋予这些乡村医疗从业者

---

[1] 梁其姿：《医疗史与中国"现代性"问题》，《中国社会历史评论》第 8 卷，天津古籍出版社，2007，第 4 页。

[2] Xu Xiaoqun, *Chinese Professionals and the Republican State: The Rise of Professional Associations in Shanghai, 1912-1937* (Cambridge, New York: Cambridge University Press, 2001), 190–214；杨念群：《再造病人：中西医冲突下的政治空间，（1832—1985）》，中国人民大学出版社，2006，第 243—299 页；Scheid, *Currents of Tradition in Chinese Medicine*, 186–87, 125–26; Sean Hsiang–lin Lei, "When Chinese Medicine Encountered the State: 1910–1949" (PhD diss., University of Chicago, 1999), 67–120; Taylor, *Chinese Medicine in Early Communist China*, 7; Croizier, "Medicine and Modernization," 27; and Andrews, "Making of Modern Chinese Medicine," 193–205.

[3] Daniel M. Fox, "Medical Institutions and the State," in Bynum and Porter, *Companion of the Encyclopedia of the History of Medicine*, 1223.

[4] Gail Henderson, "Physicians in China: Assessing the Impact of Ideology and Organization," in Hafferty and McKinlay, *Changing Medical Profession*, 185; and Julio Frenk and Luis Duran–Arenas, "The Medical Profession and the State," in Hafferty and McKinlay, *Changing Medical Profession*, 29.

[5] Judith Farquhar, *Knowing Practice: The Clinical Encounter of Chinese Medicine* (Boulder, CO: Westview Press, 1994), 12.

以职业规则和社会主义意识形态，国家整肃和规范了他们与同行及病人之间的相互关系。

1968年后赤脚医生群体的出现，发生于一个国家权力和西方医学同时向中国乡村渗透的历史脉络中。赤脚医生这种新型的乡村治疗者作为"文化大革命"的"新生事物"之一，被植入经过洗牌重组的中国乡村医疗世界中。他们在人民公社制度这一独特的社会环境中从事医疗卫生工作，因为户口制度的实施导致都市和乡村地区相互分离，并使后者成为一个封闭的乡村社会。将医疗职业化的基本概念引入赤脚医生崛起的分析论述，将揭示一个医疗职业从无到有、非常独特的发展路径。它将帮助我们理解国家在这个过程中的作用，包括赤脚医生群体身份认同的形成，随之而来的权力关系，以及竞争者、同行、病人和国家关于医疗合法性的主张。更重要的是，它将阐明为什么被认为导致了赤脚医生群体消亡的农村社会经济改革和医疗资格考试，实际上进一步增强了他们作为职业医疗者的身份、权利和合法性。因而，尽管赤脚医生群体在后人民公社时代面临着诸多严峻挑战，但他们一直持续地在乡村医疗和卫生工作中发挥着积极作用。

本书的方法论和整体结构

本书是基于访谈口述和档案文献，对中国东部浙江省杭州地区下属7个县的一项研究。论述主线是余杭县蒋村（现在已成为直属浙江省会杭州市管辖的郊区）1949年以来医疗和卫生的发展。从1912年至1961年，蒋村隶属杭县。该县当时是浙江最重要的县，因为它是省会所在。1961年，杭县被并入余杭县，该县隶属杭州地区。[①]蒋村人民公社于同年建立，后在1984年1月被改名为蒋村镇。蒋村由13个行政村和79个村民小组组成，村民们分散在146个自然村中，共有3574户14762人。1996年，蒋村镇被划归杭州市西湖区，成为

---

① 余杭县地名委员会编《余杭县地名志》，余杭县地名委员会，1987，第3页。

城市郊区。[①]

　　我选择以杭州地区为研究重点，有着简单而实用的理由。首先，中国幅员辽阔，我们不可能对全国每个地方的赤脚医生活动都做出深入的分析、论述。因而，我觉得最好将自己的研究集中到一个特定的规模较大的地区，这样可以进行深入的探讨。其次，杭州是众多在1970年代实施了赤脚医生制度的普通的地区之一。换言之，当地没有作为先进典型引发全国关注的村庄，如湖北省长阳县和上海市川沙县的一些村庄那样。[②]对一个普通的地区加以系统性分析、论述（同时也关注全国各地的一般情况）应该能够反映全国范围赤脚医生制度的一些趋势和特征。再次，我来自杭州地区，能讲当地方言，能接触到必要的社会网络，有可能进行实地调查，尤其有助于对赤脚医生和普通村民进行访谈，以及在当地档案馆搜集有关信息。

　　我决定特别聚焦于蒋村，基于类似的理由。此外，蒋村处于一片湿地，在1950年代之前受到一种极为重要的传染病——血吸虫病的严重困扰。蒋村经历了新政权发动的所有医疗卫生运动，包括消灭血吸虫病运动。更重要的是，我在蒋村的访谈对象，包括新中国成立前的中医医师、联合诊所工作人员、原赤脚医生、公社卫生院医生和普通村民，都非常乐于与我分享他们的人生经历并协助我进行研究，尽管我并非他们所在村庄的村民。中国的辽阔疆域和地域差异难免使人怀疑任何特定个案研究的代表性。但是，如果没有对特定地方的深入研究，我们就只能停留在一些宽泛的一般性认知上，它们对于

---

① 《余杭县地名志》，第256页。

② 湖北省的覃祥官和上海市的王桂珍是《人民日报》1968年9月和12月关于合作医疗和赤脚医生的新闻报道（这两篇报道使赤脚医生在全国范围内广为人知）中的主角。覃被认为是中国合作医疗的创建者。我在2004年3月用了一周时间在其家中进行访谈，有很大收获。王被认为是第一个赤脚医生。她在"文化大革命"期间被提拔为中华人民共和国卫生部副部长。不过，其家属在2004年6月断然拒绝了我的访谈请求，理由是她"不愿回忆过去的惨痛经历"，尽管我花了一天时间找寻她的住处并花了半天时间在外等候。最后唯一的积极成果是我在她家所在乡镇的档案馆里获得了一些重要文献，其中包括一份她1969年在一个宣传赤脚医生项目的群众大会上的讲话稿，以及一份她1978年揭发批判"四人帮"控制卫生战线的自我批评。

深化我们对中国乡村的了解极其有限。本书寻求在"特殊"与"一般"之间保持某种平衡，并通过这样做来充分论证医疗卫生从业者群体及其病人群体的真实经历，挑战关于中国农村医疗卫生制度的现有观点。

第一章通过分析论述多元医疗制度下乡村医疗者群体的分化和重组，为全书提供了历史背景。这一章向读者展示了从1950年代初联合诊所诞生到1968年赤脚医生出现的历史进程。在乡村医疗世界经历了一次重大的重构，赤脚医生群体作为崭新的和革命的治疗者得以出现。

第二、三、四章聚焦由赤脚医生群体的出现所带来的中、西医学之间的竞争（包括知识、药品、诊疗方式和医疗观念等方面）。第二章探讨在中西医逐渐交会的历史脉络下，赤脚医生的选拔标准如何改变了乡村医疗知识的传承方式，并考察赤脚医生群体自身以及他们所在村庄的西医化的医学知识结构如何演化形成。第三章首先探讨赤脚医生制度实施前杭州地区农村的社会流行病学，继而论述1969—1970年医疗站的建立和医药箱的出现如何使药品供应网络延伸到乡村，有效地为西医进入乡村打开大门，以及在那里与中医的和政府倡导的医疗实践方式相遇，并与之发生冲突。第四章讨论赤脚医生如何掌握更具西医倾向的治疗方式，以及作为病人的村民如何形成关于中医和西医的对比观念。该章还考察了赤脚医生群体给中国乡村的药品消费结构带来的根本性变化。

第五章探讨赤脚医生的到来如何依赖于一个医疗协作体系的形成，拓展了跨越乡村的医患接触并使之形成分层，使医患接触从家庭病床转移到医院病房，并分析赤脚医生的合作医疗站如何使三级医疗体系逐渐发展演化为一种哑铃型结构。

第六章分析论述赤脚医生群体如何在一个封闭的村落社会里从无到有构建出一个新的医疗职业。该章探讨了国家权力与西医的大举进军如何促成赤脚医生群体身份的形成，以及他们在医患权力关系中的崛起。该章还分析、论述了在农村社会经济改革中，关于医疗合法性的重新界定如何对赤脚医生群体以及乡村医疗卫生产生了整体的积极的影响。

　　最后一章首先概述了改革开放时期的赤脚医生群体和多元医疗世界的重新出现，进而探讨了在20世纪中国医疗体制持续变化的历史脉络中，赤脚医生所带来的乡村医学转型的意义以及赤脚医生、社会主义国家和乡村社会之间的相互关系。

第一章
乡村医疗者、医疗多元主义与国家

1952年初春一个寒冷的早晨，国民党前党员陈鸿庭和父亲陈昌甫与往常一样，早早起床开始了一天的生活。陈家住在浙江杭县蒋村的一栋建成于清代同治年间的老房子里。从陈鸿庭的爷爷开始，三代人在此行医已有60年。然而，在1952年的这一天，这个传统即将被永远改变。在过去的两年里，一首新歌回荡在整个村庄：

> 解放区的天是明朗的天，
> 解放区的人民好喜欢，
> 民主政府爱人民呀，
> 共产党的恩情说不完。

在这个将对陈家今后的生活产生重大影响的早上，陈氏父子的诊所再一次迎来了几位特别的客人，他们是一群来自附近村子的医生。在继续进行此前已持续数天的讨论后，他们终于决定在陈家诊所现有设施的基础上建立新诊所，也就是后来的蒋村联合诊所。一楼的两间房用作诊疗室和药房，二楼则当作医务人员的住处。陈家经营的私人诊所，由此转变为一个联合诊所——由新生的共产党政府正式批准建立的卫生所。在一阵鞭炮声中，蒋村联合诊所开始正式营业。①

---

① 对陈鸿庭的访谈，2004年4月16—20日、2005年1月24日、2007年3月25日，对朱寿华的访谈，2005年1月5日。

新政权诞生前夕的多元医疗世界

在1949年中共取得革命胜利之前，中国的乡村医疗世界极为多元，但疏于监管。大部分职业医生是个体中医，他们的"诊所"就是自己的家，不过大多数时候他们去病人家中进行诊疗。通常每个医生都独自行医，专长于某一种特定的医术。[①] 病人随后拿着医生开的药方去中药铺里抓药。也有一些中医师在药铺里工作，被称作"坐堂医"。他们隔着柜台给出诊断并开具处方，患者直接在药铺里拿药。坐堂医并不直接由所在药铺支付工钱，而是经药铺许可在此坐诊，赚取诊疗费以维持生计。[②] 有些药铺老板也是医生。除这些在固定场所行医的医生外，还有一些"过路郎中"，有些过路郎中会在集市街边支起带红边的大白伞，以吸引路人注意。[③] 在村民眼中，这些流动医生不如那些坐在家里候诊的医生有名望，二者之间的等级差别鲜明地反映在称呼上：村民会尊称后者为"医生"或"先生"，而前者则得不到这样的敬重。[④] 陈鸿庭和他的父亲属于更有名望的一类，因为蒋村的村民都尊称陈鸿庭为"阿宝先生"。

1940年代末，国民政府部门和医师公会通过颁发各式各样的执照和证书，将大多数职业化的医疗从业者置于松散的管控下。[⑤] 从1946年起，杭县注册医师陆续加入了县中医师公会，[⑥] 该公会以县政府为依托、以镇为单位组织起来，形成了一个具有行会性质的网络。1947年

① 周霖根主编《余杭镇志》，浙江人民出版社，1992，第225页。

② 对邵俊根的访谈，2009年11月20日。同样参见 Paul Unschuld, *What is Medicine? Western and Eastern Approaches to Healing*（Berkeley：University of California Press, 2009），118–19。

③ 杨力行、石冠镇主编《新昌县卫生志》，同济大学出版社，1992，第161页。

④ 对郑金竹的访谈，2009年11月19日。同样参见 Scheid, *Currents of Tradition in Chinese Medicine,* 183。

⑤ 浙江省卫生处：《关于医务人员管理办法及行医执照登记》（1947年），浙江省杭州市余杭区档案馆，卷号：91-3-517。

⑥ 杭县中医师公会：《中医师公会及申请书》（1946年），浙江省杭州市余杭区档案馆，卷号：91-3-499。

5月，杭县的254名中医师被分成15个行业分会，蒋村——当然也包括陈家父子——隶属第六分会。[1]不过，据陈鸿庭所言，他们父子俩"解放前自己开业，自力更生，并不关心国家大事"。[2]尽管如此，他们像其他公会成员一样，有时也会为村民免费看病，尤其是在疫病高发的夏季。这些善举会赢得官方的认可，县长会在年终时赐给陈家父子其亲自题写的"妙手回春"条幅，表扬他们的高超医术。[3]

与其他传统医学占据主导地位的社会一样，在由陈家父子这样的职业医生所提供的医疗服务之外，民间医疗者一直发挥着重要的作用。在杭州农村，这些民间医疗者在村民中很受欢迎，他们包括草药大夫、正骨大夫、专治蛇咬的大夫，以及擅长用土办法治疗身体肿胀、中暑、骨折、暴饮暴食导致的腹胀等常见疾病的普通村民。蒋村西南角的深潭口就住着这样一位有名的民间治疗者沈风相，他从一些僧人和道士那里学得医药知识，从1903年开始行医，尤其擅长治疗中暑、正骨和放血。[4]十几岁的孙子沈金荣背着他的医药箱，为他跑腿。

在农村地区，那些有宗教和巫术背景的治疗者也同样非常受欢迎。实际上，对绝大多数中国人而言，这些治疗者施展的各种法术是他们有可能获得的最初治疗。因而，寺庙庵堂既是宗教崇拜的场所，也是医疗中心。宗教对蒋村当地医疗的影响似乎比在其他地方要深远，因为自从12世纪南宋定都杭州以来，这里的寺庙庵堂就繁荣昌盛。几个世纪以来，到这里进香朝拜的农民络绎不绝。[5]许多大户人家的妻妾以及未婚女性还修建了私人寺院，希望借此赢得丈夫或爱人的欢心。[6]到民国晚期，区域面积仅有约20平方公里的蒋村还保留着68座尼姑庵、15座寺

---

① 胡樾主编《余杭县卫生志》，杭州人民印刷厂，1988，第84—85页。

② 对陈鸿庭的访谈，2004年4月20日。

③ 严有祥主编《建德县医药卫生志》，建德县卫生局，1985，第78页。

④ 对蒋胜娥的访谈，2009年11月11日。

⑤ Liping Wang, Paradise for Sale: Urban Space and Tourism in the Social Transformation of Hangzhou, 1589–1937 (PhD diss., University of California, San Diego, 1997), 89–137.

⑥ 对陈志成的访谈，2005年1月6日。

庙和14座祠堂。[①]村民和朝拜者通过上香敬佛来医治疾病，并祈求佛祖守护家人的健康。少数僧人和尼姑甚至具有特殊的医疗技能，这使他们更类似世俗的医疗从业者。例如，在邻近蒋村的萧山县，竹林寺的僧侣们便因专长于妇科而闻名远近。鉴于中国的宗教和社会规范普遍禁止僧人触碰女性，这种情况并不多见。[②]村民们还会向寺庙外的目盲或残疾的算命先生求医问诊。蒋村就有这样一位没有腿的算命先生，他通过算命和巫术来治病，名气很大，当地村民们称他为"活菩萨"。[③]

联合诊所的诞生

1949年中共政权的建立使乡村多元医疗世界开始逐渐改变。伴随着新政府的成立，农村地区医务人员的数量开始出现增长。这种增长的原因之一是国民党和解放军部队中的军医在战后陆续返乡。与此同时，一些学习过医学但从未行过医的人，也开始进入医疗行业。在土改期间被打成"地主"和"资产阶级"的精英群体中，行医也成为一种常见的谋生方式。[④]从1949年年底起，政府开始调查各县医疗从业者和注册医疗机构的情况，这项工作与两年前国民党政府所做的工作几乎一模一样。[⑤]当时杭州县共有349位"社会开业医"，包含中医、牙医、药剂师、护士、助产士等类别。[⑥]其中有285人是所谓的"旧医"，即中医；64人是"新医"，即西医。[⑦]1951年1月，"杭县卫生工作者协会"成立。

① 对沈庆漾的访谈，2005年1月19日；对陈志成的访谈，2005年1月6日。

② Wu，Yi-li，*Reproducing Women: Medicine, Metaphor, and Childbirth in Late Imperial China*（Berkeley：University of California Press，2010），54.

③ 对洪景林的访谈，2005年1月11日。

④ 建德县人民委员会卫生科：《建德县社会医药情况调查总结报告》（1957年10月），建德市档案馆，卷号：31-1-22。

⑤ 杭州市人民政府卫生局：《1950年工作总结》（1950年），浙江省杭州市档案馆，卷号：87-3-3。

⑥ Lucas，*Chinese Medical Modernization*, 99；and Croizier，*Traditional Medicine in Modern China*，163.

⑦ 关于中医，参见Scheid，*Currents of Tradition in Chinese Medicine*，295；and Taylor，*Chinese Medicine in Early Communist China*, 79，84。

除少数人（如那些被打为"反革命分子""地主""富农"的人）因政治原因或职业原因（如"游方郎中"）遭到排斥，该县所有开业医生都被协会登记在册。陈鸿庭是加入协会的228位"旧医"之一，但另有57名"旧医"要么由于上述政治或职业原因遭到拒斥，要么由于他们自己毫无兴趣而没有加入。协会下设9个区的分会，与杭县的行政区划相对应。① 虽然新的卫生工作者协会的形式和此前中医师公会的组织类似，但它的主要任务转变为"团结中西医药卫生工作人员……引导和促进医务人员政治学习……领导医疗卫生行业合作……协助政府开展社会健康保障和传染病预防工作"。② 与此同时，建立一个国家医疗体系也成为新政权宏伟政治蓝图的一部分。如前所述，这种国家医疗体系早在1930年代就被提上议事日程，但并未得到实施。

在此过程中，通过接管原国民政府县级公立医院、诊所，县医院被普遍地建立起来，尽管医院人员和设施的状况非常糟糕。③ 为组建县级以下的医疗单位，县级医疗单位派出一些由一至三名医务人员组成的医疗小组提供流动医疗服务，同时也组织私人医疗从业者在各村庄建立流动医疗小组。这些医疗小组使医疗服务有了固定的地点和固定的时间表。④ 渐渐地，用政府的话来说，各种各样的"社会医务工作者"（诸如中医、西医、刮痧郎中甚至游方郎中），都被"动员起来"，并被鼓励"走集体化道路"。陈鸿庭回忆道："毛主席来了以后，农民都相信共产党。政府鼓励农民参加互助组，这对我们影响很大。"⑤ 另一名联合诊所医生说，联合诊所建立之初，医务人员被告知政府不会给他们任何报酬。但大家依然为能够成为联合诊所的一员而

① 《杭县五年来旧医工作总结》（1954年），浙江省杭州市余杭区档案馆，卷号：13-5-201。

② 《杭县五年来旧医工作总结》（1954年），浙江省杭州市余杭区档案馆，卷号：13-5-201。

③ Karen Marcia Goodkin, In Mao's Shadow: Local Health System Praxis, Process, and Politics in Deng Xiaoping's China（PhD Diss., University of Connecticut, 1998），141.

④ 徐元根主编《富阳县卫生志》，中国医药科技出版社，1991，第330页；对邵俊根的访谈，2004年3月24日。

⑤ 对陈鸿庭的访谈，2004年4月16—20日。

高兴，因为他们相信只有加入诊所才能生存下去。[1]

如本章开头所说，陈氏父子是参与1952年在蒋村建立联合诊所的执业医生。该诊所共有5名医生，除了陈鸿庭和他的父亲陈昌甫，还有来自三深村的沈阿美、老东岳村的郑步营，以及王家桥村的孙菊状。[2]至1954年5月，杭县所属乡镇通过类似的方式共创办了20个联合诊所和8个分诊所。这些大大小小的诊所基本上分为两类："中医联合诊所"和"中西医联合诊所"。[3]于是，一个由县医院和众多乡镇联合诊所构成的两级国家医疗体系在农村地区建立起来。[4]从这个意义上讲，联合诊所对建立农村国家医疗体系功不可没，而这个构想在1930年代就提出过。

但是陈氏父子所在的新诊所和他们此前经营的诊所完全不一样。根据中央卫生部于1956年颁布的《农村联合医疗机构章程（草案）》，联合诊所是医生集体所有制下具有社会主义性质的卫生福利事业，由医生在党和政府的领导下自愿建立。联合诊所的人事、财务、分配和经营管理权属于该医疗共同体，实行看病收费、独立核算、民主管理、按劳分配原则。[5]每个诊所需要自负盈亏，因此，联合诊所是自力更生和自主管理的实体。[6]陈鸿庭回忆了1952年的情形：

> 看，就这两间房。诊所里什么都没有。医生们什么也没带。桌子和椅子本来就有的。要是你有点钞票，就可以投资一点给诊所。上面完全不管的，也没有拨款。我们（陈鸿庭及其同事——引者注）在这个房子里工作了很长时间，每个月诊所按照每间房一块钞票付我房租。[7]

---

① 对邵俊根的访谈，2009年11月20日。

② 对陈志成的访谈，2005年1月6日。

③ 《杭县五年来旧医工作总结》（1954年），浙江省杭州市余杭区档案馆，卷号：13-5-201。

④ 区政府所在地的联合诊所为区卫生所或者医院，负责管理和指导当地所有的公社诊所。在有些地方，县级卫生部门也会分配医务人员去联合诊所工作。

⑤ 余光炎主编《淳安县卫生志》，淳安县人民政府激光印刷厂，1998，第449—454页。

⑥ David Lampton, "Health Policy during the Great Leap Forward," *China Quarterly* 60 (December 1974), 668-98.

⑦ 对陈鸿庭的访谈，2004年4月16—20日。

各诊所把一定比例的收益留作诊所的未来投资，包括建设费用、物资供应、死亡医生家属抚恤金，以及其他福利开支。剩余的收益用来支付诊所成员的工资，各人的工资经评估确定。首先，按照各个成员的医术水平、医疗执照、行医年限、群众声望和家庭经济负担确定工分数。这些工分被称为固定工分，每年的数额相对稳定。当月剩余收益除以所有成员的工分就是该月每个固定工分的分值。每个成员的月薪等于工分数乘以当月的固定工分的分值，这份收入显然会随着每月的盈利水平而变化。这一制度被称为"死分活值"。①据其妻弟朱寿华说，陈鸿庭1955年的平均月薪是55元，这在1950年代属于高收入。②

尽管联合诊所并未获得政府资金支持，但政府依然把公共卫生工作指定为联合诊所成员必须承担的日常职责。诊所有责任为群众看病、确保村民的健康，从而为农业生产服务。联合诊所的医务人员在从事所有日常医疗服务的同时，还被要求在分发预防药物、妇幼保健、公共卫生指导、卫生员和助产士培训方面积极地配合。③从1957年以后的统计数据看，联合诊所承担了浙江农村地区90%的治疗和流行病预防工作。④

分化、重组与扩展

联合诊所奠定了1950年代初国家医疗体系在中国乡村的基本形式。它们的创办还开启了乡村各类医疗者的分化和重组进程。医生注册制度和县级卫生工作者协会的建立，使绝大多数职业医生处于国家管理之下。不过在联合诊所促使一些职业医疗从业者在卫生部门的领

---

① 对陈鸿庭的访谈，2006年3月25日。另参见徐元根主编《富阳县卫生志》，第51页。
② 对朱寿华的访谈，2004年12月26日。
③ Sheilam M. Hillier and J. A. Jewell, "Chinese Traditional Medicine and Modern Western Medicine: Integration and Separation in China," in *Health Care and Traditional Medicine in China, 1800-1982*, ed. Sheilam M. Hillier and J. A. Jewell (London; Boston: Routledge & Kegan Paul, 1983), 313.
④ 《加强领导，做好联合诊所整顿工作》，《浙江卫生通讯》1957年5月5日。

导下从事乡村医疗公共卫生工作的同时，其他类型的医疗从业者继续从事个体诊疗活动，并没有加入联合诊所。1950年，杭县卫生工作者协会总共登记了349名医生，其中157人并未加入联合诊所，而是通过个体行医养家糊口，这种情况一直持续到1954年。① 国家卫生部门正式认可了他们的存在，谓"个体开业行医的方式今后长时期内存在，要充分发挥他们的作用，尊重他们行医和取得报酬的习惯"。② 不过，随着集体所有制的联合诊所与农业合作社订立医疗保健合同，联合诊所得到进一步巩固，群众对个体开业医的服务需求开始下降。个体开业医的人数随之减少，越来越多的人加入了联合诊所。

"大跃进"期间，人民公社将一些乡镇联合诊所与其他区级卫生机构统一整合为"公社卫生院"（以原有的区级卫生院为基础）或"管理区卫生院"（以一家或几家现有的乡镇联合诊所为基础）。③ 由于这些改变，蒋村联合诊所成为"留下管理区卫生院"的下属机构并改名为"蒋村诊所"，陈鸿庭也离开该诊所，就任留下区卫生院副院长。④ 1958年至1960年，蒋村诊所由一名解放军退伍老兵负责，诊所其他人员一仍其旧。诊所的收入全部上交给区卫生院，由区卫生院为诊所职工发放工资。⑤ 更重要的是，因为个体开业医不再被允许独立行医，所以很多人在这段时间被纳入各个诊所。

然而，这些改变极其短暂。1961年，由于国家经济陷入困境，人民公社或管理区卫生院被解散，由区级卫生院和公社联合诊所提供医疗卫生服务，这两类机构此时都被纳入新的、规模缩小的人民公社管

---

① 《杭县五年来旧医工作总结》（1954年），浙江省杭州市余杭区档案馆，卷号：13-5-201。

② 卫生部：《关于加强基层卫生组织领导的指示》（1957年8月7日），《国务院公报》（1957年），第743—747页。

③ 卫生部：《关于调整农村基层卫生组织问题的意见》（1962年7月13日），江苏省档案馆，卷号：3119-725-830；临安县卫生志编纂委员会主编《临安县卫生志》，临安县卫生局，1992，第107—111页；余光炎主编《淳安县卫生志》，第158页。

④ 对陈鸿庭的访谈，2004年4月20日。

⑤ 对陈志成的访谈，2005年1月6日。

辖。[①]公社联合诊所处于人民公社和县卫生局的双重领导下，需要自负盈亏。[②]此时，陈鸿庭不再担任留下区卫生院副院长，到浙江省卫生局举办的干部培训班学习一年后，他回到蒋村公社诊所重操旧业。[③] 个体开业医的处境也发生了变化。按照一份政府文件的说法，他们"是独立脑力劳动者，是社会主义卫生事业的补充。应当允许部分个体开业医的存在"。[④]1962年，个体开业医在经过登记和审核后获得行医许可，前提条件是年满二十岁、具备某类医疗知识且有三年以上行医经验。[⑤]这些变化带来的一个结果是，许多已经在"大跃进"运动期间加入管理区卫生院的医生又重新开始个体行医，因为这让他们得到更多的自由和机遇，收入也比他们在联合诊所里的同行们多。[⑥]不过，尽管存在着上述种种变化，因为政府的行政管理渐趋严格，他们平日诊疗活动的空间不断缩小，造成的总趋势是个体开业医的数量不断下降。此外，在1964年至1965年的社会主义教育运动期间，国家再次鼓励个体开业医"走社会主义道路"（即加入联合诊所）。[⑦]

　　当职业医疗从业者都被吸纳进国家医疗体系时，乡村中其他类型的医疗者（如正骨师和专治中暑的针灸师之类）的生活和诊疗活动并未受到多大影响。以放血疗法见长的沈风相和他的孙子继续游走于当地大小村庄，为乡亲们治病。相比之下，那些有着各种宗教背景的治疗者在某种程度上受到了持续不断的社会和政治变革的影响。自1949年起，许多庵堂、寺庙和宗祠被陆续摧毁，其建筑被改造为猪舍、公社食堂和学校。也有一些在不断的政治运动中仍旧存活下来，为那些

---

① 关于1958—1964年农村医疗体系转变的具体情况，参见Xiaoping Fang, "The Global Cholera Pandemic Reaches Chinese Villages: Population Mobility, Political Control, and Economic Incentives in Epidemic Prevention, 1962-1964", *Modern Asian Studies*, Vol.48, No.03（2014），pp.754-90。

② 卫生部：《关于调整农村基层卫生组织问题的意见》（1962年7月13日），江苏省档案馆，卷号：3119-725-830。

③ 对陈鸿庭的访谈，2004年4月20日；对朱寿华的访谈，2004年12月26日。

④ 《发挥个体开业医的力量》，《新中医药》1960年第8卷第5期，第243—244页。

⑤ 余光炎主编《淳安县卫生志》，第46—47页。

⑥ 余光炎主编《淳安县卫生志》，第227页。

⑦ 余光炎主编《淳安县卫生志》，第227页。

流离失所的僧人和尼姑提供庇护，直至"文革"爆发。[①]这些幸存的寺庙和庵堂甚至拥有自己的土地，它们是民国时代的僧尼留下的遗产。人民公社和生产大队环绕在这些庙庵周围，世俗世界和宗教世界和平共存。陈志成于1959年以中医学徒的身份加入联合诊所，至今他仍然记得1960年代初期跟随其师傅郑步营给老年尼姑治病的情景。用他的话说，"（尼姑庵里的）生活条件特别好，环境也很好"。看完病之后，庵堂会准备一顿有十道美味素食的午餐招待他们师徒二人。[②]

联合诊所的诞生也标志着国家医疗体系的向下延伸，这对乡村医疗世界意义重大。随着农业集体化的发轫，一些村民被挑选出来，成为互助组和合作社的卫生员，这是提高农业生产力计划的一部分。[③]这些卫生员的选拔标准是具备基本文化程度和良好的政治资质。被选中的人需要参加非正式培训项目，内容包括卫生工作方针、现场急救和预防性治疗。[④]卫生员平时也和其他社员一样在稻田里干活，把简易药箱挂在旁边的树上。蒋锦庭在1958年被选为卫生员之一。他回忆说，蒋村的卫生员跟着联合诊所的医生发放预防药物、收集血液样本、协助村民采集用来诊断血吸虫病的粪便样本。[⑤]虽然尚未完全制度化，但基于联合诊所模式的中国乡村国家医疗体系的基本架构在1960年代初期已经形成。

借助联合诊所的建立，国家得以将村民健康置于其管理之下。距离蒋村不远的邻县富阳县郜村村民孙奎金——他在2004年时已届77岁高龄，也是该县最后一名在世的血吸虫病患者——回忆了当时的情况：

---

① 对蒋子林的访谈，2005年1月19日。
② 对陈志成的访谈，2005年1月6日。
③ 浙江省人民政府卫生厅：《关于以互助合作为中心开展农村卫生工作的指示》（1954年9月），浙江省档案馆，卷号：J165-4-21。
④ 浙江省人民政府卫生厅：《关于训练国营农场农业生产合作社保健员工作的指示》（1954年12月），浙江省档案馆，卷号：J165-4-100。
⑤ 对蒋锦庭的访谈，2004年4月29日。

解放军进我们村的时候，他们看到我们村里人的样子，吓了一大跳，说："你们村里怎么没有一个正常人（即没感染血吸虫病的村民——引者注）。"解放军教我们把猪关进猪圈里，不让它们在村里乱跑。……解放之后的几年，上面就没来过我们村。那个时候嘛，毛主席刚开国，很忙的呀，没有时间管血吸虫病呀。[1]

1956年，全国开展"除害灭病"运动，以提高人民健康水平和农业产量。同年，每个县都设立了卫生防疫站，传染病预防和地方病治疗体系基本建立起来。中央卫生实验院的陈方之于1934年出版的《血蛭病之研究》一书提到，蒋村曾经是一个血吸虫病肆虐的地区。[2]自1950年代中期以后，医务人员通过检测粪便样本来发现血吸虫病患者：他们要求村民们用纸或者树叶包起自己的粪便，并写上名字，然后将这些包裹物放在门外，由联合诊所医生和卫生员上门收集后送去化验。村民抱怨由此带来的不便，有人甚至将联合诊所的医生称为"粪医生"，还说"共产党什么都要管，连屎都要管"。[3]每当回想起1950年代和1960年代采集粪便的经历时，陈鸿庭总是叹息道：

通常，我们不得不挨家挨户地说服（社员们）提供粪便样本。开始的时候，他们一看到我们就马上跑掉。在"吃大食堂"（指1958—1960年的"大跃进"运动——引者注）的时候，我们想出一个办法让社员们交粪便：我们站在食堂门口，如果他们不交粪便，就不让他们在大食堂吃饭。后来情况好得多了。[4]

---

[1]　对孙奎金的访谈，2004年5月12日。

[2]　胡樾主编《余杭县卫生志》，第47页。

[3]　余杭县卫生局：《余杭县1961年四病防治及试点调查小结》（1962年1月7日），浙江省杭州市余杭区档案馆，卷号：42-1-16。

[4]　对陈鸿庭的访谈，2004年4月20日。关于（村民）对上交粪便样本的抗拒，参见Li Yushang, "The Elimination of Schistosomiasis in Jiaxing and Haining Counties, 1948-1958," in Leung and Furth, *Health and Hygiene in Chinese East Asia,* 218。

1960年代中期的联合诊所与乡村医疗政治

至1960年代中期，联合诊所依然是乡村国家医疗体系的核心。然而，这些乡村诊所孤立于县级及以上的现代都市医疗体系之外，意味着联合诊所模式是通过持续地汲取中国农村内部的医疗资源建立起来的。这一体系仍然存在着很多问题。尽管理论上联合诊所是负责公共卫生的国家机构，但实际上它们保持着自我管理和运营的状态，并未从政府那里获得实质性的资助。因此，联合诊所的医务人员不得不通过提供医疗服务来赚取收入。陈鸿庭回忆起他在1960年代中期以前的工作经历，总是唉声叹气：

> 当时上级有很多防疫任务。你知道的呀，有"四病"：血吸虫病、钩虫病、丝虫病、疟疾。我们搞防疫工作是没日没夜的，但还要给病人看病来养活自己，因为国家不管我们。有一年，我去临平县里卫生局开会。局长骂我们工作不够努力，没达到防疫要求。我马上火起来了，我拍着桌子和他对骂起来。唉，那时我还年轻呀，脾气也很差的。[①]

杭州市卫生局的文件证实了陈鸿庭的说法，这份文件说联合诊所的医务人员是医疗保健的唯一力量，他们承担着除害灭病的艰巨任务。由于他们必须依靠治病谋生，所以往往重治轻防。1965年，蒋村公社里一位姓周的贫下中农代表在杭州卫生工作会议上抱怨，陈鸿庭的联合诊所只为那些有钱人服务。据称，他的村子里有个15岁的女孩得了重病，因其家庭无力支付诊治费用，蒋村联合诊所告诉他们："没钱，就别想治病！"这个年轻女孩回家后两天就病死了。[②]此外，联合诊所里的医疗设施和条件一般很差，医务人员、医疗器械和药品

---

① 对陈鸿庭的访谈，2004年6月9日。
② 《杭州地区除害灭病工作情况和今后意见》（1965年10月），浙江省杭州市档案馆，卷号：87-3-101。

供应不足。杭州市委在1965年承认"只有三分之一的公社联合诊所，药品需求能够得到满足"。[1]

上述联合诊所的内部状况与城乡之间医疗资源的分配不均纠结在一起，在1960年代中期的政治背景下遭到了严厉批评。新生的共产党政权也同样面临着如何用稀少的医疗资源来服务迅速增长的人口的挑战。新的制度安排是让人口中的某些特定群体优先获得稀缺的医疗资源。1952年，政务院开始向各级政府公务员以及各党派成员和革命伤残人员提供公费医疗。[2] 同年，国营企业工人获得了劳保医疗。[3] 然而，占全国人口绝大部分的农民在疫苗接种、地方病防治和偶尔的免费诊疗服务之外，几乎并未享受到其他公共医疗服务。随着户籍制度的建立，这种"基于社会身份差别的不平等待遇"[4] 一直持续到1990年代末。[5] 更为严重的是，由于挥霍和滥用，上述公费医疗在公共卫生开支中所占比例很大。例如在富阳县，1955年至1965年公费医疗支出占到医疗卫生总支出的32.5%—73.2%，平均每年为48.8%。但全县人口中只有2%的人享受到了这样的补贴服务，其花费是每人每年32元，而同期全县人均卫生支出仅为每年0.37元。[6] 在国家投资卫生基础设施建设方面，1963年经济调整之后农村地区县一级的统计数据为零。在杭州地区，97%的国家基础设施建设投资都流向了县级及以上项目，只

①　戴家和：《在市委卫生工作会议上的发言》（1965年10月），浙江省杭州市档案馆，卷号：87-3-101。

②　中共中央文献研究室编《建国以来重要文献选编》第3册，中央文献出版社，1992，第241—243页。

③　劳动人事部劳动科学研究所编《中华人民共和国劳动法规选编》，劳动人事出版社，1988，第393页。

④　Nathan Sivin, "Editor's Introduction," in *Science and Civilisation in China*, vol. 6, *Biology and Biological Technology, Part VI: Medicine*（Cambridge：Cambridge University Press，2000），29.

⑤　根据1958年建立的户籍制度，中国全部人口被分成两类：农村户籍和城镇户籍。前者包括农村的公社社员，他们不得享受国家提供的各项福利；后者指的是干部、工人、国企和机关员工。参见 Feiling Wang, *Organizing through Division and Exclusion: China's Hukou System*（Stanford，CA：Stanford University Press，2005）。

⑥　徐元根主编《富阳县卫生志》，第76、89页。

留下3%给农村。①

自1965年起，社会主义教育运动试图解决医疗保健资源分配不均的问题，以及乡村政治和其他社会问题（包括教育在内）中的不平等。1965年1月，各地组织农村地区巡回医疗队和培养卫生员的规划出台，旨在改善农村医疗卫生状况。② 要求每个生产大队配备两名"半农半医"，其中一人应为女性，负责接生婴儿。③ 经过群众提名、贫下中农协会推荐、大队党支部或公社批准、培训单位面试，一批上过小学和初中，家庭出身好、政治思想正确并且"热爱农村"的青年社员被选拔出来。他们在接受短期培训后回到自己所在的生产大队（"队来队去"），运用自己的基础医药知识诊断和治疗各种常见疾病，同时还要开展爱国卫生运动。④ 培养"半农半医"成为城市派出的巡回医疗队的主要工作，但联合诊所也要承担培训工作。在蒋村，陈鸿庭所在的联合诊所开始培训卫生员，让他们跟着陈鸿庭和诊所里的其他医生学习。⑤

这些措施的目标是将城市医疗体系中的医务人员和设施输送到乡村医疗体系中，并培养大批"半农半医"作为联合诊所的延伸。不久，毛泽东的批评迅速引起有关部门对农村医疗卫生状况的关注，从而有效推动了上述措施的落实：

> 卫生部的工作，只给全国人口的百分之十五工作，这百分之十五中主要还是老爷……广大农民得不到医疗，一无医，二无药。卫生部不是人民的卫生部，改成城市卫生部或老爷卫生部，或城市老爷卫生部好了！……把医疗卫生工作的重点放到农村去！

---

① 卫生部：《1961年卫生基建计划安排》（1962年12月），江苏省档案馆，卷号：3119-783-901。
② 《建国以来毛泽东文稿》第11册，中央文献出版社，1992，第318—319页。
③ 浙江省卫生厅：《关于把卫生工作的重点放到农村去的汇报》（1965年），浙江省档案馆，卷号：J165-15-19。
④ 卫生部：《全国半农半医培养工作座谈会纪要》（1966年3月），江苏省档案馆，卷号：3119-1124-1297。
⑤ 对洪景林的访谈，2005年1月9日；对纽水英的访谈，2005年1月11日。

毛泽东在1965年6月26日发表的上述谈话，后来被称为"六二六指示"。①然而，无论是在毛泽东的讲话发表之前还是之后，1965年的各项举措并未从根本上改变联合诊所模式和乡村医疗世界的结构。尽管国家医疗体系已经初步形成，但乡村医疗世界中依然存在着其他医疗模式。直到"文化大革命"爆发后，联合诊所模式才发生彻底的改变。

赤脚医生：从"旧事物"到"新生事物"

当王桂珍刚刚成为一名大队卫生员的时候，她无论如何也想不到没受过多少教育的自己会一夜成名，而且最终被任命为卫生部的副部长。无独有偶，身为大山里的一名普通联合诊所医生，覃祥官也从未料想到自己能几度在天安门广场见到毛主席，还在1974年当上了中国国际卫生代表团副团长。②"文化大革命"不仅给这两人带来了难以想象的名誉和地位，还改变了包括蒋村在内的整个中国乡村的医疗世界。

这些巨大的变化主要源于当时广泛的教育改革，其中一个方面就是医学教育改革。1960年代中期，与其对卫生部门的批评一致，毛泽东同时也指责偏重城市的教育体系，认为它没能弥合城乡差异。③关于教育问题的讨论一度中断，但在"文革"开始后再度兴起。1968年7月22日，《人民日报》刊登了一篇调查报告，介绍了上海机床厂如何

① 毛泽东的批评在1965年尚未得到完全发表和传播。事实上，直到"文革"爆发，红卫兵才将其作为"六二六指示"而彻底公开。参见朱潮等编著《新中国医学教育史》，北京医科大学、中国协和医科大学联合出版社，1990，第112—120页。——作者注。毛泽东1965年对卫生部的讲话曾于1968年6月27日在《解放军报》发表，参见《毛主席论无产阶级专政下继续革命》，1970，第88页。毛泽东的这番讲话在《毛泽东年谱》中也有记载，参见中共中央文献研究室编《毛泽东年谱（1949—1976）》第5卷，中央文献出版社，2013，第505页。——编者注

② 对覃祥官的访谈，2004年3月26日—4月2日。

③ Suzanne Pepper, *Radicalism and Education Reform in 20th Century China: The Search for an Ideal Development Model*（New York：Cambridge University Press，1996），157–352.

采用与"文革"之前不同的方法来培养技术人员。毛泽东对此做出批示："要从有实践经验的工人农民中间选拔学生，到学校学习几年，然后回到生产实践中去。"这被称为"指明了教育革命的方向"的"七二一指示"。①

在此背景下，医学教育的革命成为官方媒体讨论的一个重要话题。1968年9月14日，《人民日报》刊载了一篇题为《从"赤脚医生"的成长看医学教育革命的方向——上海市的调查报告》的调查报道，向读者介绍上海市川沙县江镇公社的赤脚医生。王桂珍是该报道称赞的赤脚医生之一。这些赤脚医生是被挑选出来的年轻社员，接受基本的医疗卫生培训后回到他们所在的生产大队为农民们服务。一般认为"赤脚医生"这个称谓得自这些卫生员平时在稻田里赤脚劳作，在有需要的时候，为村民提供简单服务的工作性质。②然而，一名方姓的老赤脚医生对这一称谓的起源和含义有不同的解释。他强调"赤脚"中"赤"不是"赤脚"的意思，而是"红色"。因此，"赤脚医生"实际上是"红脚医生"的意思。由于红色象征着毛泽东思想，所以"赤脚医生"一词具有强烈的革命色彩和丰富的意识形态内涵。后来，一些赤脚医生培训课程也被称为"红医班"。③

无论"赤脚"的含义如何解释，《人民日报》报道中所提及的赤脚医生群体都是1950年代至1960年代中期被选出来协助乡村联合诊所的卫生员或者"半农半医"。④从这个意义上来说，他们实际是一种"旧事物"。然而，有关赤脚医生的构想既符合毛泽东关于教育革命的方向，同时也响应了他提出的把医疗卫生工作的重点放到农村去的号召。很快，官方媒体便用一些极富革命色彩的语汇来描述赤脚医生，

---

① 《从上海机床厂看培养工程技术人员的道路》，《人民日报》1968年7月22日。
② 何宫心：《贫下中农盛赞这个赤脚医生：记金山县优秀卫生员胡联华》，《新民晚报》1965年9月5日。
③ 对方顺喜的访谈，2004年5月9日。
④ 《从"赤脚医生"的成长看医学教育革命的方向——上海市的调查报告》，《人民日报》1968年9月14日。

称其为"新生事物"。①

　　尽管在由"旧事物"变成"新生事物"的过程中卫生员的作用并未发生根本性的变化，但在新的社会政治环境中他们所从事的合作医疗工作变得日益体制化，这一转变也是1968年教育问题大讨论的衍生物之一。②自1950年代中期起，国家为拓展农村教育实施了一种混合型教育体系（俗称"两条腿走路"），它包含国家创办和集体创办的学校系统。③后者又被称为"民办学校"，这些学校曾在"大跃进"运动时期大量涌现，但其数量在"大跃进"运动退潮后急剧下降。到1968年下

---

① 在"文革"期间，根据官方的描述和定性，"经过两个阶级、两条道路、两条路线的激烈斗争，社会主义新生事物在各条战线上大批地涌现出来。这些社会主义新生事物有利于缩小脑力劳动和体力劳动之间的三大差别、限制和取消资产阶级法权。它们代表了历史发展的方向"。"文革"中的"新生事物"还包括革命委员会、"五七干校"、知青、样板戏等。参见David Bonavia, "The Fate of the 'New Born Things' of China's Cultural Revolution," *Pacific Affairs* 51, No. 2（Summer 1978）: 177–94。

② 目前学界认为，农业合作化时期首次实行了合作医疗制度。"大跃进"期间，合作医疗制度被推广到全国。周寿祺指出，1958年、1960年和1962年，农村实施合作医疗的行政村数比例分别达到了10%、32%、46%。此后关于合作医疗的研究大都援引周寿祺的数据。参见周寿祺、顾杏元、朱敖荣《中国农村健康保障制度的研究进展》，《中国农村卫生事业管理》1994年第9期，第8页，以及王绍光《学习机制与适应能力：中国农村合作医疗体制变迁的启示》，《中国社会科学》2008年第6期，第111—133页。然而，浙江省杭州地区和其他九省（黑龙江、青海、福建、甘肃、湖北、江苏、安徽、四川和云南）卫生志中的现有统计数据表明，在1960年代中期以前，合作医疗服务只在零星地区得到了极为有限的实施。杭州市在"大跃进"运动期间，并没有推行合作医疗制度。在这九个省中，只有湖北、江苏、四川、云南的卫生志显示出这些省在此期间实行了合作医疗。更重要的是，由于经济调整，到1962年，合作医疗制度已经在全国范围内停止运行，所以周寿祺认为1962年度合作医疗在中国农村的覆盖率达到46%这一说法是有问题的。参见杭州市卫生局、杭州市卫生志编辑委员会编《杭州市卫生志》，杭州市卫生局，2000，第84—85页；湖北省地方志编纂委员会编《湖北省志·卫生》，湖北人民出版社，2000，第1123页；江苏省地方志编纂委员会编《江苏省志·卫生志》，江苏古籍出版社，1999，第115—118页；四川省医药卫生志编纂委员会主编《四川省医药卫生志》，四川科学技术出版社，1991，第296页；云南省地方志编纂委员会总纂《云南省志·卫生志》，云南人民出版社，2002，第123—124页。

③ 关于"文革"时期的乡村教育，参见Dongping Han, *The Unknown Cultural Revolution: Education Reforms and Their Impact on China's Rural Development*（New York: Garland, 2000）。

半年，又兴起了一场关于农村教育的讨论。11月14日，《人民日报》刊载了一封群众来信，信中建议将公办小学下放到大队来办。[1] 该信认为"民办学校"的基本特征应该被推广到乡村生活的其他方面，而赤脚医生制度正反映了这个特点。换言之，当时人们试图找到一种独特的，能够体现毛泽东关于人民当家作主的思想的医疗模式。[2]

1968年12月5日，《人民日报》刊登了一篇题为"深受贫下中农欢迎的合作医疗"的调查报告。[3] 报告介绍了湖北省乐园公社于1966年12月建立的合作医疗制度。[4] 报道描述了覃祥官医生如何从联合诊所回到其家庭所在的生产大队，创建合作医疗。其集资方法，是由每位公社社员交一角钱给合作医疗基金，生产队再替每人交一角钱，这样每位社员共有两角钱合作医疗经费。同时组成一个由公社干部、贫下中农代表和下放到生产大队的联合诊所医生组成的合作医疗管理委员会。公社社员看病时，只需要缴纳五分钱的挂号费，医药费则全免。[5] 所以，乐园公社的合作医疗制度在性质上与"民办学校"类似。《人民日报》将乐园合作医疗模式树为一个全国性的典型，尽管它在成立两个月后就遇到了严重的财务危机，几近瓦解。

因此，赤脚医生和合作医疗从制度设计上分别解决了中国农村地区对医务人员和卫生经费的需求，这种方式又很好地符合了毛泽东思想战略。赤脚医生通常从各大队的公社社员中选出，在接受基本培训之后，回到各大队主持合作医疗站，合作医疗站的运营费用来自合作医疗基金，所用的医疗器械由生产大队购置。这些合作医疗站因此成为固定场所，赤脚医生在这里给人们看病。通过这种方式，国家医疗体系的架构大幅度地向下扩展到村一级，突破了联合诊所模式。正如官方宣传所言，赤脚医生和合作医疗是"贫下中农依靠集体力量同疾

① 《建议所有公办小学下放到大队来办》，《人民日报》1968年11月14日。

② Jean C. Robinson, "Decentralization, Money, and Power: The Case of People-Run Schools in China," *Comparative Education Review* 30, no. 1（February 1986）: 82.

③ 《深受贫下中农欢迎的合作医疗》，《人民日报》1968年12月5日。

④ 郑子华:《乐园雄风》，香港：天马图书有限公司，2003，第9—26页。

⑤ 郑子华:《乐园雄风》，第29—30页。

病作斗争的伟大创举"。更重要的是，它们"解决了贫下中农看病吃药、确保健康的问题"。①

在这样的背景下，政府发起了一场全国性的运动，宣传推广这些"新生事物"，最引人注目的方式是通过覆盖面广、发行量大的主流媒体进行宣传。②与此同时，各级革命委员会也在全国各地大力推广建立赤脚医生和合作医疗制度。③学习模范村庄（即那些执行政策非常好的大队）是推广这些"新生事物"的重要方式。《人民日报》关于乐园公社医疗模式的报道激发了人们极大的热情，以至于该报道发表仅仅数日后，住在大雪覆盖的大山里的覃祥官和村民们就惊讶地发现，一个由省革委会副主任率领的河北省代表团骑着马来到他们大队学习"乐园经验"。④几乎与此同时，王桂珍作为川沙县江镇公社的代表，在上海市举行的一次群众大会上对数千人作了关于赤脚医生如何为农民服务的报告。⑤尽管赤脚医生项目在全国各地的推进速度存在差异，但总的来说十分迅速。以浙江省杭州地区为例，到1970年全区已有11152名赤脚医生和3681个合作医疗站，覆盖面为该地区生产大队总数的83.6%。⑥

重构乡村医疗世界

与其生活在新中国成立前的祖辈一样，陈鸿庭在新政权治下的蒋村也很有影响力。公社党委翁书记是他的好友，他们常常聚在陈鸿

---

① 《深受贫下中农欢迎的合作医疗》，《人民日报》1968年12月5日。

② 例如，从1968年12月5日到1969年12月21日，《人民日报》共发表了39篇标题含有"合作医疗"的报道；从1968年9月14日到1969年12月27日，发表了30篇标题含有"赤脚医生"的报道。详见《人民日报全文数据库（光盘），1946—2008》。

③ 绍兴市卫生局革委会：《巩固和发展合作医疗，继续搞好农村卫生革命》（1973年），浙江省绍兴市档案馆，卷号：GC13-61-36-3-5-11。

④ 对覃祥官的访谈，2004年3月26日—4月2日。

⑤ 《川沙县江镇公社赤脚医生王桂珍在隆重纪念毛主席批示赤脚医生调查报告一周年大会上的发言》（1969年9月4日），上海市档案馆，卷号：13242-2-77。

⑥ 杭州市卫生局编《杭州市卫生工作大事记（1949—2000年）》，杭州市卫生局，2002，第57页。

庭家里吃饭喝酒。党委委员老沈甚至向陈鸿庭借钱，因为陈的工资较高，比较有钱。有时公社党委会议和公社干部会议就在陈鸿庭的诊所里举行，他自己也曾作为蒋村的代表当选留下镇委员会成员。①然而，陈鸿庭依旧无法躲过接踵而来的政治运动。1962年，公社没收了陈鸿庭和沈阿美（另一名蒋村诊所创办者）的收音机，因为他们一直在收听台湾的"敌台广播"。在两人写了检讨书后，公社归还了收音机。②到1966年"文化大革命"爆发时，蒋村联合诊所依然设在陈鸿庭家里，陈鸿庭也仍然负责维持诊所的日常运转。然而，与之前的历次运动不同，"文革"很快就给诊所和医务人员带来了剧烈的动荡。

　　蒋村村民沈仙炳在1962年至1966年担任蒋村诊所会计，他目睹了这一系列事件。蒋村公社深受近在咫尺的杭州城内派系斗争的影响。所有村民都被卷入其中。据沈仙炳说，村民们为应该支持"红暴"还是"联总"发生争执，为此从早吵到晚。③在蒋村诊所里，墙面都被涂成红色，然后再用黄色刷出一条大标语，内容是"高举毛泽东思想的伟大旗帜奋勇前进"。沈仙炳回忆道："我们诊所没钱买红漆。我们就用猪血拌一些红色粉末在诊所的墙上和大门上写字。当时蒋村的街上红旗很多，形成一片红海洋。区卫生院给我们诊所每个人发了一本《毛主席语录》。我们不能说'买'，要说'请'。"④

　　1966年，蒋村诊所里也发生了一次造反夺权事件。领导者是年轻的中医陈志成，他是诊所郑步营医生的徒弟。⑤这次单位内部的造反

①　《蒋村公社党委阶级斗争和两条道路斗争的问题》（1969年7月17日），浙江省杭州市余杭区档案馆，卷号：148-1-132。
②　翁国法：《蒋村公社党委第二次补充检查报告》（1966年10月7日），浙江省杭州市余杭区档案馆，卷号：148-1-133。
③　"红暴"和"联总"是浙江省"文革"早期的两大对立造反派。他们的分歧主要在于哪些省级领导值得支持、哪些要推翻。比如"红暴"支持当时的省委书记江华；而"联总"则想夺权，把江华赶下台。这两派都派人到浙江各处宣传他们的观点，寻求支持，同时建立组织，开展斗争。详见Keith Forster, *Rebellions and Factionalism in a Chinese Province, Zhejiang, 1966-1976*（Armonk, NY：M. E. Sharpe, 1990）；浙江方志编辑部主编《浙江"文革"纪事》，浙江方志编辑部，1989。
④　对沈仙炳的访谈，2005年1月10日。
⑤　对徐阿二的访谈，2005年1月10日；对周勇敢的访谈，2005年1月7日。

行动得到了杭州市区和当地各村红卫兵的支持，打倒了诊所负责人陈鸿庭，他的罪名是"国民党区长"、"三青团成员"和"当权派"。[①]陈鸿庭被解除职务后，被迫戴着高帽游街，工资也从每月80元降到40元。[②]郑步营被指控曾经担任过"国民党区党部书记"，被批判了一年，1967年死于"批斗"。[③]沈阿美是一名专治中暑的针灸师，也是蒋村诊所的五位创办者之一，因"政治出身不好"，并被人举报收听敌台。他被人押着在村里赤脚游街示众。[④]另一名诊所成员陈乃幸，被指控赞同反动言论而且妄图开办私人诊所。

这些人的家都遭到查抄。陈鸿庭家里被抄出一张地契和一些高档面料，在沈阿美家里发现了从医院带回的棉花、药水和纱布，还有100元现金。陈乃幸家里则搜出了水银和各种药品，其中一些还有剧毒。[⑤]陈乃幸和沈阿美被下放到生产大队担任赤脚医生。[⑥]在这段日子里，诊所由徐阿二负责日常运作，徐是蒋村联合诊所第一位接受新式培训的助产士，同时也是唯一的党员。然而，在1968年"清理阶级队伍"运动到来时，有人揭发她的丈夫曾担任国民党区党部书记，她也随即被免除职务，[⑦]并被发配到一个生产大队。[⑧]1968年10月，蒋村联合诊所里成立了一个革命领导小组，由陈志成担任组长直至1976年"文革"结束。

在随后的日子里，陈鸿庭"白天给人看病，晚上写自我检讨，随时准备参加诊所召集的批斗会"。1979年，他以诊所里一名普通医生

---

① 对朱寿华的访谈，2005年1月5日；对陈鸿庭的访谈，2005年1月7日；对周勇敢的访谈，2005年1月7日。
② 对徐阿二的访谈，2005年1月10日。
③ 对陈志成的访谈，2005年1月6日。
④ 对沈庆漾的访谈，2005年1月19日；对沈仙炳的访谈，2005年1月10日；对徐阿二的访谈，2005年1月13日。
⑤ 《各大队关于搜查户登记和批斗戴高帽登记》（1966年9月26日），浙江省杭州市余杭区档案馆，卷号：148-1-138。
⑥ 对沈仙炳的访谈，2005年1月10日。
⑦ 对徐志明的访谈，2005年1月13日。
⑧ 对周勇敢的访谈，2009年11月6日。

的身份退休。^① 陈志成作为新的诊所领导人，"上午诊治病人，下午清理阶级敌人"。^②那些在运动期间未遭清洗的诊所员工，每天早上开始工作之前都要集体学习《毛主席语录》，晚上则要阅读报纸并向诊所做思想汇报。1969年初，陈志成开始筹备建立合作医疗。同年晚些时候，蒋村公社召开了公社党代会，有五六百名党员和生产队领导出席。公社在会上号召大力兴办合作医疗，并要求干部们回到各自的生产大队后立即动员群众参加。^③经过一年的筹备，蒋村的合作医疗在1970年正式建立。^④

在联合诊所经历着这些内部变化的同时，"文革"的到来也完全改变了联合诊所模式本身。首先，联合诊所改称公社卫生院，同时在其内部建立了党支部。^⑤其次，财务制度从诊所自负盈亏改为由所在公社提供财政补助，同时国家开始提供医疗设备。^⑥各地强调"加强公社卫生院建设是贯彻落实毛主席'六·二六指示'的重要措施"。^⑦

与此同时，联合诊所医生的身份也发生了变化。由于联合诊所是没有国家投入或补助的集体所有制实体，部分联合诊所医生的身份还是生产大队的社员。因此，他们是农村户口，不能享受持有城镇户口的国营企事业单位员工所拥有的各项福利。然而，政府（后来）决定除了那些有严重历史和政治问题的人，公社卫生院所有正式医务人员都可以获得城镇户口并享受各种国家福利。^⑧诊所名称的改变、党组织的建立、财政投资以及赋予联合诊所医生"城镇户口"，全面、彻底

① 对陈鸿庭的访谈，2005年1月7日；对陈鸿庭养女的访谈，2005年1月7日；对徐阿二的访谈，2005年1月7日。
② 对陈志成的访谈，2005年1月6日。
③ 对骆林元的访谈，2005年1月5日。
④ 对沈仙炳的访谈，2005年1月10日。
⑤ 萧山卫生局编《萧山卫生志》，浙江大学出版社，1989，第55页。
⑥ 淳安县卫生局革委会：《淳安县公社（镇）卫生所财务管理办法》（1973年12月29日），浙江省淳安县档案馆，卷号：36-1-49。
⑦ 绍兴市卫生局革委会：《巩固和发展合作医疗，继续搞好农村卫生革命》（1973年），浙江省绍兴市档案馆，卷号：GC13-61-36-3-5-11。
⑧ 淳安县卫生局革委会：《关于有关公社卫生所部分医务人员由农业户转为国家供应粮食的批复》（1971年4月11日），浙江省淳安县档案馆，卷号：36-1-46。

地将联合诊所纳入国家医疗体系之中。作为处于各大队赤脚医生之上的第二级医疗单位，联合诊所得到加强，与此同时，赤脚医生取代了原有的诊所模式，成为农村医疗卫生工作的第一线工作者。

"文革"对中国农村的多元医疗体系产生了巨大的影响。无论各类乡村医疗者在1949年之后如何被重新组织或归类，游离于联合诊所之外的个体开业医仍然存在。然而，随着"文革"的爆发，个体开业医被斥责为"单干风"和"资本主义尾巴"。随即，他们要么被纳入国家医疗体系中，要么被禁止行医。"文革"期间，杭州地区下辖的其他六个县里再也没有个体医疗从业者了。但在余杭县，仍有59名个体开业医，不过他们都处在卫生部门的严密监管之下。[1]

和职业化的医疗从业者一样，民间医疗者也经历了巨大变革。前文已经提到，由于受到医疗传统和习俗的影响，在1960年代中期以前，草药医、正骨大夫、专治蛇咬伤的蛇医以及刮痧郎中，都是村民医疗服务的重要提供者。"文革"爆发以后，政府"为了便利于合作医疗制度的巩固和发展，壮大医疗工作队伍，准备把农村中的'民间医生'进一步组织起来"。[2]民间医疗者沈风相的孙子沈金荣从14岁起就跟着爷爷学医，后来参加农村医疗卫生工作，并在"大跃进"运动期间参加培训班。和他爷爷一样，沈金荣的专长包括刮痧、关节病以及正骨。1969年，他当上了深潭口村的赤脚医生。[3]将民间医疗者纳入赤脚医生队伍之后，民间医学得以合法化。理论上，他们成为赤脚医生学习民间（或本土）医学知识上的老师，而赤脚医生则成为乡村中延续民间医学的代理人。

与此同时，地方政府摧毁了寺庙和塑像，打击所谓封建迷信活动，取缔与宗教迷信有关的医疗者，彻底禁止他们的治疗方法。蒋村

---

① 余光炎主编《淳安县卫生志》，第227页；胡樾主编《余杭县卫生志》，第80页；徐元根主编《富阳县卫生志》，第68—69页；《临安县卫生志》，第132页；范樟友主编《桐庐县志》，浙江人民出版社，1991，第694页；严有祥主编《建德县医药卫生志》，第70页。

② 《广东省曲江县群星大队坚持合作医疗制度十一年的情况调查》，《人民日报》1969年1月11日。

③ 沈庆漾主编《余杭县蒋村乡学医的土郎中》，蒋村，2009，第93页。

那位"活菩萨"是在"文革"期间遭到严厉批判的人。公社干部把他放在一只小船的船头，他们一边划船驶过公社稻田附近的河道，一边敲鼓吸引在此劳作的公社社员，对他进行批判。[①]类似的行动还有，坐落在蒋村中心附近的圆觉寺被彻底摧毁，蒋公庙也遭到取缔并被改建为一个公社机械厂。[②]蒋村附近的尼姑和和尚被迫还俗，过去属于他们的土地也被没收。陈志成（现在是新成立的公社卫生院院长）再也不能像往常一样享受老尼姑烹饪的美味斋饭了。

伴随着乡村医疗世界内部的种种变化，"文革"的爆发还带来了许多外部变化，它们也影响着乡村医疗世界。在1950年代和1960年代，中国乡村和都市的医疗体制依然存在着根本性的差异，表现为它们分别沿袭了传统的和现代的实践。各级政府曾一度积极致力于将都市医务人员和设施引进农村地区，办法是不定期地派出巡回医疗队，但这些举措的效果十分有限。"文革"前，中国大多数县城的城郊农村尚未获得城市巡回医疗队的服务，更不用说县里那些偏远的乡村。[③]此外，直至1960年代中期，城市医学院校毕业生也很少会被分配到农村的医疗卫生机构。

"文革"开始以后，上述旨在扩大医疗服务范围的举措得到恢复与强调，以顺应新的政治意识形态和农村发展战略。遵照毛泽东"知识青年到农村去，接受贫下中农的再教育"和"把医疗卫生工作的重点放到农村去"的指示，城市医学院校毕业生被分配到农村地区，城里的医生也被暂时或永久地"下放"到农村地区。根据毛泽东的指示，杭州市革命委员会于1968年决定，"应当将医学院校毕业生分配到山区和偏远地区的人民公社诊所，服务于农村医疗和卫生保健机构。一般情况下，不得将他们分配到县级及以上的医疗卫生机构"。[④]吴俊根

---

① 对洪景林的访谈，2005年1月11日。
② 对蒋子林的访谈，2005年1月24日；余杭县蒋村人民公社革命委员会：《关于拆除蒋公庙建造公社机械化修配厂的请求报告》（1968年4月14日），浙江省杭州市余杭区档案馆，卷号：148-1-162。
③ Lucas, *Chinese Medical Modernization*, 131-32.
④ 浙江省杭州市革命委员会：《关于本市满师中医学徒分配问题的通知》（1969年7月30日），浙江省杭州市档案馆，卷号：132-3-144。

曾是杭州市卫生局的工作人员，1967年从浙江医科大学毕业。据他回忆，当年他们这一届没有一名毕业生分配到城市。10个毕业班共320名学生都被下放到农村，他自己则被下放到了位于中国西北的陕西省。[1]作为下放政策的一部分，1971年，杭州市政府计划动员50%的城市医务人员到农村去工作，要么是永久性的，要么两年轮换一次。[2]

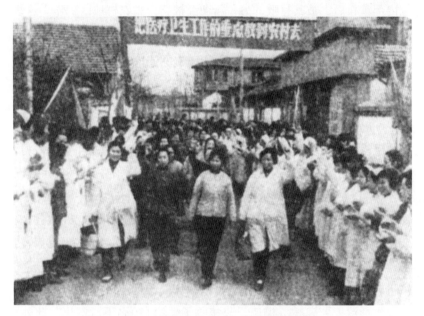

图1–1 杭州的城市医务人员奔赴农村

资料来源：《杭州日报》1972年3月18日。图片经版权许可后复制。

然而，真实的历史和下放政策的践行要比官方话语所呈现的情况复杂得多。城市医务人员大多不愿被派往农村地区，因为这意味着失去户口、身份、经济保障、城市生活的种种福利，以及与家人分离。而且，其子女将会继承他们新的令人痛苦的农业户口。[3]在杭州第四

---

① 对吴俊根的访谈，2004年4月6日。

② 浙江省杭州市革命委员会：《关于市属医疗卫生单位医务人员下放农村的意见报告》（1971年12月23日），浙江省淳安县档案馆，卷号：87-3-142。

③ Sulamith Heins Potter and Jack M. Potter, *China's Peasants: The Anthropology of a Revolution*（Cambridge：Cambridge University Press，1990），303.

医院讨论应该把谁下放到农村时，一些员工抱怨道："在党员干部会议上讨论这个，问题不大，但大范围的讨论真的很难。"当医院的同事推举一位医生去农村时，他马上怒形于色，大吼道："我倒霉，你就这么高兴？"[1] 更为重要的是，下放人员的挑选与医疗单位内部的政治权力斗争存在着紧密关联。据吴俊根说，当某一派在一家医疗单位内部掌权后，被其打败的另一派便会被勒令去农村地区工作。这些即将被下放的医务人员无法反抗，因为这是最高指示——"把医疗卫生工作的重点放到农村去"。[2] 1970年，八位下放医生写给杭州革委会的申诉信佐证了吴的说法。这些医生抱怨一些医疗单位的领导以贯彻毛主席"六二六指示"为借口，把一些新来的和不听话的干部赶到农村去。出于这些原因，下放方案不得不反复地做出调整。经过一段时间的反复劝说和动员，共230名医务人员在1972年3月被下放到农村，他们是杭州市在"文革"期间下放的第一批，也是唯一的一批医务工作者。[3]

　　1965—1974年的不完全统计数据揭示了下放过程本身内在的复杂性（参见表1-1），目前学界对此尚无详细论述。[4] 就下放地点而言，从杭州地区一级各医疗单位下放的约360名医务人员大部分被下放到杭州市郊县，包括萧山、余杭、富阳和临安。而远离杭州市区的山区各县包括淳安、建德、桐庐，只接收了大约130名下放医生。此外，城市医务人员的分布也不均衡：医务人员基本上被派遣到区卫生院和县医院。公社卫生院接收的人员很少。就性别而言，职务较低的女性医务人员的下放数量超过男性。护士在所有下放医务人员中占比最

---

① 杭州市卫生局革委会政工组：《突出政治，解决四个"怎么办"》，《政工简报》（1971年12月27日），浙江省杭州市档案馆，卷号：87-1-146。

② 对吴俊根的访谈，2004年4月6日。

③ 杭州市卫生局革委会政工组：《鼓足干劲，力争上游，多快好省地建设社会主义》，《政工简报》（1970年7月18日），浙江省杭州市档案馆，卷号：87-3-130。

④ 关于把城市医生下放农村的简要描述，参见 Gail Henderson and Myron Cohen, *The Chinese Hospital: A Socialist Work Unit*（New Haven, CT: Yale University Press, 1984），37-38。

高，达到总数的32%。[①]而且下放到区卫生院和县医院的城市医生并未长期留在那里。据当地方志记载，1972年分别有39名和100名杭州市区医务人员被下放到淳安县和富阳县。[②]三年后，两县分别有27人和70人回到了杭州市区。[③]在整个"文革"期间，蒋村公社诊所只接受过一名城市下放医生。[④]

表1-1 在杭州地区下属七个县公社卫生院工作的县级及以上
医院下放医务人员统计（1965—1974年）

县别	公社卫生院		区卫生院		县医院
	卫生院数量（间）	下放人员数量（人）	卫生院数量（间）	下放人员数量（人）	下放人员数量（人）
萧山	56	73	5	74	
余杭	49	0	9	43	
富阳	38	0	4	70	不到100
临安	45	0	1	8	51
桐庐	30	1	8	14	
建德	37	22	6	0	
淳安	53	0	6	0	39
总计	308	96	39	209	
平均人数		0.31		5.36	

资料来源：杭州市卫生局《杭州地区农村生产大队生产队卫生组织情况》（1974年），浙江省杭州市档案馆，卷号：87-3298；余光炎主编《淳安县卫生志》，第20页；徐元根主编《富阳县卫生志》，第17—18页；临安县卫生志编纂委员会编《临安县卫生志》，第26—27页。

---

① 浙江省杭州市革命委员会：《关于医务人员下放工作意见报告》（1971年7月7日），浙江省杭州市档案馆，卷号：87-3-142；《杭州市革委会关于市属医疗卫生单位医务人员下放农村的意见的报告》（1971年12月23日），浙江省杭州市档案馆，卷号：87-3-142；《关于杭州市卫生系统贯彻六二六指示下放医务人员的情况和几个问题的请示报告》（1972年9月16日），浙江省杭州市档案馆，卷号：87-3-142；《省委办公室张同志来电》（1972年9月16日），浙江省杭州市档案馆，卷号：87-3-142。

② 余光炎主编《淳安县卫生志》，第20页；徐元根主编《富阳县卫生志》，第17页。

③ 余光炎主编《淳安县卫生志》，第68页；徐元根主编《富阳县卫生志》，第18页。

④ 对周勇敢的访谈，2005年1月7日。

　　和下放城市医生相比，向农村地区派遣流动医疗队要容易得多。此类工作通常由各级卫生局负责实施，在7月底8月初夏收夏种时派出最多。向农村派遣医疗队和下放城市医务人员，开始使中国城乡的医疗体系连为一体。城市医务人员成为农村现代医学知识的主要来源，而赤脚医生则将这些知识传播到更大范围。

　　赤脚医生和合作医疗实现了国民党和乡村建设运动在1930年代初提出的国家医疗构想。共产党政府和国民党政府政策的不同之处在于他们对多元医疗体系的态度。对于国民党和乡村建设运动而言，他们的目标是在农村建立一个新的现代化医疗体系，对现存的多元医疗体系弃而不用。这一政策基于国民党的意识形态和战略，以及它在农村地区推行改革的实际能力。与之类似，乡村建设运动的拥趸者也注意避免与现有体系发生冲突，以确保他们的社会实验得以持续。

　　与此相反，中共通过不断地重组现存的乡村多元医疗体系来建立国家医疗体系。这些变化的速度和性质取决于国家力量的强弱和各种政治运动的影响。从1950年代初联合诊所诞生到1969年和1970年赤脚医生出现，国家医疗体系逐步建立的基石是对多元医疗体系下各类医疗者的持续重组。由注册的职业医师组成的众多联合诊所成为这一不断变化过程中的核心。国家医疗体系在"文革"期间完成了对整个多元医疗系统的兼并。按照革命的意识形态和战略，先前的农村卫生员经过重新评估，得到了"赤脚医生"的新称号，并在重构的乡村医疗世界里占优势地位。

　　赤脚医生的出现对中国农村的医疗卫生事业具有三重含义。第一，赤脚医生成为将现代医学引入中国村庄的代理人，同时继续利用传统医学为村民服务。这一状况迫使这两种医学直面彼此，形成互动。第二，赤脚医生项目标志着一个制度化和科层化的医疗网络被根植到乡村。相应地，这一过程改造了此前那个与世隔绝的乡村医疗世界，以及在隔离状态下形成的医患接触和医疗社区架构。第三，赤脚医生置身于一场政治运动所带来的宏大的社会、政治和医疗体系中，发展成为一种新的医疗职业，同时还在乡村从无到有地塑造了新的医疗身份。综上所述，这些发展使赤脚医生能够通过将西医引入中国村庄，并在知识、药物、治疗、制度化和职业化方面边缘化传统医学，实现农村医学的重大社会转型。

第二章
知识传承和结构的革新

在 1949 年之前，构成中国多元医疗世界的治疗者遵循长期延续的知识传承方式。这些方式要么是以家族为基础的父子传承，要么是以师徒关系为基础的师徒传承。这两种方式的知识传播都局限于本地范围。这些传承方法的个人化属性一方面限制了医学知识传播的广度，另一方面也限制了知识接受者的数量。1949 年之后新建立的国家医疗体系持续地对既有的多元医疗体系加以重组，同时试图改变传统的医学知识获取方式，以适应一个吸纳更多医务人员的现代化的、统一的全国卫生规划的需要。伴随着医学知识传承方式的改变，西医被引入此前由中草药医学主导的乡村——起初通过中医，后来通过赤脚医生。本章将赤脚医生置于中西医结合与新的医学知识传承方式的背景之下，强调赤脚医生制度以一种前所未有的速度将西医知识引入了中国乡村，进而导致中医知识的边缘化。

改变知识获得方式

在晚清之前的中国医疗社会史中，医学知识的传承形式大体分为学者型与非学者型两类。[①] 学者型传承是指文人或儒医获得医学知识的方式。传统上，学者型的传承方式有三种：拜师学习、在家庭和宗族

---

① Leung, "Medical Instruction and Popularization in Ming-Qing China," 130–52. 最新关于医学知识传承的讨论见 Hinrichs, "New Geographies of Chinese Medicine," 303–8。

内部接受培训，以及自学。^① 根据对明代江苏、浙江和安徽地区从医者的统计数据，有101人通过自学获得医学知识，有271人通过拜师学医，还有769人通过家庭学医。^② 这一数据表明，家庭在传统中国社会的医学传承中发挥了最重要的作用。而且家学渊源还是判断医术水平高低的一项关键标准，所谓"医不三世，不服其药"就反映了这种看法。因此，从医者纷纷通过真实的或虚构的医学家谱来强调自己的医术渊源。^③ 在明清时期，近60%有着某种或某类治疗专长的从业者，其家庭都至少有两代以上的行医历史。^④ 相对而言，非学者型传承是指民间医疗者通过家中老一辈的口头传授掌握医疗知识，例如接生，或是带有宗教和巫术性质的治疗方法。^⑤ 村民们甚至相信一些治疗者的技能来自鬼魂、神仙或不寻常的经历。例如，杭州周边农村的算命先生大多声称自己在突发意外，特别是生了一场大病之后获得了神秘的力量。

无论是学者型还是非学者型的传承方式，医疗知识、技能、药方和经验都不会轻易外传。^⑥ 相反，它们总是"被小心翼翼地珍藏起来并

① Wu Yiyi, "A Medical Line of Many Masters: A Prosopographical Study of Liu Wansu and His Disciples from the Jin to the Early Ming," *Chinese Science* 11（1993–94）: 36–65; Nathan Sivin, "Text and Experience in Classical Chinese Medicine," in *Knowledge and the Scholarly Medical Traditions*, ed. Don Bates（Cambridge: Cambridge University Press, 1995）, 194; 梁其姿：《明代社会中的医药》，载《法国汉学》2002年第6期，第349—352页；及 "Medical Learning from the Song to the Ming," in *The Song-Yuan-Ming Transition in Chinese History*, ed. Paul Jakov Smith and Richard Von Glahn（Cambridge, MA: Harvard University Asia Center, 2003）, 386。

② 蒋竹山：《晚明江南祁彪佳家族的日常生活史——以医病关系为例的探讨》，《都市文化研究》2006年第2期，第181—212页。

③ Scheid, *Chinese Medicine in Contemporary China*, 119；李伯重：《堕胎、避孕与绝育——宋元明清时期江浙地区的节育方法及其运用与传播》，《中国学术》2000年第1期，第71—79页。

④ Yi-Li Wu, Transmitted Secrets: The Doctors of Low Yangzi Region in Popular Gynecology in Late Imperial China（PhD diss., Yale University）, 1998, 78.

⑤ 关于民间医疗者的行医方式，参见David Landy, *Culture, Disease, and Healing Studies in Medical Anthropology*（New York: Macmillan, 1977）, 416–17。

⑥ 《新昌县卫生志》，第161页。

在家族内部代代相传，因为对某种治疗方法的垄断能够确保患者的持续光顾，也即意味着一大笔丰厚收入"。[1]显而易见，这种传播模式极大限制了知识传承的受众与范围。而中国医学的不同门派之间不愿相互交流知识和经验以实现共同发展，又进一步限制了知识传承。伍连德是中国现代防疫事业的创始者，因参与1911年东北肺鼠疫大流行的防治被人们誉为"鼠疫斗士"。作为一位现代医学的坚定倡导者，他坚称中医的知识传承方式是"旧式中医未能与时俱进"的主要原因。[2]

　　然而，19世纪晚期中国大规模的现代化举措拉开了医学教育的帷幕，一系列重大变化随之而来。这一发展对于中医的传播与学习尤为重要。1930年代，在中医与西医从业者之间爆发激烈论争的背景下，一些中医学校开始零星地出现。新成立的中医师公会也鼓励其成员与传统的和家族的旧观念决裂，分享私有知识，以追求中医界的共同目标。[3]

　　上文提及的各种知识获得方式，在1950年代蒋村治疗者的教育背景中得到了充分反映。陈鸿庭和蒋村联合诊所的另外三名创办者都是跟随父亲学医的。在其他创办人中，陈乃幸在新中国成立之前经营过一家名为"殷和堂"的中药铺，但他同时也是一名医生，早年曾在师傅的指导下学医。[4]孙菊状是唯一毕业于杭州一所医科学校的诊所创办者。民间医生沈风相曾跟随两位师傅学医：一位是早年在安徽九华山一家寺院出家、后来在秋雪庵挂单的僧人，另一位是来自田家观的道士。[5]

　　因为基于意识形态原因，中共新政权反对知识的私人垄断，[6]中国的医学知识传承方式在1949年之后进入了一个转型期，其驱动力是国

---

① Croizier, *Traditional Medicine in Modern China*, 87; and Wu, *Plague Fighter*, 571.

② Wu, *Plague Fighter*, 567.

③ Scheid, *Currents of Tradition in Chinese Medicine*, 125–26.

④ 对陈鸿庭的访谈，2005年1月7日。

⑤ 沈庆漾主编《余杭县蒋村乡学医的土郎中》，第93页。

⑥ Scheid, *Chinese Medicine in Contemporary China*, 169; and Croizier, *Traditional Medicine in Modern China*, 181.

家希望提升医疗从业人员的数量与质量。作为这些举措的一部分，蒋村的接生婆在1950年代初被要求参加新式接生法培训课程。加入联合诊所的接生婆徐阿二于1956年在县城接受了再培训。与此同时，师徒制在1950年代后期被纳入国家教育体系中，以努力增加中医医生的总人数。[①]1955年，有四名年轻人被选为蒋村联合诊所的中医学徒，但他们都无法忍受学徒期间的艰辛。陈志成是该诊所第一位成功出师的学徒，他于1959年被招进诊所，从1960年开始跟着中医师郑步营学习。陈志成每天五点起床背诵课本，上午跟着师傅看他如何开处方，下午继续阅读课本。这样过了三年之后，他被允许单独给病人看病。1963年下半年，陈志成到余杭县第二医院实习了一段时间，在该院一位老中医的指导下继续学习。[②]其他新招募的学徒也以这种方式接受培训，例如朱寿华，他是陈鸿庭的妻弟，也是诊所里的中药师。尽管这种培训方式保留了传统的师徒关系，但教学方法发生了显著改变：接受培训者要在医院中学习，而且会有几位师傅指导。此外，这种模式鼓励学医者在公开场合与其他人一起学习，而非过去那种私相授受的学习模式。到1960年代初，这种学徒制成为联合诊所招募医务人员的唯一方式。

1965年，蒋村公社为其下辖的12个生产大队培养卫生员。他们一共挑选了十六七人，一般大的生产大队有两人，小的只有一人。然后这些人在陈鸿庭家中参加了为期两周的训练。[③]相较于联合诊所医务人员的选拔和培训，这次选拔和培训卫生员更有意义，因为它不仅强调候选人的政治出身，而且还采用了课堂培训方法。因此，它第一次改变了村庄里知识传承的传统模式，尽管这项工作直到1960年代后期仍未制度化。

---

① Scheid, *Chinese Medicine in Contemporary China*, 169; and Shao Jing, Hospitalizing Traditional Chinese Medicine: Identity, Knowledge and Reification（PhD diss., University of Chicago, 1999），109.

② 对陈志成的访谈，2005年1月7日。

③ 对钮水英的访谈，2004年6月；对骆正富的访谈，2009年11月23日。

作为西医知识传播代理人的中医

直至1960年代中期，中国乡村医学知识结构的变化速度仍十分缓慢。在1930年代中医与西医两大群体为争夺国家的合法性认可而战之时，绝大多数中国农民仍然对西方医学一无所知。即使在国民党政府勉强赋予中医合法地位后，中医仍被禁止使用西医的知识与技术。1933年的《中医师条例》中规定，中医不得使用科学仪器、药物和注射技术。① 次年，国民党杭州市政府发布了《国医医生章程》，规定"国医不得擅用西药，不得用听诊器为病人听诊，不得用注射器给病人注射。违者送司法机关罚办，并撤销其执照"。② 这些措施在当时得到一篇发表于广济医院（1881年在杭州创办的一家传教士医院）医学杂志上一篇文章的称赞："限制中医滥用西药打针一案、原为关系性命安危之举……中医自中医、西医自西医，中医之不能擅用西药滥施注射，犹西医之不能兼充中医……"③

新中国在1950年代初期也有相似的规定。尽管在1950年第一次全国卫生工作会议上，会议的组织者将"团结中医"作为卫生工作的三大原则之一，但目标是构建一个单一的"新医学"。根据1951年5月1日实施的《传统中医师管理暂行条例》，传统中医师不准开具化学合成药品处方，也不准在未经科学的医疗技术培训的情况下给人打针，而且在任何情况下都不准实施人工流产。④ 中医被视为"封建社会的封建医学……有必要通过对行医活动的严格控制和对从业者的

① 张在同、咸日金编《民国医药卫生法规选编（1912—1948）》，山东大学出版社，1990，第259页。

② 郑琴隐记述、裘诗庭整理《1929年反对废止中医中药的斗争》，政协杭州市委员会文史资料工作委员会编《杭州文史资料》第7辑，1986，第84—85页。

③ 《杭市府重视人命　严禁中医用西药　医生对业务夸大广告亦属不合》，《广济医刊》，第11卷第3期，1934年第5页。

④ Provisional Regulations Governing Physicians, approved on April 18, 1951, and promulgated on May 1, 1951, cited in Tao-tai Hsia, "Law on Public Health," in *Medicine and Public Health in the People's Republic of China*, ed. Joseph R. Quinn（Bethesda, MD: National Institutes of Health, 1972）, 124–25.

再教育，使其得到改造"。^①为此，新的执业规则要求中医师通过资格考试，而这项考试包含了广泛的西医知识。在一个名为"中医学习西医"项目中，政府还建立了一些中医进修学校以增进中医从业者的政治觉悟和科学技能，并在他们中间传播西医的理论和知识。^②这些学校的老师通常都是西医医生，他们提供了一套经过高度浓缩的生物医学（解剖生理学、病理学、病菌学、医学史和药理学）基础课程。^③学生们还需学习社会科学和预防医学（传染病学和公共卫生），并被鼓励逐步向预防医学和中医科学化方面发展。^④

但是，随着1954年"西医学习中医"运动的兴起，中医的弱势地位得到了改善。^⑤尽管如此，日常的防疫和治疗工作（如注射）已经使西医知识和技术在中国乡村的传播不可逆转。中医群体作为乡村主要的医务人员，已经在日常的医疗和公共卫生工作中运用了一些西医知识技能。因此，传统中医自然而然地成为向中国乡村传输西医技

---

① Scheid，*Chinese Medicine in Contemporary China*，69.

② 卫生部人民革命军事委员会、卫生部：《春季防疫工作的指示》，载中央人民政府法制委员编《中央人民政府法令汇编（1949—1950）》，法律出版社，1982，第636页；Scheid，*Chinese Medicine in Contemporary China*，69。

③ Taylor，*Chinese Medicine in Early Communist China*，47；and Shao，"Hospitalizing Traditional Chinese Medicine，"84.

④ 卫生部人民革命军事委员会、卫生部：《春季防疫工作的指示》，《中央人民政府法令汇编（1949—1950）》，第636页；Scheid，*Chinese Medicine in Contemporary China*，69–70。

⑤ 1953年底，由于对中医资格证书和招募的规定严重限制了其医疗工作的开展，卫生部的中医政策受到了批评。1954年7月，毛泽东做出"西医学习中医"的指示，以消除中西医之间的界限并形成统一的中国医学。很快，各种"西医学中医"的培训班在各地成立。同时，此前对中医的规定被废除，并成立了中国中医科学院和中医医院，并将中医纳入了西医的大学、学院、学校和医院之中。1956年，毛泽东首次提出了"中西医结合"的观点，这成为此后的指导原则。在"文化大革命"期间，中医的药物和治疗方法与西方的诊断技术、治疗和药品的结合得到了进一步的提倡和推广。在1980年后，卫生部将中医、西医和中西医结合列为中国医疗体系的三大力量。然而，中西医结合通常被视作中医的一个分支。见Taylor，*Chinese Medicine in Early Communist China*，30–150；Scheid，*Chinese Medicine in Contemporary China*，65–88；Lampton，*Politics of Medicine*，112。

术和卫生教育的中介。^①与此同时，来自城市的巡回医疗队也会不定期地为乡村医务人员提供一些短期课程培训，涉及西医的某些专门知识。特别是在1965年前后，这些医疗队将培训联合诊所医生作为一项政治任务。在1965年，浙江省卫生厅派出了16支巡回医疗队去支援19个联合诊所。这些诊所里的年轻中医第一次学会了应对脑炎、肺炎和痢疾的急救技能，以及如何进行输液、设备消毒和实施阑尾炎手术。^②所有这些现代技术对于1960年代中期的乡村医疗世界而言都是相当陌生的，这些现代技术的教学实际上成为一个传播西医知识的过程。^③

有趣的是，与中医传播西医知识的情况不同，西医并不太乐意学习中医。1958年，这种消极态度招致了卫生部的批评："他们当中的大多数人（参加第一期"西医学习中医"学习班的医生们——引者注）受到资产阶级思想的影响，对中医持有偏见。"^④与此同时，中医——尤其是那些受人尊敬的医师——也对西医大举进入中医领域表现出强烈的抵制态度，因为他们觉得"普及传统医学降低了它的效能"，"不是什么人都能成为一名中医的"。^⑤但总的来说，1949年后私人垄断医学知识状况的快速消亡和西医逐渐进入中国乡村，构成了赤脚医生出现的背景。

---

① Miriam Gross, Chasing Snails: Anti-Schistosomiasis Campaigns in the People's Repuvlic of China (PhD diss., University of California, San Diego, 2010), 364.

② 浙江省卫生厅：《关于第二批巡回医疗队工作情况》（1965年），浙江省档案馆，卷号：J165-15-59。

③ 根据徐小丽（Elizabeth Hsu）的研究，在传统的五年制医学学士培养中，生物医学课程约占总授课量的23%。见 Elizabeth Hsu, "The Medicine from China Has Rapid Effects: Chinese Medicine Patients In Tanzania," *Anthropology & Medicine* 9, No.3 (2002): 292-93。

④ 卫生部党组：《关于西医学中医离职班情况、成绩和经验向中央的报告》，《人民日报》1958年9月25日。

⑤ Lampton, *Politics of Medicine*, 114, 171.

革命医生：年龄、性别与教育

　　赤脚医生的直接来源是原先隶属于联合诊所的大队卫生员。1968年至1969年赤脚医生项目与合作医疗最初启动时，那些在"文革"之前曾经培训过卫生员的地区，原有的卫生员便自然而然地被转为赤脚医生。在蒋村公社，1965年在陈鸿庭联合诊所学习过的那批卫生员，包括蒋锦庭和沈金荣，都在1968年转为赤脚医生。[①]

　　然而，上级要求每个生产大队必须有一到两名赤脚医生，现有卫生员的数量难以满足，因此需要选拔更多的人。赤脚医生候选人的家庭和政治面貌特别重要：他们必须是身体健康的青年社员且为贫下中农子女，其历史清白和政治观念强，并愿从事集体和卫生工作。[②]选拔程序为这一"新生事物"增添了一种强烈的革命荣誉感。在1970年代，杭州地区和中国其他地方的官方文件显示，上述选拔标准并未发生显著变化。保持赤脚医生的政治纯洁性和革命敏锐性的重要性，在各地被反复强调。[③]当被问及地主或其他"坏分子"的子女是否有可能被推荐成为赤脚医生时，蒋村合建生产大队的赤脚医生张阿华坚称，这是不可能的。他说五类分子（指"地、富、反、坏、右"）都是1949年后历次政治运动的目标，一般不会被选拔成为赤脚医生，他还说："反正，我认识的赤脚医生没有哪一个是五类分子家庭出身。"[④]

　　选拔程序在官方文件中有明确规定，其中包括生产大队推荐和公社批准。刚刚完成初中学业的年轻社员通常是成为赤脚医生的理想人选。一位原生产大队党支部书记的儿子描述了如下流程："接到上面要求每个大队推荐赤脚医生的通知时，大队里会派一个或几个人

---

① 对洪景林的访谈，2005年1月11日；对钮水英的访谈，2005年1月11日；对陈志成的访谈，2005年1月6日。

② 富阳县卫生志：《关于培训赤脚医生实行合作医疗的工作报告》（1969年5月22日），富阳市档案馆，卷号：74-1-25。

③ 余杭县卫生局：《余杭县领导在全县合作医疗赤脚医生代表大会上的总结讲话》（1974年11月17日），余杭区档案馆，卷号：42-1-88。

④ 对张阿华的访谈，2004年4月20日。

去学习。大队支部书记晓得哪些人刚从学校毕业、哪些人看起来比较活络，由他决定大队派谁去县医院学习。"[①] 沈观荣的经历也极富戏剧性：

> 1969年夏收夏种的时候，蒋村公社诊所的负责人陈医生（即陈志成——引者注）来我们村开展巡回医疗。有一天，他对我说："我发现你看上去很聪明的，读书很快。我选你当赤脚医生。我住在你家，你就跟（我）学医。"他把这件事告诉了我们生产大队。他在我家吃住了十天，我就在他的指导下学习了十天。后来，我跟着公社诊所的戚医生做了三个月的巡回医疗，同时学教材。后来，我就当了我们村的赤脚医生。[②]

在这些初中毕业生中，有一定医学知识和技术的年轻村民是成为赤脚医生的最佳人选。有趣的是，身体残疾或体力较差的社员也被会被选为赤脚医生。在1970年代，从事农业劳动的社员根据他们每天的工分获得报酬。由于这些农活涉及繁重的体力劳动，残疾人很难获得正常的工分，对他们而言生活会更加艰难。相比之下，赤脚医生所从事的体力劳动比那些在稻田里劳作的人们要少，因为他们至少有些时间会在医疗站里坐诊。余杭县的一位赤脚医生承认："因为我的劳力不好，大队里照顾我，所以安排我到大队里当赤脚医生。"[③] 我在杭州地区的田野调查中，发现有三人因为身体原因成为赤脚医生，其中一位来自蒋村。赤脚医生工作的相对舒适，导致有时优先考虑大队干部的亲朋好友以及那些与大队、公社领导或诊所医生关系密切的人，而非按照标准来选拔赤脚医生。在1970年代末期的官方文件中，能够看到对赤脚医生选拔任人唯亲现象的诸多批评。[④]

----

① 对郑学东的访谈，2007年3月25日。
② 对沈观荣的访谈，2004年5月27日。
③ 余杭县卫生局：《学习毛主席关于理论问题的指示，进一步办好合作医疗：余杭县合作医疗情况汇报》（1973—1974年），余杭区档案馆，卷号：150-1-52。
④ 湖南省安乡县卫生局：《实行考核发证，稳定提高赤脚医生》，《赤脚医生杂志》1978年第12期，第1页。

到1970年，蒋村公社诊所已经选拔了一批新的赤脚医生，其中包括周勇敢、沈观荣和徐水林。选拔程序被赋予了一种革命的光环，因为它响应了毛泽东"把医疗卫生工作重点放到农村去"的号召。这种选拔方式进一步改变了成为一名中国乡村医生或民间医疗者的传统方式，并成为1960年代中期之后选拔医务工作者的制度化模式。个体性的师徒关系或家族传统已不再重要。据陈志成回忆，新中国成立前在蒋村行医的中医师全部来自富裕家庭。蒋村联合诊所的五位创办者都是如此。陈家是蒋村最为显赫的家族：陈鸿庭的祖父是一位读书人，在清朝同治年间建造了一座大宅院。同样的，郑步营曾任国民党三墩区委员会书记，沈阿美曾是一个地主，而孙菊状则被冠以绰号"孙半城"，因为他的家族在杭州城中拥有许多商铺和房产。正如陈志成所解释的那样，医生之所以来自富裕或精英家庭，是因为只有这样的家庭才负担得起学医的费用和开支。1949年后，联合诊所在招收医学学徒时对文化程度的要求相当高。也只有较为富裕的家庭才有能力让他们的孩子接受学校教育，而其他村民则必须在田间辛勤劳动以赚取工分维持生计。陈志成就来自那一类能够付得起"奢侈的"学医费用的家庭：陈家在1949年之前拥有一家杂货铺，从事商业经营。新中国成立后，他家被划为"小商贩"，其店铺也成了蒋村供销合作社的家底。陈志成1958年初中毕业，并在高中学习了一年。换在其他时候，他可能会继续学业并通过传统路径成为一名医生，但现实情况是他在"大跃进"中辍学。[1]

与那些从1949年以前开始行医并一直持续到1950年代末期的医疗从业者相比，新的选拔标准确保了赤脚医生来自普通农村家庭，而不是像以前那样来自乡村精英家庭。这一举措还迅速增加了乡村中拥有医学知识者的数量，尽管它也同时降低了医学教育的门槛。因此，无论是对蒋村还是对全国而言，这都是社会医疗史上的一个重要转折。赤脚医生区别于此前的职业化中医和民间医疗者的特征，是他们的年龄、性别和教育背景，这些将在以下小节中详细讨论。

---

[1]　对陈志成的访谈，2009年11月6日；对陈鸿庭的访谈，2004年3月。

年龄

当大队挑选社员做赤脚医生时，他们希望确保这些赤脚医生为大队服务的时间尽可能长。① 对杭州地区156名赤脚医生的调查、访谈和登记数据表明，他们成为赤脚医生时的年龄在15岁至50岁之间（见图2-1）。然而，最理想的候选人似乎是那些17岁至20岁的年轻社员，因为他们刚从学校毕业，还没有结婚，所以不像年长的社员那样有家庭羁绊。在被调查的赤脚医生中，属于这个年龄段的有60人，约占总数的41%。如果我们将这一数字与那些在新中国成立前学习中医并拟继续接受西医培训的联合诊所医生的年龄做对比，赤脚医生显然相对年轻。在蒋村，联合诊所的创办者大多是45岁左右的中医执业医师，像陈志成这样学徒出身的年轻医生大多也已经年过30岁，而赤脚医生们则只有20岁出头。

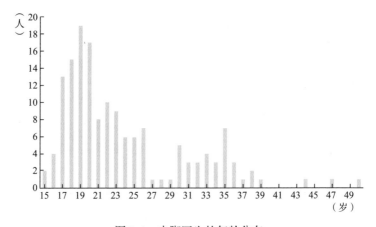

图2-1　赤脚医生的年龄分布

资料来源：作者2003—2005年在杭州地区进行的赤脚医生调查；萧山县卫生局：《1971年2月推荐去杭卫学习名单》，萧山区档案馆，卷号：25-1-38；富阳县环山区人民医院：《富阳县赤脚医生复训登记表》（1978年10月），富阳市档案馆，卷号：74-3-29；富阳县高桥区人民医院：《青云区1981年第一期赤脚医生培训班花名册》（1981年4月9日），富阳市档案馆，卷号：74-3-29；杭州市余杭区三墩镇中西医结合医院：《三墩镇乡村医生情况表》2005年1月17日，浙江省杭州市余杭区三墩镇中西医结合医院。

_____

① 对郑学东的访谈，2004年3月26日。

性别

选拔女社员担任赤脚医生也具有重要意义。在中国医疗社会史中，无论是作为医疗者还是病人，女性的地位都比男性低。在传统中国社会，医疗者群体是由男性主导的，尤其是在那些职业化的医疗者之中。[①] 尽管也有一些女性医生，但这通常仅限于精英家庭。[②] 在乡村，女性治疗者倒是很常见，特别是接生婆和那些沿袭民间治疗传统的行医者。尽管事实上接生婆在分娩过程中的重要性得到广泛的承认，但在医学文献和其他作品（包括小说）中，她们通常被描述为不识字、愚昧无知且寡廉鲜耻的人。[③] 在蒋村，联合诊所的创办者全部是男性，尽管村里有一些接生婆，但她们通常不被村民们视为"医生"。

作为病人，女性在求医时面临诸多性别禁忌。由于长期以来根深蒂固的男女授受不亲传统，当男性医生为女性病人看病时，应有一位家庭成员在场。男性医生懂得如何得体地对待女性病人，其诊疗方法只包括十分有限的身体接触。[④] 由于男性医生很难与女性病人进行有效的沟通，这妨碍了正确的诊断和治疗。[⑤] 这种现象一直持续到20世纪上半叶。在一篇关于农村妇女健康的文章中，作者提到"要是你是生长在乡村的话，那一定能见到许多面色惨白，眼皮浮肿的妇女们。她们多是患的生殖系方面的疾病……但是她们受了传统思想的束缚，认为去求医是很可耻的，宁愿忍受着痛苦去和病魔挣扎"。[⑥] 1930

① Nathan Sivin, "Editor's Introduction," 29; and Furth, *Flourishing Yin*, 266–300.

② Victoria B. Cass, "Female Healers in the Ming and the Lodge of Ritual and Ceremony," *Journal of the American Oriental Society* 106, No.1（January–March 1986）: *Women in the Imperial Past: New Perspectives*, ed. J. Zurndorfer（Leiden: Brill Academic, 1999）, 101–34; and "Medical Learning from the Song to the Ming," 390–91.

③ Furth, *Flourishing Yin*, 295–96; and Bray, "Chinese Medicine," 744.

④ Unschuld, *Medical Ethics in Imperial China*, 77, 80.

⑤ Furth, *Flourishing Yin*, 245; Chao, "Medicine and Society in Late Imperial China," 293; and Bray, *Technology and Gender*, 321.

⑥ 金文观:《谈谈乡村妇女的卫生问题》,《锄声（月刊）》第1卷第7期, 1935年, 第11页。

年代，陈志潜在定县推行农村公共卫生时就遇到了障碍。当他为女孩和妇女，特别是青春期女孩接种疫苗时，她们羞于向一位男性接种者露出自己的手臂。[①] 到 1960 年代和 1970 年代，这仍然是乡村的一个问题。妇女们感觉十分尴尬，拒绝由男性医生为其注射，还拒绝男医生将听诊器隔着衣服按压在她们的胸脯上，妇科检查则更不可思议。

　　然而，生育健康是妇女群体所面临的最危险问题。1949 年以前，母婴死亡率都很高。在我进行的访谈中，老年村民在谈到这一问题时经常叹息。他们说在"旧社会"，女人生孩子是一只脚踏在棺材里。与我交谈的一些老年妇女无法告诉我她们到底生了多少孩子，因为大多数孩子都死于婴儿期。无人协助的分娩很普遍，据何家奶奶回忆："到了后来，不需要接生婆了。小孩要出生了，我自己到楼上去，自己剪脐带。"[②]

　　降低因不卫生和不科学的分娩方式造成的高婴儿死亡率，早在1930 年代便是乡村建设运动和国民党地方政府所开展的乡村卫生实验的首要目标。到 1950 年代初，为了降低母婴死亡率，对接生婆的改造首次被正式纳入国家医疗体系的建构进程中。[③]

　　与传统接生婆相似，女性医生群体同样是中国现代化以及国家强大的一个有力象征。[④] 然而直到 1960 年代末，在乡村大规模培训女医

① C. C. Chen, "Ting Hsien and the Public Health Movement in China," *The Milbank Memorial Fund Quarterly* 15, No.4（October 1937）: 386. 又见一位西方医生对中国诊所考试的描述，Florence Bretelle Establet, "Resistance and Receptivity: French Colonial Medicine in Southwest China, 1893–1930," *Modern China* 25, No.2（April 1999）: 196。

② 对何家老太（汪莲采）的访谈，2004 年 5 月。

③ Gail Hershatter, "Birthing Stories: Rural Midwives in 1950s China," in *Dilemmas of Victory: The Early Years of the People's Republic of China*, ed. Jeremy Brown and Paul G. Pickowicz（Cambridge, MA: Harvard University Press, 2007）, 227–58; and Joshua Goldstein, "Scissors, Survey, and Psycho-Prophylactics: Prenatal Health Care Campaigns and State Building in China, 1949–1954," *Journal of Historical Sociology* 11, no.2（June 1998）: 153–84.

④ Angela Ki Che Leung, "Dignity of the Nation, Gender Equality, or Charity for All? Options for the First Modern Chinese Women Doctors," in the *Dignity of Nations: Equality, Competition, and Honor in East Asian Nationalism*, ed. Sechin Y. S. Chien and John Fitzgerald（Hong Kong: Hong Kong University Press, 2006）, 73.

生的工作并未展开。如上所述，女性村民对男医生的治疗感到十分不适，所以培训女医生对整个农村医疗卫生而言非常重要。从1969年开始，官方文件规定各生产大队至少要有一名女赤脚医生。除一般医疗技能之外，这些女赤脚医生还须接受婴儿接生、计划生育以及其他妇产科培训，因为男医生不大适合做这些工作。[①]

　　尽管官方如此要求，但阻碍女性成为赤脚医生的因素仍然存在，主要是生产大队不愿意派年轻女社员去学医。在他们看来，由于年轻的女社员迟早会嫁到外村去，所以长期来看生产大队获益有限。而已婚的女社员不仅要参加劳动，还要负责家务，她们没有时间顾及赤脚医生应该承担的工作。因此，各大队的赤脚医生中女性人数要普遍少于男性。[②]尽管如此，女性确实开始在赤脚医生项目中崭露头角。到1970年代，蒋村公社12个生产大队中有6名女赤脚医生，其数量不到赤脚医生总数的1/3。除了这些女赤脚医生，蒋村各生产队中的卫生员多为女性。[③]在杭州地区，1974—1982年女赤脚医生的比例在27.5%至35.9%之间，平均数为33.3%。[④]尽管在赤脚医生中男性多于女性，但新培训的女赤脚医生逐渐地在接生工作中取代了那些上了年纪的接生婆，同时还成为实施中国乡村妇科疾病普查和计划生育的主力军。总之，赤脚医生制度赋予了农村妇女平等的学医权利，促进了更全面和广泛的公共卫生的发展。女赤脚医生的出现还增加了乡村中女性治疗者的数量，改变了乡村医疗者群体的性别比例。[⑤]在1970年代，女赤脚医生在革命性的宣传海报上频繁出现，这是性别和卫生方面重大进步的一个重要表现，这既包括政府方面的承诺，也包括女赤脚医生

[①] 余杭县卫生局：《余杭县合作医疗暂行管理办法》（1978年10月23日），浙江省杭州市三墩镇中西医结合医院。

[②] 对陈之坤的访谈，2004年5月14日。

[③] 对骆正富的访谈，2009年11月23日。

[④] 《杭州市卫生志》，第84—87页。

[⑤] Judith Banister, *China's Changing Population* (Stanford, CA: Stanford University Press, 1987), 67.

的实际作用。[1]

教育背景

中国有句古话"不为良相，便为良医"，它的意思是如果一名读书人不能成为好的官员，那么他就应该成为一名好的医生。而另一句古语是"秀才学医，笼中捉鸡"，意思是对读书人而言，学医就像在笼中捉鸡一样简单。这两句话都说明了教育对精英医生群体的重要性。由于阅读文本是传统精英医学教育的主要方法，受训者需要拥有较高的文化和教育水平，特别是阅读由文言文写成的传统医书。据陈志成回忆，他当中医学徒时有五本教科书：《汤头歌》、《药性赋》、《舌诀》、《脉诀》和一本解剖学教材。他首先学会背诵它们，之后才一点一点地理解书中内容。[2] 因此，在农村广泛传播中医知识的主要障碍是教育和文化水平。相比之下，这些因素对于主导着乡村医疗世界的民间医疗者来说，则并不那么重要，因为他们的医学知识来自口头传授，而他们的技能则是通过实践提高的。

然而，在新的国家卫生体系中，候选者的教育背景和文化水平直接决定了他们能否学习医疗知识，并影响着他们所提供的医疗服务水平。文化要求也适用于集体所有制下乡村里的其他新的非农业劳动，诸如教师、拖拉机手和农科员的工作。[3] 受教育水平因此成为生产大队在选拔赤脚医生培训对象时的一个实际标准，正如那位生产大队党支部

---

① 在1949年至1976年，性是一个禁忌话题。由于人们的个人生活受到国家和工作单位的监督，清规戒律的干预十分常见。医疗部门的记录为我们提供了明显的证据，其证明了对通奸、婚前性行为、婚前同居和性骚扰的个人的惩戒机制。如果男性医生与女同事（医生、护士和药剂师等）或病人之间发生性行为，男性医生会受到严厉惩罚，包括公开批评、开除公职和刑事起诉。见方小平，"Sexual Misconduct and Punishment in Chinese Hospital in the 1960s and 1970d," *Nan Nü: Men, Women, and Gender in China* 14，No. 2（2012）：1–35。

② 对陈志成的访谈，2010年10月9日；另见任应秋《我对中医进修教育几点不成熟的意见》，《北京中医》1954年第3期，第10—14页。

③ Yan Yunxiang, "Rural Youth and Youth Culture in North China," *Culture, Medicine, and Psychiatry* 23，No.1（March 1999）：86。

书记的儿子所言，大队不可能把一个愚蠢的或不识字的人送去学医。[①]
骆正富于1965年成为一名卫生员，并在1978年成为蒋村公社诊所的
负责人。他回忆说，"文革"爆发后，教育背景是一个很被看重的选
拔标准，初期是小学毕业，到了后期是初中毕业。[②] 1978—1981年，
杭州地区144位赤脚医生的登记资料显示，其中约35%仅完成了小学
教育，另有约65%的人上过高中。[③] 平均来看，这些赤脚医生接受过
7年左右的教育，大约相当于初中文化水平，而且其中没有一人是文
盲。按照今天的正规教育体系标准，这些赤脚医生的教育水平似乎很
低。然而，直到1982年，浙江农村的小学和中学毕业率也只有40.59%
和19.6%，同时39.58%的公社社员是文盲。[④] 换句话说，赤脚医生的
教育水平远高于同期的其他村民，包括那些基本是文盲的民间医疗者
和那些只接受过小学教育的农村卫生员（或半农半医）。赤脚医生相
对较高的教育背景决定了他们能够成功汲取中西医知识。

医学知识的代际传承

赤脚医生的选拔方式公开宣告了医学不再是一项个人或家庭事
务，这种政策逐渐增加了医学知识接受者的数量。因应着候选人选拔
模式的种种变化，知识传承也呈现一种总的发展趋势，即西医被逐渐
地引进中国乡村，并随着代际传承越来越多地融入乡村医疗从业者的
知识基础。行文至此，本书关于蒋村治疗者群体的讨论从作为蒋村联
合诊所的创办者之一的陈鸿庭开始，一直到1968—1969年新一批赤脚
医生的出现。这些乡村医疗者可以被划分为四代。陈鸿庭（包括他的
父亲陈昌甫）和其他四位诊所创办者都是通过传统方式学习中医，并

---

① 对郑学东的访谈，2004年3月17日。

② 对骆正富的访谈，2009年11月23日。

③ 富阳县环山区人民医院：《富阳县赤脚医生复训登记表》（1978年10月），富阳市档案馆，卷号：74-3-29；高桥人民医院：《青云区1981年第一期赤脚医生培训班花名册》（1981年4月9日），富阳市档案馆，卷号：74-3-29。

④ 王嗣均、王瑞梓编《中国人口：浙江分册》，中国财政经济出版社，1998，第348页。

在1949年以前就开始行医。作为蒋村的第一代治疗者，1950年后他们在日常实践中吸收了西医知识。1968年后成为联合诊所主任的陈志成，于1959年跟着他的师傅郑步营学医。陈鸿庭的小舅子朱寿华从1962年开始成为一名中药学徒，师傅是陈鸿庭。尽管中医药知识通过传统的师徒模式在诊所内传承，但陈志成和朱寿华所接受的训练与他们的师傅不同，因为西医也成为一门必修课。前面提到，解剖学也是陈志成学习的一门核心课程，而朱寿华则在药房里学会了如何配发西药药片。从这个意义上来说，陈志成和朱寿华可以被视为第二代治疗者。

如前所述，当课堂培训的形式取代了传统的师徒知识传承后，蒋村联合诊所于1965年首次进行了系统性的卫生员培训。这些卫生员是蒋村的第三代乡村医疗者。他们从联合诊所的中医——如陈鸿庭主任，他虽然是中医，但已掌握了西医知识——那里学到了西医知识。陈鸿庭为这些治疗者讲课，主题涉及预防医学，地方病、血吸虫病和疟疾的防治等。后来，这些治疗者的医学知识来源更加多样化。作为1965年接受培训的第一批十六七名卫生员中最优秀的学生，骆正富和其他两位同学在1966年"文革"爆发后不久被选拔到"余杭县农村医生培训班"进行为期两年的西医学习。然后在1967年，这三名学生在杭州市第一医院实习了一年。在那里，他们被要求熟悉各个科室的情况。这种培训流程的重要意义在于，这是蒋村的医疗者第一次走出当地社区到一家现代医院里学习医学知识。更重要的是，他们学习的是西医而非中医。课程和实习结束后，他们三人回到公社诊所，骆正富在外科工作，而他的同学则分别在内科和妇产科工作。骆正富回忆，他们的使命是提高公社诊所的医疗水平。

由于上述第一批卫生工作者不能满足当地的需求，一些年轻社员在1968年和1969年被选拔加入赤脚医生队伍。[①] 这些赤脚医生成为蒋村的第四代医疗者。他们获得医疗知识的来源、类型及传承模式发生了巨大变化。周勇敢于1968年开始成为一名赤脚医生，至今还在蒋村

---

① 对骆正富的访谈，2009年11月23日。

卫生院工作。他回忆道:"我们的培训由两个部分组成:一个是驻扎在留下镇附近的解放军部队,另一个是陈志成的公社诊所。军队的医生和卫生员教过我们。当时他们响应毛主席'把医疗和卫生工作放到农村去'的号召。在公社诊所里,陈志成和骆正富教过我们。"[1] 曾经跟随周勇敢学医的徐水林说:"我们先学习简单的理论知识,然后跟着军队的医生为战士们治病。我们通过理论与实践相结合的方法学习医学。一开始,我们先进行军训,接着是一到两周的医学学习,包括农村卫生知识和西医知识。"他依然记得在公社诊所里陈志成如何用白萝卜来教他们练习针灸。[2] 沈观荣成为赤脚医生的时间比周勇敢和徐水林晚一些。与他们的经历不同,沈最初主要在蒋村学医。如上所述,他在戚医生的指导之下学习了三个月,当时戚和骆正富刚从杭州返回公社诊所。[3]

直到1970年,蒋村的赤脚医生依然主要通过代际传承来学习医术,尽管他们在公社诊所里的老师们已经开始走出乡村去吸收西医知识。不过在1970年后,学医便不再局限于当地社区。起初,三名赤脚医生被选拔到余杭县人民医院去学习了六个月。在他们当中,周勇敢被安排学习外科,其他两人则分别学习五官科和内科。在他们返回公社之前,大队安排其他人去填补他们空缺的岗位。[4] 在这之后几年里,新的赤脚医生一直递补着这些空缺,而且他们全部得以在余杭县卫生学校或者余杭县人民医院继续学习。据骆正富说,他们所有人学习的都是西医。[5]

1970年代初期,在杭州地区,县级赤脚医生培训班采取了多种不同方式。然而到1970年代中后期,这些培训班变得越来越正规化和标准化。根据培训大纲,当时主要有三种学习班,持续时间分别为3个月、6个月和12个月。所学科目被分为四类:政治、劳动、军事训

---

① 对周勇敢的访谈,2004年5月21日。
② 对徐水林的访谈,2009年11月5日。
③ 对沈观荣的访谈,2004年5月25日。
④ 对陈志成的访谈,2005年1月6日。
⑤ 对骆正富的采访,2009年11月23日。

练和医学训练。每周共有42个课时，包括2课时政治，2课时军事训练（体育），2课时劳动，5—7课时自学，以及28—32课时医学训练（这一项约占总课时的70%）。授课者通常是来自县医院、卫生学校和城市医疗队的西医。因此，赤脚医生接受了系统性的西医训练。到这个时候，公社诊所已不再是赤脚医生的医学知识来源。在新形势下，它们的作用是为赤脚医生提供实习机会，同时诊所医务人员成了赤脚医生实习时的导师。

与上述中西医知识进入乡村的方式相比，民间医疗专长的传承继续沿用传统模式。如前所述，中国乡村医疗体系大调整之后，民间医疗者被赋予了某种程度的合法性并被合作医疗站吸纳。在蒋村公社，擅长刮痧和正骨的民间治疗者沈金荣成为其所在村庄的赤脚医生。他也是蒋村赤脚医生中唯一的民间医疗者。他作为一名赤脚医生，在为老乡治病时会采用自己的独门医疗绝技，但他并未与其同行分享这些知识，尽管当时的革命话语鼓励赤脚医生分享知识。不过，他还是以一种不同方式传授了他的知识。五联生产大队有一个年轻的赤脚医生名叫洪景林，他是骆正富1965年在蒋村联合诊所跟随陈鸿庭学医时的同学。1970年洪景林刚刚20岁出头，而沈金荣已经40多岁。沈金荣的妻子回忆，她的丈夫认为洪景林是一个老实、勤奋且可靠的人，所以他将自己的女儿嫁给了洪景林。在日常的诊疗过程中，沈金荣毫无保留地将沈家独有的医术教给洪景林，包括刮痧、接骨、放血和治疗跌打损伤的技能。[1] 尽管有句老话说"传子不传女，传媳不传弟"，但沈金荣依然将他的独门医学知识传授给了一位外姓人，因为后者已经"改换门庭"成为其家庭成员之一。这种保守的传承方式，与通过学校训练和医学教科书将西医知识大规模引入中国乡村的方式截然不同。

---

① 沈庆漾主编《余杭县蒋村乡学医的土郎中》，第93页；对蒋胜娥的采访，2009年11月11日。

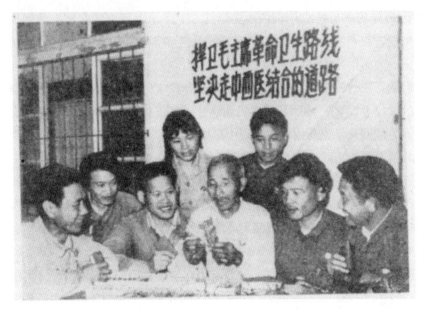

图2-2　赤脚医生和公社诊所医生

《捍卫毛主席革命卫生路线，坚决走中西医结合的道路》，《浙江日报》1971年7月7日。复制得到许可。

统一的医学读物及其内容

当乡村里的知识传承方式发生变化后，医学出版物成为传播医疗知识的重要渠道与获得知识的重要来源。事实上，一些学者早已指出，医学出版物的出现标志着医学知识传承模式的一次变革，即从师徒关系中程式化的入门和学徒制转向出版发行为初学者编写的各种教材，[1]使更多的人能够获得医学知识。[2] 在乡村——无论我们谈论的是联合诊所里那些早在1949年之前就有行医经历的中医，还是那些在

---

① Wu, "Medical Line of Many Masters," 36–65.

② Marta Hanson, "Merchants of Medicine: Huizhou Mercantile Consciousness, Morality, and Medical Patronage in Seventeenth-Century China," in *East Asian Science: Tradition and Beyond*, ed. Keizô Hashimoto, Catherine Jami, and Lowell Skar (Osaka: Kansai University Press, 1995), 208.

1950年代之后接受培训的中医学徒——医学书籍确实在医生的知识形成过程中发挥了重要作用，如上文提到的陈志成的必读书目就是明证。然而，此类书籍的供应渠道与传播范围是有限的。直到1950年代后期，依然没有全国性的医学教科书出版与发行体系。对于其他类型的医疗者而言，特别是那些民间医疗者，书籍仅发挥了很小的作用，因为他们几乎完全依赖在实践中传授知识，部分原因也在于他们之中的很多人是文盲。[1]

这些非正式的传承方式显然不适用于一个全国性的项目。这样的医疗卫生运动需要一个整齐划一的知识模块来尽可能快地在全国范围内推广。随着具备一定读写能力的赤脚医生群体的出现，以他们为特定对象的各种教科书很快便得以出现。根据中国国家图书馆的藏书目录，截至1970年，至少有8种此类教科书在全国范围内出版发行，[2] 而在1969年至1981年总共出版了21种。[3] 这些数字并不包括各地区和各县所印发的教材。例如，在中国南方，上海市川沙县江镇公社卫生院共印发了包括"培训"、"复训"、"修订"和"参考"在内的四个版本的《赤脚医生培训教材》，尽管这些版本的内容并不存在显著差异。[4] 在杭州农村地区，1970年代至少有1个版本的这一类教材被赤脚医生广泛使用。此外，在1969年赤脚医生制度刚刚开始被推行后不久，杭州市卫生革命委员会下发了《工农医疗卫生手册》以及《赤脚医生手册》。[5] 与此同时，面向赤脚医生的国家级和省级期刊也纷纷出现，例如《赤脚医生杂志》和《浙江赤脚医生杂志》。杂志的文章通常由城市医院的医生撰写，同时也有一些赤脚医生在杂志上交流他们的临床经验。

---

① Leung, "Medical Learning from the Song to the Ming," 396.
② 中国国家图书馆官网，http://opac.nlc.gov.cn/F（访问于2012年6月1日）。
③ 在赤脚医生出现之前，从1949年到1968年共出版了20种面对农村卫生工作者的书籍，见http://opac.nlc.gov.cn/F（访问于2012年6月1日）。
④ 1970年代，鉴于气候和地理条件的变化对疾病的影响，中国出版发行了面对中国南方和北方的两个系列的赤脚医生教科书。
⑤ 杭州市第三人民医院及红医培训班教材编委会编《工农医疗卫生手册》，杭州市卫生革命委员会，1969；上海市中医学院、浙江省中医学院、浙江省中医研究院编《赤脚医生手册》，上海科学技术出版社，1969。

随着面向赤脚医生的医学出版物越来越多，医学书籍也有了一些独特的发行方式。在1970年代，县卫生局向每个生产大队的医疗站和公社诊所免费发放一本赤脚医生培训教材。与此同时，县医院、县防疫站、区卫生院、公社卫生院和县工农兵学校也会收到一些用于培训的赤脚医生教材。[①] 邮政系统也加强了期刊的投递工作，确保它们能及时到达赤脚医生手中。[②] 医学出版物种类和数量的不断增长，以及发行渠道的畅通，是中国乡村的医疗社会史上前所未有的，这极大地便利了医学知识的传播与交流。这些书籍和期刊成为赤脚医生时数有限的医学培训之外的一个重要医学知识来源。[③] 它们实际上变成了赤脚医生日常工作中的"圣经"。[④]

这些教科书的内容涵盖了医学教育的所有主题，其中包括公共卫生与防疫、现场急救、计划生育、外科和人体解剖学。以上海市中医学院等单位编著《赤脚医生手册》为例，全书有1/3的篇幅涉及这些内容。剩下的2/3论述了药物和常见疾病的预防与治疗。药物部分既包括中药也包括西药。中药部分介绍每种药物的特性，列出了一份用于治疗不同疾病的常用中药名录，并介绍了一些中成药。[⑤] 西药部分则列出了一些常用药物、使用这些药物的基本要求以及临床数据。[⑥] 此外，一些新的治疗方法在"文化大革命"期间被首次采用，并通过这些教科书变得广为人知，其中特别值得一提的是"新针疗法"。该书关于各种常见病的预防与治疗部分主要集中于药物药性及用途的介绍，之后也有涉及内科、外科、妇产科、五官科、皮肤科和儿科的分科介绍。各种常见病都在不同章节里被一一列举，然后是对症状的描述和对诊断方法的解释，接着列出中医和西医的不同治疗方法，以及

① 淳安县卫生局：《关于发放赤脚医生培训教材的通知》（1974年11月27日），淳安县档案馆，卷号：36-1-51。
② 陈永源：《努力做好发行工作，把赤脚医生杂志送到赤脚医生手里》，《赤脚医生杂志》1976年第10期，第14页。
③ Farquhar, "Market Magic," 239.
④ White, "deciphering 'Integrated Chinese and Western Medicine,'" 1333–1347.
⑤ 《赤脚医生手册》，第77—131、562—581页。
⑥ 《赤脚医生手册》，第582—648页。

各种预防方法。总体而言，这些书籍和杂志的内容更加侧重于西医知识，尽管确如前人研究所言，它们在一定程度上吸纳了中医知识。

医学知识传承和结构的西医化

中草药在赤脚医生出现之前在中国乡村有着悠久的知识传承传统，但赤脚医生对这种知识的继承主要基于一些偶然性因素。与之形成鲜明反差的，是随着赤脚医生的到来，西医知识开始在中国乡村系统性地大规模传播。通过赤脚医生传播的西医知识主要分为理论与实践技能，而后者尤为重要。首先，一些基本的诊断技术被传授给赤脚医生，包括使用血压计、体温计和听诊器（俗称"老三件"）。其次，一些基本操作技能在乡村得到迅速普及，包括注射、消毒和静脉滴注。再次，上文提到的乡村医疗者性别结构的变化，也使一些与生殖健康有关的新技术（如宫内节育器的使用）通过女赤脚医生被大规模引入农村。在延续中医和引进西医的过程中，一系列因素决定了赤脚医生医学知识结构的形成，包括文化水平、培训和自学时间。

教育水平影响到医疗知识的结构，在一些官方报告谈到赤脚医生如何克服自身教育水平偏低带来的种种困难和挑战时有所反映。王桂珍被认为是中国第一位女赤脚医生，她在一篇文章中写道：

> 我是从1965年开始担任赤脚医生的。在这之前，读过几年书，参加过三、四个月的短期医务培训。文化水平低，基础知识差，不用说许多医学书籍我看不懂，就是一些常见的药物代号也搞不清……自己的家属亲友也替我担心……。①

然而，赤脚医生文化水平偏低并未阻碍他们掌握一些实际操作技能，诸如给人打针、静脉滴注、按照药瓶上的说明标签配药，以及采集草药。但是据一位姓邵的老年中药师（他从1940年代末一直工作到1990年代中期，先是在自家药房，后来去了公社诊所）观察，赤脚医

---

① 王桂珍：《"天才论"就是"复辟论"》，《赤脚医生杂志》1974年第4期，第7页。

生主要学习西医。尽管他们当中的一些人购买书籍自学中医，但这是一种个人行为而非一种制度性的安排。在他看来，这主要是因为，相对而言，学习西医比学习中医容易。[1] 蒋熙德也发现，即使那些中医学院学生和西医在1950年代中期学习中医时，也没有足够的知识基础和耐心去学习那些用古汉语写成的中医典籍。[2] 从另一方面来说，学习中医时遇到的挑战和困难也有利于西医知识和技能向乡村传播。

　　培训时间是另一个影响因素。在1970年代，无论赤脚医生是在县医院或县卫生学校还是区级或公社卫生院，甚或是从军队医生那里接受培训，他们的初级培训时间都不长。一般在10天到1年不等。他们除在刚被选拔为赤脚医生时要参加一些基本培训外，以后在生产大队做赤脚医生时还要接受再培训。蒋村公社沈观荣任大队赤脚医生时，总共接受了375天的培训，包括在一名公社卫生院医生指导下进行为期3个月的理论学习，然后在陈志成指导下学习10天，之后赴余杭县卫生学校学习6个月，并在成为一名赤脚医生后在公社卫生院又实习了3个月。[3] 沈观荣的学习情况与他在上海市郊县的同行们基本一致。到1979年8月（即赤脚医生制度普及之后的第11年），上海市川沙县共有1041名赤脚医生。他们当中大多数人只在公社卫生院学习了2—4个月，同时只有271人（26%）在县里接受了6个月至1年的医学培训。[4] 到1982年，上海县共有751名赤脚医生，其中447名（占总数的59.5%）医生接受了不到5个月的培训，218人（占总数的29%）学习了5—11个月，仅有86人（11.5%）学习了一年以上。[5] 需要指出的是，这里谈论的都是西医培训。

　　短期培训使理论和实践方面的自学成为赤脚医生获取医疗知识的另一种主要途径。谈到理论学习，杭州地区淳安县的赤脚医生徐佩春

---

[1]　对邵俊根的采访，2009年11月20日。

[2]　Scheid, *Chinese Medicine in Contemporary China*, 73.

[3]　对沈观荣的采访，2004年5月27日。

[4]　上海市川沙县卫生局：《关于赤脚医生当前现状和改进意见的请示报告》（1979年8月），浦东新区档案馆，卷号：84-3-29。

[5]　龚幼龙、巢利民：《上海县的赤脚医生》，载《上海第一医学院学报》1982年第1期，第76页。

在经过一年学习后，于1969年开始工作，至今他一直保存着自己读过的所有医疗书籍，包括《农村卫生员课本》《儿童常用药物》《积极预防呼吸道传染病》《浙江省民间常用草药》《农药使用与中毒防治》《卫生防疫手册》《赤脚医生常用药物》《人口非控制不行》。[①] 他的阅读书目表明，中草药已经不再占据主导地位。与此同时，赤脚医生所接受的短期医疗培训使他们能够通过阅读这些书籍，获得有助于其日常工作的新知识，同时也使其掌握实用操作技能变得更加容易。这对于在乡村地区传播西医知识和技术特别重要。

因此，上述的所有因素——包括西医培训、医学课本、在实践中自学，进一步促成了赤脚医生知识结构的西医化。在蒋村，所有接受访谈的赤脚医生都说他们从一开始就是西医而非中医，尽管他们提到在1970年代也学习了中医知识。到1995年，余杭县有297名乡村医生擅长西医，而擅长中医的只有60人。[②] 在2005年参加"卫生部中国优秀乡村医生奖"评选的200名候选人中，中医医生仅占赤脚医生总数的1/4。[③] 此后西医的比例逐年增长，并在2010年达到73.5%（见表2-1）。不过，西医医生的实际比例无疑要大大高于这个数字，因为政府必须确保一定数量的擅长中医、藏医和蒙医的人获奖，以彰显这一奖项的广泛代表性。

[①] 浙江省卫生厅编《农村卫生员课本》，浙江人民出版社，1966；上海市第一人民医院儿科编《儿童常用药物》，上海科学技术出版社，1966；杭州市卫生防疫站编《积极预防呼吸道传染病》，杭州市卫生防疫站革委会，1970；浙江省革委会生产指挥组卫生局编《浙江省民间常用草药》第三卷，浙江人民出版社，1970—1972；杭州市卫生防疫站革命委员会《农药使用与中毒防治》；浙江省卫生宣传协作组《卫生防疫手册》，浙江省卫生宣传协作组，1974；川沙县江镇公社赤脚医生编《赤脚医生常用药物》，上海人民出版社，1975；及杭州市计划生育办公室编《人口非控制不行》，杭州市计划生育办公室，1978。

[②] Christopher Houng Chin Khng, Trends in the Utilization of Traditional Chinese Medicines in Rural China: A Case Study of Yuhang County, Zhejiang Province master's thesis, Faculty of Graduate Studies, University of Guelph, 2001, 75.

[③] 在1985年，赤脚医生被重新命名为"乡村医生"。

表2-1　2005年及2010年中国优秀乡村医生候选人的专业背景

种类	2005						2010	
	成为赤脚医生的时间						总计	
	1983年以前		1983年以后		总计			
	数量	百分比（%）	数量	百分比（%）	数量	百分比（%）	数量	百分比（%）
西医	94	64.8	38	69	132	66	147	73.5
中医	36	24.8	15	27.3	51	25.5	51	25.5
中西医结合	13	8.97	2	3.6	15	7.5	1	0.5
蒙古医	1	0.7	0	0	1	0.5	—	—
藏医	1	0.7	0	0	1	0.5	—	—
中医–藏医	—	—	—	—	—	—	1	0.5
总计	145	100	55	100	200	100	200	100

资料来源：中华人民共和国卫生部网站，http://www.moh.gov.cn/moh（访问于2005年6月20日）；《2010年全国优秀乡村医生候选人名单》，《健康报》2010年11月30日。

中国乡村医疗知识结构的转型

将赤脚医生知识结构的西医化置于1950年代初以来中国乡村医疗知识转型的历史脉络中，或许对理解中国乡村医学知识结构的演变会有所帮助。作为国家医疗体系在农村的基本医疗单位，联合诊所出现于1950年代以来中医和西医的渐进式影响之下。根据杭州地区部分县的统计数据（见表2-2—表2-4），1950年代平均每个诊所有5.3个医生，其中63.7%是中医。在联合诊所的发展过程中，各县都招聘和培训了一些中医药学徒，如蒋村诊所的陈志成以及朱寿华。[①] 与此同时，偶尔也有一些医学院毕业生和学习西医的中专毕业生加入诊所。然而，中医和西医的数量增长并不均衡，所以联合诊所的医学知识结构很快发生了变化。到1960年代初，联合诊所工作

---

① 淳安县卫生局：《关于学徒工培训期间补助费的通知》（1976年9月9日），淳安县档案馆，卷号：36-1-53。

人员的平均数已经逐渐增长到6.15人，但中医的比例却已经下降到42.5%。

在农村普及赤脚医生后，乡村医疗知识结构发生了彻底改变。从1960年代末开始，杭州地区的联合诊所都转为公社卫生院。到1970年代，每个公社卫生院的医生平均数增加到10.3人，而中医医生的比例却下降到只有30%，其余70%都被列为西医医生。与1950年代和1960年代相比，尽管擅长西医的联合诊所医生的实际人数持续增加，但其总量依然不是很大。然而，到1970年代，杭州地区每个公社平均拥有了25.7位赤脚医生，这一数字是公社卫生院医生人数的2.5倍。因此，赤脚医生的大量出现成为乡村医疗知识结构西医化的一个关键因素。更重要的是，前面曾经提到，这些赤脚医生被选拔时通常非常年轻，这使他们在获取西医知识方面拥有时间上的优势。因而，在中国乡村基层国家医疗体系中，医疗卫生工作者群体的知识结构很快就被西医知识所主导。这一趋势还因各种西药在1970年代大举进入乡村而进一步加快。从这个意义上说，是赤脚医生群体彻底改变了乡村的医疗知识结构。

表2-2　杭州地区部分县公社卫生院（或联合诊所）医务人员的平均人数

县别	1950年代	1960年代	1970年代	1980年代
富阳县	5.3	5.7	9.6	12.9
萧山县	5.3	6.15	10.4	16.5
临安县	5.2	6.6	10.8	
杭州地区		6.12	12	
平均	5.3	6.1	10.7	14.7
全国平均		5.8	13.9	

资料来源：徐元根主编《富阳县卫生志》，第68—69页；《萧山卫生志》，第54—56页；《临安县卫生志》，第107—116页；杭州市卫生局：《1965年卫生事业综合报表》，杭州市档案馆，卷号：87-3-262；《杭州地区农村生产大队生产队卫生组织情况》（1975），杭州市档案馆，卷号：87-3-302；《杭州地区农村生产大队生产队卫生组织情况》（1976），杭州市档案馆，卷号：87-3-307；中国卫生年鉴编委会编《中国卫生年鉴1983》，人民卫生出版社，1983，第57页。

表2-3　杭州地区部分县公社卫生院（或联合诊所）中医医生占比

县别	1950年代	1960年代	1970年代	1980年代
萧山县	59%	29.45%	29%	19.4%
临安县	60.6%	47.33%	26.4%	22.7%
余杭县	71.5%	50.6%	34.9%	17.9%
杭州地区		48.6%		
平均	63.7%	44%	30%	20%

来源：《萧山卫生志》，第54—56页；《临安县卫生志》，第116页；胡樾主编《余杭县卫生志》，第80页；杭州市卫生局：《1965年卫生事业综合报表》，杭州市档案馆，卷号：87-3-262。

表2-4　1970年代杭州地区部分县每个公社卫生院的赤脚医生平均人数

县别	平均	最大值（年）	最小值（年）
富阳县	28.9	36.5（1977）	23.5（1973）
淳安县	24.7	33.7（1976）	16.0（1973）
建德县	23.5	53.0（1970）	12.0（1975）
平均	25.7	41.07	17.2

来源：《富阳县卫生志》，第73页；《杭州市卫生志》，第87页；淳安县计划委员会：《淳安县国民经济统计资料，1949—1978》，淳安县计划委员会，1980，第333—346页；《建德县医药卫生志》，第70页。

　　将赤脚医生和中国乡村的西医化知识结构置于更广阔的历史脉络和城乡二元格局之中加以审视，可以解释其重要意义。在1930年代初，当中医为争取合法性地位、反对废除中医而斗争时，无论在中国农村还是城市，他们的数量都远超西医。1935年的一项调查显示，当时上海有1182名执业西医，而有执照的中医人数高达5477人，这个数字并不包括那些没有执照的中医。[1] 然而，城市地区的情况在1949年之前已然发生迅速变化。杭州市是民国时期浙江省省会的所在地，

---

[1]　Xu Xiaoqun, "National Essence vs. Science: Chinese Native Physicians' Fight for Legitimacy, 1912-1937," *Modern Asian Studies*, Vol. 31, No.4（October 1997）: 847-78.

截至1949年，当地登记在册的西医医生为446人，已经在数量上超过中医（380人）。虽然统计资料并不完整，但这些数字表明杭州市区医生群体的知识结构早在1940年代末即呈现了明显的西医化趋势。此后，中医和西医的人数比例失衡，差距不断加大，西医的优势愈发明显。到1958年，通过实行更加规范的登记制度所获得的一组相对完整的数据显示，西医人数是中医的两倍之多。[①]

到1977年，杭州城区共有2858位医生，其中包括2549名西医和309名中医。换句话说，西医的数量是中医医生数量的约8.2倍。事实上，所谓"名老中医"只剩下大约20人，其中只有7人还能看病。[②]从全国范围看，1959年有36.1万名中医和23.4万名西医。然而到1977年，西医已增加到73.8万人，是原来的3倍多；而中医医生却减少了1/3，只剩下24万人。[③]赤脚医生的重要性在于，他们使农村医疗知识结构追赶上了城市的发展趋势，尽管晚了20年左右，这有效缩小了城乡之间的医疗差距，并最终实现了国家改造中国医学知识结构的目标。与此同时，中医也开始面临真正的生存挑战。杭州市卫生局在1978年的文件中指出了中医所处的严峻形势：中医未能培养新生力量，老中医的学术经验没有得到传承。中医和中药都在不断衰落，没有合格的接班人。[④]

本章强调1949年后中国乡村获取医学知识和成为医生的方式开始逐渐改变。医学知识的传承不再是个人的或家庭的事情。随之而来的

---

① 任振泰主编《杭州市志》第1卷，中华书局，1995，第300页；缪宇屏：《解放前杭州市的地方卫生医疗》，《杭州文史资料》第6卷，政协杭州市委员会文史资料工作委员会，1988，第77页。

② 杭州市卫生局：《中共杭州市卫生局党组关于贯彻中共中央1978年第56号文件的意见》（1979年2月28日），淳安县档案馆，卷号：1-2-299。关于名老中医的研究，见Jun Wang, A Life History of Ren Yingqiu: Historical Problems, Mythology, Continuity and Difference in Chinese Medical Modernity (PhD diss., University of North Carolina at Chapel Hill), 2003。

③ 中共卫生部党组：《关于认真贯彻党的中医政策，解决中医队伍后继乏人问题的报告》（1978年8月25日），淳安县档案馆，卷号：1-2-224。

④ 杭州市卫生局：《中共杭州市卫生局党组关于贯彻中共中央1978年第56号文件的意见》（1979年2月28日），淳安县档案馆，卷号：1-2-299。

是医疗培训对象的选拔标准强调政治出身和文化基础。与此同时，西医知识最初通过中医群体得以进入乡村，中医在传播中医知识的同时也传播了西医知识。赤脚医生群体的到来增强并扩大了这一趋势。赤脚医生培养模式不仅彻底摒弃了传统的医学传承模式，还大大扩展了医学知识来源的地理范围。换言之，与已有的联合诊所中医和传统民间医疗者群体相比，赤脚医生群体走出当地社区去汲取医学知识，而这些知识主要与西医相关。

在这个过程中，赤脚医生群体在将现代医学引入乡村和延续传统医疗实践方面发挥了双重作用。由于赤脚医生的文化水平、培训时间以及能够得到的适合自学的材料都很有限，所以他们能够掌握的医疗知识和技能主要是西医。与此同时，正如我们将在后续各章中所看到的，这一过程受到了西药大量使用的影响，这也促使赤脚医生逐渐形成一种全面西医化的医学知识结构。伴随着这一趋势的是从1950年代初开始，乡村医疗者群体在集体化社区里学习现代医学知识的过程中所发生的转变，以及当地社区中民间治疗者群体的自然衰老。一个有意思的现象是，尽管中医群体是中国乡村西医知识的最早传播者，推动西医知识在所在医疗卫生社区中的广泛传播却最终导致他们自己被边缘化。

第三章
药品下乡

与现代医学出现之前许多其他社会相似，传染病在中国农村的疾病类型中占据着主导地位。同时，中国农村常用的药物主要是从野外采集的草药，尽管人们也采用各种传统的非草本药物。传染病与草药共同构成了传统乡村生活中多元医疗体系的两个基本特征。然而，从1950年代初开始，随着新建立的药品销售网络在全国范围拓展业务，现代西药、疫苗和医疗器械得以进入乡村。本章指出，与强调赤脚医生大力普遍中草药的普遍看法截然相反，赤脚医生实际上对于在乡村社会推广西药起着至关重要的作用。尽管官方正式认可并大力倡导中草药，但赤脚医生显然并未在乡村有效地扩大草药的使用。中药和西药在中国农村的第一次大规模相遇，发生在一个现代的、前所未有的、革命性的卫生保健普及运动中，这成为传统药物利用历史上的一个关键节点。

杭州农村地区的社会流行病学

中国乡村中的各种疾病与自然环境以及乡村民众的劳动和生活习俗紧密相关。杭州地区是典型的长江三角洲地区，它具有的主要地理特征是多沼泽、山地和丘陵。按照《余杭县地名志》的描述，蒋村的地势南高北低，属于沼泽平原。有七条河流蜿蜒穿过蒋村，总长24.17公里，沿岸是密集分布的大小鱼塘。可耕地仅占总面积的45.71%，而水域面积达到50.29%。[①] 平均气温和降雨量总体而言较为适宜，雨季

---

① 《余杭县地名志》，第256页。

从每年5月或6月开始，7月至9月天气炎热而且多雨天。这些地理和气候特征非常易于疾病的传播。[①]

自然环境对疾病传播的影响，主要与水和人畜粪便有关。蒋村和杭州其他农村地区一样，在1950年代引进化肥之前，家畜粪便是农业生产中的主要基肥，而人类粪便是主要追肥。由附近的临安县1930年代的统计数据可知，人类和家畜粪便占到所用肥料总量的58%，其他肥料还包括绿肥和草木灰。[②]为了方便日常农业生产需要，许多没有加盖的粪桶被放置在河流、沟渠、池塘和小溪边。下雨天粪便会溢出粪桶，加上村民习惯于直接在河流和池塘里涮洗夜壶，滋生于粪便中的寄生虫便扩散到水源中。[③]众多渔船和渔民的频繁往来导致了交叉感染。[④]当地直至1980年代中期才建成自来水供应系统，所以此前日常生活用水只能从这些被污染的水域中汲取。结果，肠道感染和寄生虫病十分常见，尤其是在夏季和严重洪灾过后。[⑤]

此外，村民经常赤脚在稻田或旱地里劳动，会直接接触到水、潮湿的土壤和含有血吸虫病、钩虫病和丝虫病等寄生虫病的粪便。[⑥]例如，村民在桑叶采摘之前两到四周用人粪给桑树根部施肥是一种习惯做法。但因为桑叶通常在雨季采摘，所以当村民在树下潮湿的土壤上赤脚行走时，就会直接接触到钩虫。[⑦]为了解决水污染和人畜粪便处理不当造成的各种问题，自1950年代起长江三角洲的村庄尝试"两管""五改"运动，试图保持水井、厕所、畜厩以及整体环境清洁。[⑧]

---

① 郑思民：《寄生虫病知识》，上海人民出版社，1973，第10页。

② 建设委员会调查浙江经济所：《浙江临安农村调查》，建设委员会调查浙江经济所，1931，第59—61页。

③ 浙江血吸虫病防治编委会主编《浙江血吸虫病防治史》，上海科学技术出版社，1992，第22页；郑思民：《寄生虫病知识》，第10页。

④ 张冰华主编《崇福镇志》，上海书店出版社，1994，第244页。

⑤ 湖北省长阳县贺家坪公社：《放手发动群众，认真搞好农村的"两管"、"五改"》，《中国临床医生》1976年第12期，第5页。

⑥ 《钩虫病概述》，《医药世界》1951年第6卷第2期，第32—34页。

⑦ 郑思民：《寄生虫病知识》，第57页。

⑧ 南方十三市"两管""五改"学习班主编《南方农村卫生"两管""五改"资料汇编》，人民卫生出版社，1975。

　　与此同时，从1950年代到1960年代末，浙江省大力推广旱地改水田和单季稻改双季稻，所以每年共有三茬农作物生长（两季水稻和一季油菜或小麦）。这种农业耕作模式的改变使农民暴露于受到污染的水和泥土的机会大大增加，并进而增加了他们遭受某些疾病侵害的概率。①1965年，时任杭州市第二人民医院院长的黄裕光跟随城市巡回医疗队下乡为农民提供医疗服务。在7个月时间里，他为腿脚发炎和溃烂的村民做了107台手术，其中包括一些饱受病痛折磨长达20多年的慢性病病人。②

　　除去劳作方式，贫穷的生活也会导致各种疾病在乡村的传播。在1950年代和1960年代，蚊子在浙江农村司空见惯。临安县的地方志提到当时"群众的生活条件非常艰苦。蚊子很多却没有蚊帐"。③根据《1954年浙江省蚊帐调查》，接受调查的281个农户平均每户只有0.84顶蚊帐。④此外，中国农民的卫生习惯也很差。1930年代，李景汉对华北定县的调查向人们描述了令人沮丧的农村卫生状况："到了近村睁眼一看就可以知道，用不着精密的调查……庭院、卧室、厨房、厕所都是污秽不堪。食品饮水亦无清洁之可言……农民虽然活在极龌龊肮脏的环境内而处之泰然……"⑤李景汉对中国北方村民各种不卫生的习惯的描述，也基本适用于1950年代长江三角洲地区的村庄。尽管由于开展了卫生教育和爱国卫生运动，农村卫生状况在1950年代有所改善，但村民在食物、水和个人卫生方面的习惯仍然不佳。例如，直接饮用未经煮沸的水在村民中依然十分普遍。⑥同时，在长江三角洲地区，食物在炎热的夏季会很快变质，还很容易受到蚊蝇污染。然而，夏季是村民最忙碌的时节，因为他们必须在农历二十四节气中的"大暑"到"立秋"的半个月内收割完头一季水稻并种下第二季水稻。这

---

① 《浙江疟疾控制》，浙江省卫生防疫站，1993，第6页。

② 黄裕光：《下乡七月教育深》，《杭州日报》1965年11月2日。

③ 《临安县卫生志》，第271页。

④ 《浙江疟疾控制》，第46页。

⑤ 李景汉：《中国农村问题》，商务印书馆，1939，第103页。

⑥ 《亭趾人民公社档案历史资料汇编（1949—1958）》（1959年4月24日），浙江省杭州市余杭区档案馆，卷号：42-1-3。

个过程叫作"双抢"，在此期间农民很少有时间关注食物卫生。迟至1970年代中期，杭州解放军医院的一个巡回医疗队发现，蒋村公社的社员在农忙季节依然对饮食卫生不够重视。[①]由于这些习惯，肠道疾病，尤其是痢疾，在夏天的几个月里十分猖獗。[②]

即使是像洗浴之类基本的个人卫生习惯也并未普及。对于经常在布满灰尘的房内、院落或村庄里玩耍的儿童而言，这尤其不利于健康。由于许多孩子在吃东西或采集食物前不洗手，导致寄生虫很容易进入他们的身体。[③]因此，包括蛔虫病在内的肠道疾病在儿童群体中十分严重。[④]迟至1950年代，几个家庭成员早上共用一条毛巾和一盆水洗脸还很常见，甚至一些上了年纪的村民四五天才洗一次脸。[⑤]这种情况直到1960年代和1970年代并无显著改善，当时村民普遍患有头癣，就是由不良洗浴习惯造成的。

上述种种因素导致了1950年代和1960年代各种传染病在杭州农村和长江三角洲其他地区肆虐。从1950年到1969年间，杭州地区共有21种法定报告急性传染病。[⑥]在这些传染病中，天花在1953年首先被消灭，黑热病和回归热分别在1955年和1956年得到根除。[⑦]因此，到赤脚医生普及时，杭州地区仍有18种传染病流行，其中5种传染病患者数量占所有传染病患者总数的比例在1950年代是97.1%，在1960年代是92.6%（见表3-1和表3-2）。在这五种病中，麻疹、疟疾、痢疾和百日咳在1950年代和1960年代都排在前四位，占据第五位的在

---

① 《医疗下乡做到长流水不断线》，《杭州日报》1974年6月27日。

② 对章卫忠的访谈，2004年5月7日。

③ 郑思民：《寄生虫病知识》，第76页。

④ Wei Dongpeng, "Transmission and Natural Regulations of Infection with Ascaris Lumbricoides in Rural Community in China," *Journal of Parasitology* 84, No. 2 (April 1998): 252-58.

⑤ 《亭趾人民公社档案历史资料汇编（1949—1958）》（1959年4月24日），浙江省杭州市余杭区档案馆，卷号：42-1-3。

⑥ 杭州市卫生防疫站编《疫情资料汇编（1950—1979）》，杭州市防疫站，1982，"序言"。

⑦ 《疫情资料汇编（1950—1979）》，第2页。

1950年代是流感，在1960年代是流行性脑脊髓膜炎。^①不过按照陈鸿庭的说法，包括血吸虫病、疟疾、丝虫病和钩虫病在内四种寄生虫病也很猖獗。

表3-1　杭州市1950—1959年主要五种急性传染病

顺位	疾病名称	患病人数	占比（%）	死亡人数	发病率（1/10万）	死亡率（1/10万）	病死率（%）
1	麻疹	321100	44	6420	1059.77	21.99	2.00
2	疟疾	263987	36.2	205	794.48	0.62	0.08
3	痢疾	82740	11.3	432	248.20	1.30	0.52
4	百日咳	46084	6.3	173	218.97	0.82	0.38
5	流感	15984	2.2	20	75.95	0.10	0.13
总计		729895	100	7250			

资料来源：任振泰主编《杭州市志》（第1卷），第462页；杭州市卫生防疫站编《疫情资料汇编（1950—1979）》，第18—20页。

表3-2　杭州市1960—1969年主要五种急性传染病

顺位	疾病名称	患病人数	占比（%）	死亡人数	发病率（1/10万）	死亡率（1/10万）	病死率（%）
1	疟疾	490743	43.7	28	1158.78	0.07	0.01
2	麻疹	397710	35.4	1834	939.10	4.33	0.46
3	痢疾	128617	11.5	130	303.70	0.31	0.10
4	百日咳	60700	5.4	45	143.33	0.11	0.07
5	流行性脑脊髓膜炎	44969	4.0	2183	106.18	5.15	4.85
总计		1122739	98.6	4220			

资料来源：任振泰主编《杭州市志》（第1卷），第462页；杭州市卫生防疫站编《疫情资料汇编（1950—1979）》，第18—20页。

---

① 任振泰主编《杭州市志》第1卷，第462页。

在政府看来，控制和消灭各种疾病不仅关乎人民的健康，也是推动国家建设的关键因素。在新的政权下，因为农业生产有赖于农民的健康，同时他们还是工厂工人和军队新兵的主要来源。因此，为遏制那些最严重的传染病，新政府做出了巨大努力，开展持续的大规模公共卫生运动。这也使得到1970年代初，也就是农村普及赤脚医生之后不久，各种传染病不再对村民构成严重威胁。根据浙江省卫生厅1977年对余杭县人口死亡原因进行的调查，急性传染病在1974—1976年间的死亡原因中位列第九，死亡人数仅占总数的2.9%。相比之下，前三位死因是心血管疾病（16.23%）、恶性肿瘤（16.09%）和呼吸系统疾病（14.52%）。[①] 类似的变化也发生在杭州地区其他四个有疾病统计数据的县。[②] 但各种慢性病患的实际比例应该大大高于现有数据。蒋村一名生产大队老会计在访谈中说："以前的时候，科学没有现在这么发达，很多病都诊断不出来。"[③] 另一名生产大队的党支部书记坦言："过去人命不值钱。有些老人得了重病，吃不下东西就吃不下东西，就这样死掉了。人们都对此习以为常。"[④]

从1950年代中期到1960年代末赤脚医生普及，各种寄生虫病的防治情况也有了很大的改善，血吸虫病便是一个明显的例证。余杭县曾在1930年代被列为血吸虫病最严重的县份之一。到1954年底，该县55个公社中的46个（约占83.6%）和574个生产队中的376个（约占65.5%）有血吸虫病患者。[⑤] 到了1960年代，急性血吸虫病患者的

---

① 到1983年，急性传染病不再是前十位死亡原因。胡樾主编《余杭县卫生志》，第234—235页。

② 现有统计数据表明，急性传染病在富阳和建德两县在1974至1976年间的死因中位列第九，在萧山和临安两县排名第七。参见徐元根编《富阳县卫生志》，第323页；萧山市卫生防疫站主编《萧山卫生防疫志》，萧山市卫生防疫站，1966，第224页；严有祥主编《建德县医药卫生志》，第155页；《临安县卫生志》，第351页。

③ 对张阿牛的访谈，2005年1月23日。

④ 对郑金竹的访谈，2009年11月19日。

⑤ 胡樾主编《余杭县卫生志》，第249页。

数量逐年减少，从1962年的462例下降到1965年的130例，1968年降至只有7例，在1969年实现清零。[1] 从这个意义上说，中国农村（至少是杭州农村）的疾病模式早在1970年代初就经历了从传染病、寄生虫病向各种慢性疾病的流行病学和疾病模式过渡，而非目前许多论著所断言的1980年代初之后。[2]

社会主义新政权展开的连续不断的公共卫生运动，一方面在20多年的时间里带来了上述流行病学和疾病模式的急剧转变，另一方面各种社会和政治运动也对中国农村的社会流行病学造成了一个始料不及的影响，特别是对农村妇女群体。在中共建政之前，由于基于性别差异的"男耕女织"生产模式以及缠足带来的身体限制，杭州地区的农村妇女一般较少在稻田里劳作。结果，她们很少感染血吸虫病，因为该病的主要中间宿主是在水田里大量滋生、繁衍的钉螺，经由这一途径感染血吸虫病的人占到病患总数的70.7%。[3] 由于妇女及其子女常常比死于血吸虫病的丈夫活得更久，所以在地方志和年长村民的记忆中，常常将这种疾病与"寡妇"和"寡妇再嫁"相提并论。[4] 1949年以后，越来越多的妇女走出家庭参加农业生产劳动。[5] 也因为男性劳力被大量抽调去从事水利工程、建筑工程和工业建设造成的劳动力短缺，所以她们需要大规模参加农业生产。[6] 于是，无论天气好坏，妇女们都必须起早贪黑地在稻田里劳作以赚取工分，同时还要承担繁重

① 胡樾主编《余杭县卫生志》，第254页。

② 参见 Blumenthal and Hsiao，"Privatization and Its Contents，"1165–69；and Gail Henderson，"Issues in the Modernization of Medicine in China，"in *Science and Technology in Post-Mao China,* ed. Denis Fred Simon and Merle Goldman（Cambridge，MA：Harvard University Press，1989），200–201。

③ Li Yushang，"The Elimination of Schistosomiasis in Jiaxing and Haining Counties，1948–1958，"205–6。

④ 徐锡藩：《防治住血吸虫病》，《东南日报》1948年12月12日。

⑤ Mobo C. F. Gao，*Gao Village: A Portrait of Rural Life in Modern China*（Honolulu：University of Hawaii Press，1999），133。

⑥ Maurice Meisner，*Mao's China: A History of the People's Republic*（New York：Free Press，1977），235。

的家务，诸如做饭和养猪。[1] 尽管在1950年代末到1980年代初的集体化时代，寄生虫病所造成的种种危害大大降低，但繁重的体力劳动导致了妇女群体中各种妇科疾病的高发。

获取药物的传统方式

无论疾病在哪里出现，人们都会尝试寻找各种药物来治疗它们。在传统中国乡村社会的多元医疗体系中，专业的、民间的和大众的传统会以不同的方式来定义各种疾病，并采用不同的药物来加以医治。在上述三大传统中，中药铺是村民获得药物的主要来源之一。据陈志成介绍，1949年以前蒋村有三家中药铺，其中一家位于村中心，另外两家在村子的东西两头。顾客可以赊账买药，然后会在每年年底收到自己的账单——经折。到每年3—4月拔竹笋和卖蚕茧之后，村民会偿还年初几个月的欠款。下半年的账在9—10月支付，因为这两个月村民有丰收的柿子和捕获的鱼可以卖钱。如果还有欠账的话，则必须在年底还清。由于获准赊账的顾客一般都有土地和房产，所以蒋村几家药铺的收入相当稳定。[2] 药铺主人通常具备一些基本的医学知识，自己可以配药，所以他们通常不雇用伙计，或者只有一两个学徒。药铺一般规模不大，通常就开在主人家中。[3] 相应的，营业时间十分灵活，如果有人在夜里到药铺敲门，店主也会起床为他配药。许多药铺爱沿用一句老话，标榜自己配售"地道药材，童叟无欺"。那些开出药方的中医也会监督药材质量，因为劣质药材会影响治疗效果，进而影响医生声誉。[4] 因此，开业医生通常会建议病人家属到哪家药铺去买药比较合适，这种惯例也在一定程度上对药铺形成压力。1949年以

---

[1] 在人民公社时期参加农业生产劳动的农村妇女仍然羡慕解放前母亲和祖母辈的"惬意"（不用在田里劳作），感慨集体化时期劳动的辛苦。

[2] 对陈志成的访谈，2009年11月6日；严有祥主编《建德县医药卫生志》，第107—108页。

[3] 朱德明：《近代杭州中药店堂钩沉》，《中华医史杂志》2006年10月，第36卷第4期，第243页。

[4] 吴世春主编《前洪村志》，前洪村志编纂委员会，1996，第150页。

前，这些私营中药铺都有自己的药品供应来源和网络。^①比如，蒋村及其周边村子的中药铺通常会去杭州市区从一些规模较大的药铺里采购药材。

　　尽管存在着一些服务相对便利的药店和一个药物销售网络，但村民并不一定能轻易地获得中药材和中成药。^②实际上，村民能够用得起的药物十分有限。1932年夏，南京金陵大学农经系和中央卫生委员会开展了一项联合社会调查，涉及杭县良渚镇20个村庄的298户村民，此地距离蒋村仅16公里。这份调查报告提到"农村家庭都很穷。因此，他们在药物上花钱很少。他们购买的药品通常是'行军散'（用于治疗中暑、腹泻、胃痛和内热）、'避瘟丹'（用于治疗中风、急性胃肠炎和腹泻）和'痧药'（用于治疗中暑）"。^③村民常用的所谓药物实际上就是一些草药。例如，村民采集枇杷叶加水煎熬，当作感冒药喝下。他们还会采集某种草药的叶子捣碎成糊状，敷在感染的伤口和酸痛处。普通村民要么具备一些这样的基本知识，要么会请教邻居、朋友和亲戚。当地的民间医疗者知道在哪里以及如何采集到一些不太常见的草药。在某些情况下，人们还会采用一些方法来替代药物。例如，村民知道如何通过背部刮擦或挤捏某个穴位来治疗中暑。虽然这种治疗会在患者全身留下许多难看的乌紫斑点，但效果相当明显。在许多时候，村民面对无药可用的状况也只能听天由命。

　　与中草药相比，西药在中国农村的消费量微不足道，尽管它们早在1871年就首次出现在杭州地区。英国圣公会的传教士医生梅多斯医生（Dr. Meadows）带来了一批西药，这是杭州城市历史上的第一次西

① 梁其姿认为，私人药店的广泛分布意味着自15世纪以来，除药贩子之外，全国范围内的医药商业化也在稳步向好。参见梁其姿《明代社会中的医药》，《法国汉学》2002年第6辑，第354页；樊如森、姬天舒：《近代北方药品供销体系的构建》，《中国历史地理论丛》2003年6月，第18卷第2期，第104—113页；刘鲁亚：《旧中国的制药工业》，《历史档案》1995年第2期，第105—112页。

② 关于近现代中国城市地区的药品销售策略和消费，参见Sherman Cochran, *Chinese Medicine Men: Consumer Culture in China and Southeast Asia*（Cambridge, MA: Harvard University Press, 2006）。

③ 乔启明：《中国农村社会经济学》，上海书店，1992，第308—309页。

方医学实践活动。① 但直到1905年，第一家西药零售店——上海中英药店——才在杭州开设分店。② 杭州地区的地方志没有记载西药店在杭州农村出现的确切时间，但从西药和若干医院出现的时间来判断，农村西药店的出现要比杭州市区晚得多。在杭州地区的七个县中，靠近杭州市区的萧山县在1910年代率先开办了一家西式医院。在其余六个县，新式医院直到1920年代才相继出现，但数量有限。③ 截至1949年，杭州地区七县的中药店（"国药店"）与西药店的平均比例为17.5∶1。在杭县，当地有147家中药店，但西药店只有24家。④ 而且，大多数医院和药店坐落于县城和大集镇，这对于村民们来说遥不可及。

　　影响村民获得西药的另一个更加重要的因素是它们的稀缺性。即使第二次世界大战后进口西药变得更加容易，而且有七八个常见品种——包括奎宁和头痛粉，但其供应量依然十分有限，而且价格很高。例如，1949年以前，一瓶青霉素的价格相当于50公斤大米。⑤ 按照一位邵姓老中药师的说法，即使村民获得了这些西药的医生处方，也很少能买得起昂贵的西药。⑥ 因此，尽管自1930年代以来关于中医合法性争论愈演愈烈，但这场争论对于绝大多数村民而言毫无意义，因为直至1950年代初，他们在医疗救治方面依然主要依赖地方知识和传统疗法。⑦

---

① 1881—1926年，另一位英国传教士医生梅滕更（David Duncan Main）负责这家医院的工作。参见 Xiaoping Fang, "Dedicated to a Medical Career in the 'Heaven Below': Duncan David Main's Correspondence, 1914–1926," Research Report, Rockefeller Archive Center（RAC），2008.

② 杭州医药商业志编纂委员会主编《杭州医药商业志》，中国青年出版社，1990年，第9页。

③ 徐元根主编《富阳县卫生志》，第329—330页；王庆主编《余杭市志》，中华书局，2000，第173页；《建德县志》编纂委员会主编《建德县志》，浙江人民出版社，1986年，第710—711页。淳安县志编纂委员会编《淳安县志》，汉语大词典出版社，1990，第608页。

④ 浙江省医药志编纂委员会编《浙江省医药志》，方志出版社，2003，第346页。

⑤ 石夫主编《金华县志》，浙江人民出版社，1992，第648页。

⑥ 对邵俊根的访谈，2009年11月20日。

⑦ 关于近代浙江药品的更多内容，参见朱德明《浙江医药史》，人民军医出版社，1999，第80—115页。

药品销售网络的初步形成

几千年来中国的医生和药店相互分离，各执其业，只有"坐堂医"例外，因为他们利用药店作为诊室。乡村药店有其自身的供应网络，但交通运输问题使该网络的地理覆盖范围相当有限。1949年后，乡村药店经历了一系列的变化，这些变化最终促成了医生和药店的一体化整合以及一个新的国家药品供应和销售网络的形成，后者的基础是中共建政初期业已存在的药品销售网络和私营中药店。这些创新性举措的主要目的，是通过有效且经济的方式为村民调拨、供应和销售各种中西药，同时满足各种医疗卫生运动的药品需求。1953年之后，在对资本主义工商业社会主义改造运动中，私营中药店被逐步地纳入当地联合诊所或供销合作社中。[1]在蒋村，三家药店中有两家在1955年被并入供销合作社。由陈乃幸经营的那家私营药店继续开业，但它最终在1956年并入蒋村联合诊所，陈乃幸自己也加入了联合诊所。[2]从1958年到1960年，在"大跃进"期间，浙江省内剩下的所有药店都被当地的联合诊所兼并，政府认为将两者合二为一可以便利病人和家属，这样他们就不再需要在医生和药店之间往返奔波。政府还期望医生群体能够强化对药品的监管，确保其质量。这就彻底终结了上千年以来医生和药店相互分离的传统，取而代之的是延续至今的医院内部的"医药合一"。[3]

农村药店被并入联合诊所或农村供销合作社后，药品销售网络逐步建立起来。县级医药公司始建于1950年代初，旨在通过区和公社一级的联合诊所药房、供销合作社和药店，以及一些个体药贩，来管理

---

[1] "公私合营"是1950年代中期中国对资本主义工商业进行社会主义改造时采取的主要形式。参见齐谋甲主编《当代中国的医药事业》，中国社会科学出版社，1988，第284—288页。

[2] 对陈志成的访谈，2009年11月6日。

[3] 余晖：《中国药业政府管制制度形成障碍的分析（上）（下）》，《管理世界》1997年第5期，第126—135页；1997年第6期，第87—95页。

和经营全县的药品批发和供应。在常规化的药品供应渠道之外，政府还启动了一系列送药下乡项目。[①]在1953年底，杭州医药公司成立了"杭淳线"销售组，在杭州至淳安道路沿线的八个县进行送药下乡试点工作。他们大力推销28种药物，包括儿童退烧片和止泻丸。据邵姓老中药师回忆，1956年后各种西药的发行量逐步增加。[②]与此同时，县医药公司还派干部下乡在农民中普及卫生保健常识，介绍基本用药知识。[③]作为这一宏大计划的组成部分，有关部门1955年还向各村提供了一批医药箱，但这一举措收效甚微。

　　农村得到的药品供应在1965年进一步增长，这一变化始于本书第一章提到的城市巡回医疗队下乡活动的开展。余杭县最初送出22种中成药和38种西药，成为当年第一批进入农村的药品。[④]同年9月至10月，该县医药公司组织了17名员工分成4个小组，将这些药品送往农村，分发给11个生产大队和11个生产队。这些小组所开展的试点工作是培训农村卫生员如何使用药物，并向生产队提供药品。[⑤]与此同时，有一批新的空药箱被分发到各县医药公司，然后被转发到各村，让各村自行购买药品。[⑥]按照上级指示，蒋村联合诊所一共分发了79个木制药箱，每个生产队一个。[⑦]据骆正富介绍，这些木制药箱里主要有磺胺类药物、退烧药、清凉膏和用于治疗中暑和呕吐的人丹。生产队的卫生员们每天背着医药箱去田里。[⑧]一名卫生员说："药箱分发到各村后，村民们非常高兴。半夜时分，人们会敲门说肚子

---

①　《杭州医药商业志》，第127页。

②　对邵俊根的访谈，2009年11月20日。

③　《杭州医药商业志》，第124页。

④　余杭县卫生局：《省规定第一批中西成药下乡品种表》（1965年10月21日），浙江省杭州市余杭区档案馆，卷号：42-1-29。

⑤　《关于开展中西成药下乡试点情况的报告》（1965年10月21日），浙江省杭州市余杭区档案馆，卷号：42-1-29。

⑥　《杭州医药商业志》，第125页。

⑦　对沈仙炳的访谈，2005年1月10日。

⑧　对骆正富的访谈，2009年11月23日。

痛，需要药品。当我在田野里干活时，人们也会来找我要药片。"[1] 因
此，到了1960年代中期，普通村民对那些最便宜、最常见西药的熟
悉程度大大超过1950年代初期（关于这些药品的清单，参见表3-3）。
这一趋势逐渐改变了农村的药物结构，即村民不再单纯地依赖从野外
采集的草药。然而直到1960年代末赤脚医生制度建立之前，向农村
输送药箱和常用药的做法仍未得到普及。在大部分农村地区，上述的
药品销售网络仅延伸到公社一级，即原有二级医疗体系（指县级医院
和公社联合诊所）中的第二级。

表3-3　杭州市农村地区非处方药清单（1965年8月）

单位：元

名称	规格	单位	零售价
退烧片和止痛药	10片	瓶	0.10
复方胃舒平片	48片	盒	0.14
退热止痛散	10包	扎	0.15
消炎片	10片	瓶	0.15
小檗碱片	10片	瓶	0.20
碳酸氢钠片	100片	瓶	0.15
止泻片	10片	瓶	0.15
止痛片	10片	瓶	
儿童退热片	10片	瓶	0.20
小儿磺胺脒散	3袋	包	0.07
止咳片	100片	瓶	0.30
抗疟片		瓶	
小儿止咳糖浆	100毫升	瓶	0.30
宝塔糖	100片	瓶	1.50
驱蛔片	6片	包	0.12

---

[1]　中国药材公司、中国医药公司、浙江建德公司：《1965年工作总结》（1966年1月
　　30日），浙江省建德市档案馆，卷号：31-3-12。

续表

名称	规格	单位	零售价
金霉素眼膏	2.5克	支	0.13
眼药水	10毫升	瓶	0.10
牙痛滴剂	5毫升	瓶	0.14
止痒液	20毫升	瓶	0.23
疮疡膏	20克	贴	0.14
冻疮膏	20克	管	0.24
汞溴红溶液（红药水）	20毫升	瓶	0.16
碘酒	20毫升	瓶	0.20
龙胆紫（紫药水）	20毫升	瓶	0.16
脚气液	20毫升	瓶	0.20

注：这些药品包含在国家于1965年8月指定下乡的52种药品中，其中也包括一些中成药。

资料来源：《杭州医药商业志》，第126—127页。

医疗站的建立与西药大举进入中国乡村

1968年后，随着赤脚医生在中国农村普及，公社和生产大队开始建立合作医疗站。它们的开办场所不尽相同，有的设在大队党支部办公室旁边的房间里，有的设在村庄的大会堂里。根据新的指示，每个医疗站建成后由一名配备医药箱的赤脚医生负责管理。医疗站和医药箱使药品销售网络得以在中国农村迅速扩展，因而在中国医疗社会史上具有重大意义。与此同时，药品的批发网络也得以进一步延伸到公社一级。每个县的疾病防治院（即先前的县人民医院）向每个公社卫生院授权，使其担负起一级药品批发商的职能。由公社卫生院或生产大队负责经营的合作医疗站能够以批发价购买中西药品和医疗器械，[①]

[①] 淳安县卫生局革委会、淳安县商业局革委会：《关于调整医药商品批转手续费的通知》（1971年12月24日），浙江省淳安县档案馆，卷号：36-1-46。

批发价比零售价低15%。^①1974年，商业部发出一个《关于加强农村药品供应工作的指示》，要求进一步巩固现有的药品批发和供应网络。^②赤脚医生有责任不断补充合作医疗站的药物，以满足日常诊疗中开处方和配药的需求。随着药品供应链的不断完善，赤脚医生可以在一天之内往返药品批发处和本大队之间。除药品销售网络不断向下延伸之外，各级医药公司和卫生局还在1970年代不定期地举办一系列的药品和医疗器械展销会。^③上述所有因素共同推动了农村药品供应的增长。

然而，村民能否真正得到药物，网络、价格和数量都是至关重要的因素。在1950年代和1960年代，药品价格与村民们的收入相比仍然很高。例如，在1957年，一瓶四环素和土霉素（100片×2.5克）的价格分别为170.13元和177.88元，而当年杭州西部山区村民的人均年收入仅为65.5元。^④换言之，村民要劳作两年多才能买得起一瓶四环素或土霉素。^⑤另一种广谱抗生素氯霉素，在1960年代被视为一种特效药，但其价格也大大超出了普通村民的承受能力。一篇批评城市巡回医疗队医生不考虑农村贫下中农实际情况的报道指出："在农村经常有这样的情况，城里下去的'洋'医生一开处方就是几块钱，群众一时拿不出来；医生给百日咳患者开特效药氯霉素，贫下中农一问价钱太贵，很不满意地走了。"^⑥

---

① 对沈仙炳的访谈，2005年1月9日；对陈志成的访谈，2005年1月10日；对罗爱娟的访谈，2007年3月26日。

② 中国医药公司编《中国医药商业史稿》，上海社会科学院出版社，1990，第367页。

③ 淳安县卫生局、淳安县商业局：《关于派员参加中西药品器械展销的通知》（1979年4月1日），浙江省淳安县档案馆，卷号：36-1-57。

④ 淳安县志编纂委员会编《淳安县志》，第104页。

⑤ 尽管到1950年代末抗生素仍然非常昂贵，但其使用一直在稳步增长。与1952年相比，全国抗生素使用量增加了580%。这些抗生素在临床治疗中非常有效。例如，在中国使用抗生素之前，急性阑尾炎并发腹膜炎的死亡率达到5%—10%。使用抗生素后，这一比率下降到只有0.5%。参见孟谦《合理使用抗生素》，《人民日报》1957年2月24日。

⑥ 《中西结合、土洋结合，认真办好合作医疗》，《人民日报》1969年1月31日。

因此，降低药价对村民来说非常重要。1969年8月1日，"遵照伟大领袖毛主席'把医疗卫生的工作重点放到农村去'的英明指示"，政府在全国范围降低了药品价格。[1] 总共1230种抗生素、磺胺类药、退烧药、止疼药、维生素、激素和其他药品的价格下降了37.2%。[2] 这些药品占到当时全部可用药物的72.1%。到1971年，药品零售价只有1949年的1/5（参见表3-4）。[3] 此外，政府为了规范各省药价，还对多种西药实行全国统一定价。这也消除了城乡之间的价格差异，极大地减轻了山区、农村和边远地区村民的药价负担。[4]

表3-4　杭州市主要西药价格（1953—1984年）

单位：元

药品	规格	单位	1953年	1957年	1965年	1969年	1984年
青霉素	20万单位	瓶	1.12	0.83	0.31	0.25	0.14
链霉素	100万单位	瓶	2.84	2.15	0.62	0.43	0.28
安痛定	10×2毫升	盒	0.94	0.78	0.80	0.61	0.69
安乃近	100×0.5克	瓶		10.66	5.54	2.50	2.30
四环素	100×0.25克	瓶		170.13	18.13	6.00	3.50
土霉素	100×0.25克	瓶		177.88	10.25	4.38	2.50
氯霉素	100×250毫克	瓶		74.56	20.72	6.72	5.00
磺胺吡啶	1000×0.5克	瓶	73.73	72.87	74.16	34.80	28.0
磺胺胍	1000×0.5克	瓶	17.00	16.72	15.00	14.17	13.0

资料来源：《杭州医药商业志》，第254页；《中国医药商业史稿》，第274页。

---

[1] 《伟大领袖毛主席深切关怀广大革命人民，在全国范围内实行药品全面大幅度降价》，《人民日报》1969年9月25日。

[2] 《中国医药商业史稿》，第273页。

[3] 《我国医药工业有很大的发展》，《杭州日报》1972年2月28日。

[4] 《伟大领袖毛主席深切关怀广大革命人民，在全国范围内实行药品全面大幅度降价》，《人民日报》1969年9月25日；《中国医药商业史稿》，第362页。

在蒋村，卫生院老会计沈仙炳回忆了当时的情况："'文化大革命'开始后，一方面开展宣传工作，开始唱《大海航行靠舵手》；另一方面，杭州医药公司向农村供应药品。"[1] 由于蒋村公社已经全面实行了合作医疗制度，每个生产大队都要交钱给管理委员会。每位社员缴纳2元，一半由他们自己支付，另一半由生产队替他们支付。生产队通常会在每年年底扣留这些费用，因为此时生产大队会计会到信用社取钱给社员"分红"。沈仙炳和他的同事就在信用社等着会计，让他们直接把钱转入合作医疗账户。[2]他们随后就去杭州地区医药公司买药，因为蒋村和杭州市区距离不远。骆正富说："为了省钞票我们骑三轮车去杭州市里。后来各生产大队的合作医疗站都从我们公社卫生院领取药。赤脚医生的药用完后，从卫生院拿药补充药箱。"[3]赤脚医生洪景林还记得自己第一次从卫生院领取药物的情形。他所在的生产大队交了180元，然后他划着一艘载着药物的小船回到大队，就这样建起了蒋村公社第一个大队医疗站。[4]

与治疗各种常见病的西药一样，疫苗和生物制品对于防治各种急性传染病至关重要。但直到1930年代和1940年代，中国的普通民众仍然没钱接种基本的霍乱疫苗。当邻近的萧山县在1931年暴发霍乱时，当地几家报纸建议居民接受常规的生理盐水静脉注射以遏止严重呕吐和腹泻。然而，普通家庭根本负担不起这一费用，因为一瓶生理盐水的价格就相当于50公斤大米。[5] 更严重的问题是，当时大部分传染病还没有对应的疫苗。草药治疗成了唯一的办法，而且在治疗某种疾病时，往往有几十个药方都被说成是最有效的。然而，这些药方所需的"地道药材"常常很难获取，而且通常会在疾病大流行期间变得极为昂贵。[6]例如，对于流行性脑脊髓膜炎，医生开出的处方中只有羚

---

① 对沈仙炳的访谈，2005年1月10日。

② 对沈仙炳的访谈，2005年1月10日。

③ 对骆正富的访谈，2009年11月23日。

④ 对洪景林的访谈，2009年11月10日。

⑤ 《萧山卫生防疫志》，第52页。

⑥ Carol Benedict, "Bubonic Plague in Nineteenth-Century China," *Modern China* 14, No. 2（April 1988）: 138.

羊角和犀牛角，这些药材超出了普通家庭的承受范围。而且，危重病人不能服用中药汤剂，因为他们无法吞咽药汤。[1]

从1950年代初开始，霍乱和鼠疫等疾病的基础疫苗被迅速地应用到接种工作中，此后能够获得的疫苗种类逐渐增加。到1970年，杭州地区普及赤脚医生时，当地已有15种疫苗可供接种。这些疫苗全面涵盖了1960年代末期杭州农村地区经常发生的18种流行病（参见表3-5）。预防最严重的流行病——麻疹和流行性脑脊髓膜炎——的疫苗在1967年至1970年间研制成功并投入使用。[2]当地的地方志记载了在1967年杭州地区引进麻疹疫苗之前，村民如何尝试各种民间预防方法，诸如食用尿液浸泡的鸡蛋。然而，这些办法并不能遏制疾病的暴发，或者减轻其严重程度。[3]流行性脑脊髓膜炎的情况也是如此。"在民众寻找降低感染率的有效方法时，他们尝试用不同药物漱口，或者服用中药汤剂和磺胺。然而，所有这些努力都以失败告终"。[4]直到实施疫苗接种后，流行性脑脊髓膜炎的猖獗蔓延才得以遏制。当地的地方志宣称"自此以后，预防举措由被动转为主动"。[5]

表3-5　杭州地区四个县的疫苗首次接种年份（1949—1970年）

疫苗	首次接种年份
天花	1950
伤寒、副伤寒	1950
腺鼠疫	1952
卡介苗	1952—1957

[1]　严有祥主编《建德县医药卫生志》，第144页。
[2]　关于研发麻疹疫苗的更多信息，参见Scott B. Halstead and Yu Yong-xin, "Human Viral Vaccines in China," in *Science and Medicine in Twentieth-Century China: Research and Education,* ed. John Z. Bowers, J. William Hess, and Nathan Sivin (Ann Arbor, MI: Center for Chinese Studies, University of Michigan, 1988), 144–46.
[3]　《临安县卫生志》，第257—258页。
[4]　《萧山卫生志》，第163页；余杭县卫生防疫站编《余杭县卫生防疫志》，浙江省余杭县卫生防疫站，1990，第58页。
[5]　《临安县卫生志》，第26页。

疫苗	首次接种年份
白喉毒素	1952—1954
百日咳	1954
流行性乙型脑炎	1957—1958
炭疽病	1960
百白破	1961
痢疾噬菌体	1961
小儿麻痹症	1962
副霍乱	1962
钩端螺旋体病	1961—1966
麻疹	1967—1970
流行性脑脊髓膜炎	1970

资料来源：严有祥主编《建德县医药卫生志》，第141—142页；《临安县卫生志》，第257页；徐元根主编《富阳县卫生志》，第15—16、173—177页；《萧山卫生志》，第139—179页；钱信忠：《中国卫生事业发展与决策》，中国医药科技出版社，1992，第850—886页；黄树则、林士笑主编《当代中国的卫生事业（第二卷）》，中国社会科学出版社，1986，第291—343页。

在中国农村肆虐的所有传染病中，麻疹和流行性脑脊髓膜炎的死亡率最高，因此针对它们的疫苗研发和应用具有重大意义。[1] 1968年以后各种传染病的死亡率开始下降，到1970年降至有史以来最低水平，此后没有发生过反弹（参见图3-1）。1968年至1983年间，杭州下辖各县的传染病发病率下降了68%。到1985年赤脚医生被重新归类为乡村医生时，传染病发病率降至史上最低，并一直保持至今（参见图3-2）。

疫苗和其他防疫药品都是免费提供的。而且，医务人员要严格按照规定分发药品，做到"送药上门，看药落肚"。蒋村卫生院老会计沈仙炳回忆说：

---

① 杭州市卫生防疫站编《疫情资料汇编（1950—1979）》，第12页。

　　过去，我们必须拼命做事，因为上级经常来村里检查工作。上面到村里问村里人，骗他们说有些药很苦很酸很难吃。村里有些人回答说，是的，是的，我们不吃这个药的。上面晓得了，药没吃，我们就吃批评了。[①]

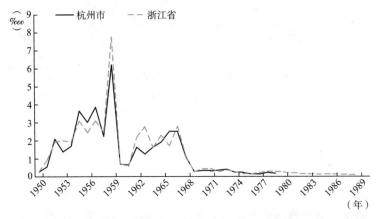

图3-1　杭州市和浙江省法定传染病死亡率（1950—1989年）（单位：1/10万）。

　　资料来源：杭州市卫生防疫站编《疫情资料汇编（1950—1979）》，第12页；浙江省卫生防疫站编《浙江省疫情资料汇编（1950-1979）》，浙江省卫生防疫站，1982，第1—4页；浙江省卫生防疫站编《浙江省疫情资料汇编（1980-1989）》，浙江省卫生防疫站，1994，第7页。

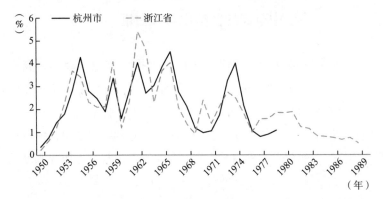

图3-2　杭州市和浙江省法定传染病发病率（1950—1989年）

　　资料来源：杭州市卫生防疫站编《疫情资料汇编（1950—1979）》，第12页；《浙江省疫情资料汇编（1950—1979）》，第1-4页；《浙江省疫情资料汇编（1980—1989）》，第7页。

———————————

① 对沈仙炳的访谈，2005年1月10日。

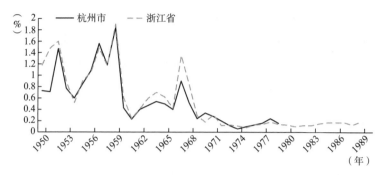

图3-3　杭州市和浙江省法定传染病病死率（1950—1989年）

数据来源：杭州市卫生防疫站编《疫情资料汇编（1950—1979）》，第12页；《浙江省疫情资料汇编（1950-1979）》，第1—4页；《浙江省疫情资料汇编（1980—1989）》，第7页。

与此同时，从1974年1月20日起，赤脚医生还开始向村民免费提供避孕药和避孕工具，尽管有些村民仍旧不好意思开口要这些东西。[1]相关的基本医疗器械也迅速得到普及，这同时也包括听诊器、体温计和血压计在内。女赤脚医生在完成宫内避孕环植入和取出培训后，得到了所需的各种工具。[2]

中草药的合法化与大力推广

现有研究一般认为，赤脚医生广泛地推广使用中草药，其目的在于降低费用。[3]在"文革"的官方话语中，"普及新针疗法和中药草""普及农村合作医疗""培养革命化的医护人员队伍"被称为农村卫生革命的三大支柱。[4]然而，在赤脚医生制度推广之初，中草药并未受到重视。在1968年12月5日关于湖北省长阳县合作医疗制度的报

---

① 富阳计划生育委员会：《关于全国实行免费供应避孕药和避孕工具的紧急联合通知》（1974年1月），浙江省富阳市档案馆，卷号：74-3-13；对俞福泉的访谈，2004年5月12日。

② 富阳县卫生局革命委员会：《关于调拨给部分公社放环取环手术器械的通知》（1973年12月27日），浙江省富阳市档案馆，卷号：74-3-10。

③ Sidel and Sidel, *Serve the People.*

④ 《1972年卫生工作意见》（1972年4月1日），浙江省淳安县档案馆，卷号：36-1-48。

道中,《人民日报》根本没有提到中草药。① 直到药品降价开始对国家的各级财政形成压力时,中草药的使用才出现了增长。② 由于各种药品降价,杭州中西药供应站亏损了 374.6 万元,杭州地区七县也亏损了 56.7 万元。③ 药品供应与国际形势也紧密相关,例如在贯穿 1960 年代的中苏冲突中,官方媒体称"鉴于当前国际形势,我们相信战争是不可避免的",各级宣传单位也反复宣传"备战、备荒、为人民"。结果,从中央政府到地方的所有医疗机构都开始囤积药物,直接影响到市场供应。④ 据一位村民回忆:"一开始是为了备战,西药的使用减少了。因为打仗了,还是使用中草药方便。"⑤

在上述情况下,为了满足国家医疗卫生规划的需求,中草药和民间疗法得到大力倡导:"中草药资源丰富,分布广泛。其保存、加工、使用也相对简单,容易掌握。人民群众积累了丰富的经验。因此,充分发挥中草药的作用可以满足贫下中农的用药需求,进而巩固和发展合作医疗、促进社会主义医药卫生事业发展……是开发药源,实行勤俭办医的一条重要途径,是落实毛主席'备战、备荒、为人民'伟大战略方针的一条重要措施。"⑥

从 1970 年 1 月至 1972 年 1 月,浙江省革委会卫生局调查了全省用于治疗各种常见病的中草药,编纂了《浙江民间常用草药》。该书分为三卷,记载了浙江省 433 种最常用的中草药植物。据杭州地区卫生志较为详尽的记载,各县中草药资源都很丰富,尽管丰富程度存在差异。一般而言,山区各县,如淳安县和临安县,可用的中草药植物种类较多,据称高达 1510 种和 1200 种之多。生长于平原的中草药植物相对较少:地处平原的萧山县只有 300 种被记录在册。在平原和山地相互交

---

① 《深受贫下中农欢迎的合作医疗》,《人民日报》1968 年 12 月 5 日。
② 《伟大领袖毛主席深切关怀广大革命人民,在全国范围内实行药品全面大幅度降价》,《人民日报》1969 年 9 月 25 日。
③ 《杭州医药商业志》,第 11 页。
④ 《中国医药商业史稿》,第 32 页。
⑤ 对郑春延的访谈,2004 年 3 月 23 日。
⑥ 中共安溪公社党委:《在斗争中坚持推广中草药》(1975 年 4 月 11 日),浙江省杭州市余杭区档案馆,卷号:42-1-51。

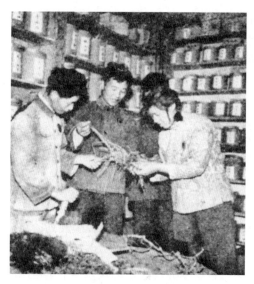

图3-4　赤脚医生和草药加工场所

资料来源：《浙江日报》1970年6月25日。经版权许可复制。

错的富阳县和建德县，可用的中草药植物分别为742种和767种。①

在蒋村，陈志成回忆说："（合作医疗）刚开始时，我们既用中药也用西药，而且规定非医务人员不能开药。一般情况下，一张处方里不会开超过两种药，剂量不超过三天。但到了1972年，我们就坚持不下去了。"②此时，也就是合作医疗实施的第三年，公社卫生院开展了中草药运动。该院指定一名员工负责草药的种植、采集和加工。一小块土地被划出来用于种植药草，旁边还有一个房间专门用于草药加工。据赤脚医生徐水林回忆，他们当时种植了几种常见草药，但数量不多。实际上，他们主要是在陈志成的带领下在当地采集各种草药，尽管卫生院也曾指派赤脚医生远赴浙江省北部的长兴县。采集到草药之后，诊所加工、切片和干燥，但这需要较高水平的专业技能。这些草药对某些特定疾病具有很好的疗效。例如，车前草有助于排尿，秋

---

① 严有祥主编《建德县医药卫生志》，第125—133页；余光炎主编《淳安县卫生志》，第347—354页；徐元根主编《富阳县卫生志》，第255—260页；《临安县卫生志》，第344—350页；《萧山卫生志》，第207—209页。

② 对陈志成的访谈，2005年1月6日。

麒麟草清热解毒，七叶一枝花可以治疗毒蛇咬伤。为了教会村民识别这些常用草药，卫生院制作了一些小标签，放在那些路边常见草药植物的样本旁边。与此同时，卫生院还建立了一个药品制作实验室。陈鸿庭的妻弟药剂师朱寿华被任命为实验室负责人并前往上海学习制药技术，另一位药剂师则在杭州市第五人民医院学习如何制造蒸馏水。据朱寿华说，他们还制作了党参组织液、胎盘组织液和其他用于注射的溶液。凭借这方面的知识，他们便能够确保本卫生院所用药物的质量，更重要的是，他们还打算把这些药物卖给周边的公社卫生院，以贴补本卫生院和本公社合作医疗的日常运营开销。[①]

　　在很大程度上，公社卫生院的医务人员负责蒋村中草药运动中的诸多技术环节，各生产大队的赤脚医生只是跟在他们后面"抄作业"而已。然而，官方舆论却盛赞赤脚医生群体在中草药运动中的表现：根据当时的媒体宣传，许多"百草园"和民间药厂如雨后春笋般出现在各地村庄。赤脚医生们寻觅到许多花钱少、疗效好的民间秘方。它们大大降低了合作医疗基金的开销，减轻了集体和社员的负担。[②]

中药与西药的困境

　　赤脚医生的出现和合作医疗站的建立，在中国医疗社会史上第一次形成了西药和中草药在中国乡村共同流通的局面。一方面，西药的到来意味着村民不再单一地依赖本地出产的中草药。另一方面，国家又出于医疗卫生发展的需要赋予中草药以合法地位。然而，在乡村里流通的这两类药物到1970年代初期都遇到了新的挑战。

　　就西药而言，药品批发和供应网络向下延伸到公社一级，使合作医疗站和赤脚医生能够便利而且相对便宜地买到各种西药，这的确增加了村民的用药种类并降低了药价，但是在供给和价格方面仍然存在

---

① 对陈志成的访谈，2005年1月5日；对朱寿华的访谈，2005年1月5日；对徐水林的访谈，2009年11月6日；对骆正富的访谈，2009年11月3日。

② 《我国农村合作医疗不断巩固发展》，《杭州日报》1973年9月28日。

着一些问题。想有充足的货源来满足占中国人口大多数的庞大农民群体的用药需求，还有赖于药品的生产能力。陈志成回忆说，自从赤脚医生群体参与医疗活动后，对药品的需求增加了，但当时的西药供应无法满足这一需求。[①]此外，合作医疗的可用资金也很有限。如果赤脚医生一直给病人开西药的话，这些钱很快就会用完，并会进而导致整个医疗服务系统的崩溃。在蒋村，需要社员个人缴纳的款项会从每年年底的"分红"中扣除。然而，有些生产大队没有足够的钱来支付应由生产队承担的那部分费用，还有一些生产大队甚至连续几年欠费。这造成了医疗资金的短缺，进而又造成了药品的短缺。陈志成回忆说，当时大队医疗站的药房里没有多少药品，社员和赤脚医生都对此感到不满。后来，他决定根据每个大队医疗站的病人数量来分配药，即各大队医疗站依然由公社卫生院配置药品，但在数量上有所限制。[②]然而，药品供应的不足和资金的短缺是1970年代困扰蒋村合作医疗日常运作的严峻现实问题。

相比之下，中草药的合法化正是为了降低赤脚医生负责的合作医疗站的开支。此举还凸显了赤脚医生群体的独特作用，因为从理论上讲，他们的一部分日常工作就是采集、种植和加工各种中草药。然而，中草药的常态化使用遇到了一个关键问题，即它们的供应很不稳定。每个赤脚医生在采集药草时首先面临的问题是，并非所有野生中药植物都能够在他们所在的地方找到，尤其是在平原地区。因此，赤脚医生为采集某种草药需花费大量时间。[③]然而，要准确地识别它们并不容易，因为鉴别这些特定药用植物的种类需要同时具备知识和经验，而知识和经验只能通过时间和实践来逐渐积累。此外，即使赤脚医生有能力寻觅到和采集到各种草药，他们是否有意愿参与这项艰苦的工作也是一个问题。距蒋村不远的邻县富阳县的一名赤脚医生依然记得跟随本大队一位老药农采集草药的艰辛："以前我们采很多草药。

---

① 对陈志成的访谈，2005年1月6日。
② 对陈志成的访谈，2005年1月6日。
③ 对沈观荣的访谈，2004年5月27日。

村里有一位老人家专门负责的，草药采来，切碎，然后晒。不然的话，要烂掉的。……采药很辛苦，我们要带着午饭到山上去采的。"[1]

采集药用植物的时间节点也很重要。[2]同一植物的根须、茎秆、叶子和果实在一年中的不同时段的医疗功效差别很大。[3]如果在错误的季节采药，它们将毫无用处。例如，根据当地的一句谚语"三月茵陈四月蒿，传给后人切记牢。三月茵陈治黄痨，四月青蒿当柴烧"。[4]而且采集到草药后，如何加工和保存草药以供使用也是一个问题。通常它们需要洗净、晒干，有些还需要经过进一步的特殊加工。然而，由于加工技术落后，官方文件也承认，"一个普遍的现象是采集了一批草药，但它们最后都烂掉了，不得不丢弃"。[5]

相比之下，种植中草药要比从野外采集更加困难。土壤条件是第一个问题。蒋村赤脚医生蒋锦庭回忆说，他们曾经种植过一些草药，但蒋村的土壤太潮湿，与山里的土壤差别太大，这些植物很难茁壮成长。为了解决这个问题，他们不得不从山上挖土运回村里，用来种植各种药草。[6]即便土壤适宜，草药的种植和生长仍然有赖于技术、经验和良好的判断力，诸如草药应该种得深一点还是浅一点，密一点还是稀一点，以及应该使用园艺品种还是野生品种都会影响药效。余杭县安溪公社距离蒋村24公里，在1970年代实行合作医疗时曾被誉为浙江省中草药种植的一个样板。然而，安溪公社党委撰写的总结报告指出，由于缺乏经验，他们在草药种植过程中遇到了很多问题。第一，尽管每个"百草园"内都有许多草药品种，但这些百草园并未生产出任何一种草药足够日常使用；第二，尽管种下了许多草药，但很多园子并未得到适当的耕

①　对俞福泉的访谈，2005年5月12日。

②　《抓紧季节采药材》，《赤脚医生杂志》1974年第2期，第45页。

③　上海市川沙县江镇公社卫生院主编《赤脚医生教材》，人民卫生出版社，1974，第745—749页。

④　广东省植物研究所采药知识编写组主编《采药知识》，广东人民出版社，1977，第33—35页。

⑤　中共安溪公社党委：《在斗争中坚持推广中草药》（1975年4月11日），浙江省杭州市余杭区档案馆，卷号：42-1-51。

⑥　对蒋锦庭的访谈，2004年4月20日。

耘和打理，结果收成很差；第三，某些草药人工种植的经济效益还不如
从野外采集，例如车前草和金银花；第四，他们尝试过在园子里栽培野
生草药，但产量太低。例如安溪公社曾经种植过穿心莲，这种植物一般
会在种下后50—60天发芽，但种植的穿心莲没有一株长到成熟，所以
人们只能把它们拔出来扔掉。至于那些稀有、昂贵的药草，只能从其他
地方移植过来。安溪公社曾从其他省份移植过党参，但开头两年所有植
株都在高温季节到来之前就死掉了。[①]

即便成功地从野外采集到或在"百草园"里培育出各种草药，如
何把它们加工成药材显然需要更加复杂的技术。在一份总结赤脚医生
如何在药材加工过程中克服重重困难的报告中，北京市平谷县黄松峪
公社黄松峪大队党支部书记做了详细的书面描述：

> 开始时，我们土药房只能做一些饮片，但是贫下中农说：
> "草药一大包，吃起来真难熬。"我们和赤脚医生商量怎么办，他
> 们提出进行剂型改革，我们马上支持他们这样做。首先遇到的
> 困难是没有技术，这时公社卫生院给我们派来了医务人员，指导
> 我们制出了一些片剂和蜜丸。由于我们没有经验，片剂制出来非
> 常粗糙，大人吃着还刺嗓子，小孩根本没法吃。做出的蜜丸一核
> 算，成本太高，贫下中农负担大，不利于合作医疗的巩固。于是
> 考虑如能制水丸，这两个问题就解决了。开始作水丸，因为赤脚
> 医生技术不熟练，制出的水丸大大小小，也不光滑。[②]

至于中草药注射剂的制备，常常由于质量不稳定而产生各种严重
的副作用，造成了许多事故。[③]中草药的储存也遇到一些问题，例如
为了保证有效性，它们需要储存在干燥、通风的地方，而且要在每个

---

① 中共安溪公社党委：《在斗争中坚持推广中草药》（1975年4月11日），浙江省杭
　　州市余杭区档案馆，卷号：42-1-51。
② 中共北京市平谷县黄松峪公社黄松峪大队支部：《以党的基本路线为纲，巩固发
　　展合作医疗》，《赤脚医生杂志》1974年第2期，第11页。
③ 广东广州市药品检验所：《深入农村，促进中草药制剂质量的提高》，《新医学》
　　1978年第1期，第1页。

药桶或药罐的底部放置石灰以防止潮气进入其中。

上述各种因素导致了中草药供应的不确定性。这还使各级卫生部门对中草药运动的支持有所动摇。1974年，杭州市建德县几位中医在向上级递交的报告中抱怨道："县卫生局很不支持农村卫生所中草药剂型改革。不主动帮助和配备针剂必需的器具和试剂。县卫生局很不重视培养中医中药接班人，每次所谓规划都停留在会议上，没有实现。"①

在蒋村，总体情况也很不乐观。骆正富说："我们曾经搞过几年（指使用中草药——引者注），大概两年左右。我们在种植和采集草药上的投入，算一下还不如买药划算。它涉及经验、土质、加工、切片。不过相对而言，我们这里的情况还不算太差。其他公社要比我们差得多了。"②龙章生产大队的严胜玉于1978年加入蒋村公社的赤脚医生队伍。据他回忆，从1978年到1983年他只采过两次草药。第一次是在实习期间，当时他在县里的一所卫生学校学习。第二次是蒋村公社卫生院安排赤脚医生到距离蒋村23公里的超山去采集草药，目的是教赤脚医生在野外识别各种草药。用严胜玉的话说，"这就是做个形式"。③

因此，中草药运动在杭州地区的总体情况并不理想。从实施合作医疗的生产大队占大队总数的百分比看，赤脚医生制度搞得最好的一年是1976年。但在这一年，杭州地区所有实施合作医疗的生产大队中只有43.16%自己采集和种植中草药（参见表3–6）。其他年份的百分比只会比这个数值低。自1977年起，由于西药供应的增加和意识形态语境的变化，中草药运动逐渐衰落并最终淡出乡村医疗世界，尽管中草药仍然是培训的必修内容。1981年5月22日，国务院发布了《关于加强医药管理的决定》。虽然该决定旨在将中草药使用常规化和标准化，但其中诸多严苛规定最终将草药排除在赤脚医生的日常医疗实践之外。

---

① 建德县卫生局：《农村卫生工作基本情况》（1974年9月），建德县档案馆，卷号：31–4–11。

② 对骆正富的访谈，2009年11月23日。

③ 对严胜玉的访谈，2007年5月27日。

该决定公布以后，县级医院之外的医疗单位禁止制备中草药注射液。[1]
而且，如果发生医疗事故，医生个人必须为失误承担责任。所以在蒋
村无人再敢采用这些技术。[2] 结果，中草药运动迅速失去发展势头，与
此同时，借助于经济改革时代出现的更发达的药品销售网络和更低廉
的价格，各种西药产品大举进入乡村。[3]

表3-6   1976年杭州地区合作医疗站采集和种植药草的情况

县别	生产大队	实施合作医疗的生产大队				
	总数	总数	采集和种植药草		药草田面积（亩）	
			总数	占比（%）	总面积	平均每大队种植面积
萧山县	750	736	165	22.41	212	1.28
余杭县	550	550	165	30.00	473	2.87
临安县	636	581	180	30.98	80	0.44
桐庐县	407	407	163	40.05	98.90	0.61
富阳县	589	451	292	64.75	60.47	0.21
建德县	515	492	281	57.11	200	0.71
淳安县	852	815	463	56.80	307	0.66
平均				43.16		0.97

资料来源：杭州市卫生局《农村赤脚医生、卫生员、接生员情况》（1976年），浙江
省杭州市档案馆，卷号：87-3-307。

在赤脚医生运动期间，中草药被赋予了合法性，这主要是出于
经济方面的考量，尽管表面看来中草药是在紧迫政治任务和意识形态
的名义下得到了大力推广。从理论上讲，中草药的推广主要有两大考
量：一方面，将传统中草药从业者整合进医疗站，为赤脚医生群体在
采集、种植和制备中草药方面获得知识和指导提供了一个来源；另一

---

[1] 严有祥主编《建德县医药卫生志》，第125页。

[2] 对朱寿华的访谈，2005年1月5日。

[3] Hengjin Dong, Lennart Bogg, Clas Rehnberg, and Vinod Diwan, "Drug Policy in China: Pharmaceuticals Distribution in Rural Areas," *Social Science & Medicine* 48, No. 6（March 1999）：777–86.

方面，在乡村里治疗各种疾病，中草药特别是草药要比西药更容易获得。政府对中草药的正式认可和大力倡导，使得使用中草药从个体的和家庭的习惯做法转变为一种群众运动。

中草药和西药通过赤脚医生群体相遇，对乡村药物结构的发展变化具有重大意义。两者的并存表明，有关中西医学的思想层面和理论层面的争议开始转向现实层面的竞争，这在中国医疗社会史上是第一次。在上述过程中，在乡村出现赤脚医生之前已经享有民众认同和实际合法性的中草药受到西药的强力挑战，而后者的广泛应用得益于其供应量的稳定增长和价格的持续下降。这种状况还凸显了中草药使用在实践过程中必然遭遇的难题，即如何从零星的、小规模的使用扩张成为全国性医疗卫生运动中大规模的常规化使用。从这个意义上说，赤脚医生制度第一次提供了一个真实的场域，使中草药和西药得以在乡村医疗世界一决高下。这场竞争的结果是西药的使用迅速增加，而中草药则开始在日常医疗实践中逐步边缘化。

第四章
治疗方式与医学信仰：中药和西药的消费

　　西医的治疗技术与西医知识和药品一道，在1950年代初期以后逐渐地进入乡村医疗领域。[①] 这些新的治疗方法慢慢地在乡村医疗者群体中，尤其是联合诊所医生群体中流传开来。在蒋村，子承父业的中医师陈鸿庭早在1949年前就用过阿司匹林。[②] 1949年后，他又学会了注射、血样采集以及从人的粪便中孵化血吸虫来诊断血吸虫病。1958年后，据陈志成回忆："做卫生防疫的时候，我们带着医药箱，提供流动医疗服务。我们买了不少西药，也用了不少。"到1961年，当陈志成跟随他的师傅郑步营学习中医时，他们已经在诊断中使用了体温计、血压仪和听诊器。他说："我们是中医，但我们也用温度计来测量体温。"[③]

　　早在1953年，官方文件就批评一些中医不理解中医对公共卫生的巨大贡献："他们错误地认为中医不科学，不能治病，也没前途。（他们认为）开中药不合适。在这种情况下，大多数中医开始使用西药而不再使用中药。"[④] 许多从中医高级培训学校毕业的学生甚至放弃中医

---

① 根据学者在山西省的观察，"文革"前，两种医学体系的统一仅是象征性和表面性的。直到1967年，中医和西医几乎完全分离。见 Huanguang Jia, Chinese Medicine in Post-Mao China: Standardization and the Context of Modern Science（PhD diss., University of North Carolina, Chapel Hill, 1997）, 28。

② 对陈鸿庭的访谈，2004年4月。另见 Farquhar, *Knowing Practice*, 61-146。

③ 对陈志成的采访，2009年6月。

④ 《亭趾人民公社档案历史资料汇编（1949—1958）》（1959年4月24日），浙江省杭州市余杭区档案馆，卷号：42-1-3。

职业。① 此外，开西药处方还成为包括个体开业医以及联合诊所医生在内的乡村医疗从业者赚钱的一个重要途径。② 一些联合诊所为此受到上级部门批评，因为有些医生无论治疗什么病都要给病人打一针氨基比林（一种非阿片类镇痛、退热和消炎药），还要加上一些有严格使用规定的西药注射剂和粉剂。中医随意开链霉素、青霉素和麻醉剂处方的现象十分普遍，不管是否对症。③ 尽管各种西药在1960年代中期非常稀缺，但已经有一些医生在过度使用它们。临安县卫生局在1966年指出，为了提高医疗服务的效率，需要认真对待（医生们）为了赚钱而不顾正确诊断技术和正确开药原则的问题。④ 然而不管官方态度如何，西医的流行已经成为一个不可逆转的趋势。赤脚医生特有的治疗方式就是在这种复杂背景下形成的，而这些治疗方式又进一步促成村民们比较医学信仰的形成。这最终导致中国乡村药品消费结构发生根本性的变化。

革命话语与日常实践中的治疗方式

在1970年代，赤脚医生被赞誉为无产阶级"文化大革命"的"新生事物"。针灸和中草药，还被描述为在农村医疗中发挥了一种英雄史诗般的作用。在象征着这两种医疗实践的"一根银针、一把草药"的宣传中，赤脚医生成为乡村医疗卫生革命的官方代言人。上述革命化的想象在包括电影、广播和报纸在内的各类媒体上被描绘

---

① Wang, "Life History of Ren Yingqiu," 46.

② 临岐区卫生院：《临岐区药政监察报告》（1965年11月9日），淳安县档案馆，卷号：75-1-76。

③ 淳安县人民委员会卫生科：《以整顿巩固提高质量，勤俭办卫生事业》（1957年6月13日），淳安县档案馆，卷号：36-1-26。匹拉米洞主要治疗头痛、关节痛和肌肉痛等。对于一些病人来说，它会减少粒细胞的数量，并导致再生障碍性贫血。1970年代，有人建议不要将此药作为首选的镇痛和解热药品。见《赤脚医生常用药物》，第35页。

④ 临安县卫生局：《关于1966年卫生工作的意见》（1966年2月17日），临安市档案馆，原档无卷号。

出来。① 1970年代有两部宣传影片——《春苗》（1975）和《红雨》
（1975）——都聚焦于赤脚医生，展现了他们与"巫婆"和"反动医
生"的斗争。《春苗》讲述了一位名叫田春苗的赤脚医生在中国南方一
个村庄里行医的故事。这部影片是根据上海市江镇公社王桂珍的故事
改编的，她被誉为中国的第一位女赤脚医生。② 实际上，"田春苗"这
个名字是对上述"新生事物"的一种隐喻："田"的意思是"土壤"，
而"春苗"的意思是"春天里长出的新芽"。这个名字暗喻赤脚医生是
在乡村医疗世界中旧的反动医生的重重压力之下崭露头角的。③ 与此类
似，影片《红雨》则讲述了中国北方一个山村里一位16岁男孩成为赤
脚医生的故事。

　　无论被贴上什么样的政治标签，这两部影片也展现了赤脚医生群
体之外的那些乡村医疗者，反映了乡村医疗知识和治疗方式的逐渐变
化，这些变化可以追溯到1949年之前。在影片《春苗》中，赤脚医
生的第一个敌人是一个叫贾月仙的老年妇女，她被贴上了"巫婆"的
标签。她从不和生产队社员一起下地干活，而是在自家屋外挂起一面
写有"医"字的黄色小旗，在家为乡亲们治病。影片中的另一个反面
人物是公社卫生院的医疗组组长钱济仁，钱的父亲在1949年之前是
一个地主兼中医。另外一个反派人物卫生院院长杜文杰，他早年可能
是一名中医学徒，因为他说过"我杜文杰也是苦出身啊，解放前当学
徒……"。站在乡村医药革命队伍一边的是公社卫生院一位年轻英俊
的医生方明，他刚从一所医学院毕业。其他人物包括公社卫生院的护
士和技工，他们穿着白大褂、戴着白帽子协助医生工作。在一个反映

---

① 1970年代共有三部描述赤脚医生的电影：《春苗》，谢晋导演，上海电影制片厂，
　1975；《红雨》，崔嵬导演，北京电影制片厂，1975；《雁鸣湖畔》，高天红导演，
　长春电影制片厂，1975。《红雨》根据小说改编。见Yang Xiao, *The Making of a
　Peasant Doctor*（Beijing: Foreign Language Press, 1976）。《雁鸣湖畔》讲述了一位
　赤脚医生如何与潜伏在中国东北某合作医疗站内的坏医生做斗争，努力发展合作
　医疗的故事。

② 葛子长：《中国第一个女赤脚医生的曲折人生》，《贵州文史天地》2001年第2期，
　第33页。

③ 《无产阶级文化大革命的赞歌：评彩色故事片〈春苗〉》，《浙江日报》1975年12
　月2日。

当地山村生活的片段中，还出现了一位草药医。在影片《红雨》中，主角所在村庄的情况则要简单得多。孙天福是唯一的医生，他的父亲1949年之前是一家中药铺的掌柜。此外，影片里还出现过一位邻县的老中医。

影片《春苗》和《红雨》中的两位赤脚医生就是在这样的背景下获得他们的医学知识的。红雨在一家县医院里接受培训，学习中医和西医相结合的治疗方法。影片中的三个场景间接反映了他的医疗知识的来源与结构。在第一个场景中，一位老人拿着一把草药在给赤脚医生学员讲课。黑板上有关于黄连和薄荷两种药材的信息，墙上还悬挂着毛主席语录"中国医药学是一个伟大的宝库，应当努力发掘，加以提高"。在第二个场景中，一位中年医生正在教红雨如何使用显微镜。在最后一个场景中，一位教师正在教赤脚医生学员如何进行针灸治疗。

赤脚医生与各种敌对势力的斗争，不仅反映在赤脚医生对待贫下中农的态度上，还反映在他们的治疗方式上（见表4–1及表4–2）。针灸和草药的种种好处及有效性得到特别强调，而且它们在抢救一个患急性肺炎的名叫小龙的男孩，以及在治疗水昌伯的腰痛和小莲妈的重感冒时，都成为主要的治疗手段。《春苗》中的公社卫生院领导看不起这些治疗方法，说"自古以来哪有人用草草棒棒治病？"同样，《红雨》中的孙天福也公然嘲讽红雨敢于给人针灸："我行医三十年都没敢给人扎针啊。就他，刚学了几天的赤脚医生就给人看起病来了，真是心比天高啊。"与此形成鲜明对比的是，革命的医务人员是赤脚医生的坚定盟友。当具有革命精神的医生方明匆匆赶来为小龙治病时，却发现春苗已经把他治好了。方明非常好奇，问小龙妈妈春苗用了什么药。小龙妈骄傲地告诉他："她就是用的一根银针和一把草药啊！"在接下来的场景中，春苗手里提着一篮中草药走进院子大门，光着的双脚沾满了泥土，而村里人正在门口等着她。这时，大队党支部书记自豪地说："这才是我们贫下中农自己的医生——赤脚医生！"

表4-1　红雨和田春苗的治疗方式

赤脚医生	病人	疾病	诊断技术	药物及治疗手段
红雨	小莲妈	重感冒	听诊器	退烧针、一剂草药
	老石匠	慢性腿痛 巴豆霜中毒	听诊器	草药 绿豆汤
	赵老欢	慢性腿痛		针灸
田春苗	王老庆儿子	中毒 消化不良	听诊器	八瓶葡萄糖注射液
	小孩	咳嗽	听诊器	一种药片，一天服用三次
	某村民			针灸、膏药
	水昌伯	背痛		针灸、草药
	小龙	急性肺炎和高烧	把耳朵放在胸前	草药
	老奶奶			针灸

资料来源：电影《春苗》和《红雨》。

表4-2　"反动医生"、"坏医生"和"巫婆"的治疗方式

治疗者	病人	疾病	诊断技术	药物及治疗手段
贾月仙	村民			香灰
钱济仁	小妹	高烧	戴纱布口罩，听诊器	无，转到县医院
贾月仙	小龙	急性肺炎	一边号脉，一边称自己很害怕	苏打、烧纸
钱济仁	水昌伯	背痛	按压和击打背部	无，告知病人要吃饭和睡觉
孙天福	小莲妈	重感冒	号脉	鹿茸、犀牛角

资料来源：电影《春苗》和《红雨》。

这些影片折射出政府对两种治疗方式的态度，强调中草药的使用，同时采用西方的（现代的）医疗方法（诸如听诊器）作为辅助。这意味着赤脚医生作为新的乡村医疗者，有别于那些残存的旧式乡村医疗者，尤其是民间医疗者。然而赤脚医生在日常实践中所采用的治疗方式，与革命话语所建构的种种叙述差别很大。两位赤脚医生——杭州东部余杭县蒋村的严胜玉和杭州西部淳安县的徐佩春——的回忆可以帮助我们了解赤脚医生的日常治疗方式。蒋村和淳安县代表着赤脚医生在不同地方行医的两种不同类型，因为余杭县（包括蒋村）处于平原地带，而淳安县则属于山区。另一方面，这两位医生有着不同的背景，而且是在赤脚医生运动的不同阶段参加工作的。徐佩春上过初中，并在该县工农兵学校学医一年，他在1969年合作医疗创办初期开始担任赤脚医生，当时19岁。严胜玉高中学历，并在县卫生学校学习过一年，其中一半时间学习理论，另一半时间在公社卫生院实习。1978年，他加入大队合作医疗站，当时20岁。以下各节将更加详细地叙述他们对赤脚医生治疗方式的回忆，包括诊断技术以及中药、西药和针灸的使用。

诊断

前现代社会里的医生主要依靠三种技术来确定某种疾病的性质：病人的自述、医生对病人外貌和行为的观察，以及医生偶尔动手检查病人的身体。[1] 中医观察病人的气色（"望"）、听他们的呼吸（以及闻他们的呼吸和其他身体气味，即"闻"）、通过询问获得他们对病情的描述（"问"），以及触摸他们的手腕进行复杂的把脉（"切"）。[2] 在上述流程中，把脉被视作关键技术。按照大众化的中医观念，临床医生的技艺表现为能够通过脉相和几个简短问题来确定病人得了什么病，通常问题越少越好。[3] 相比之下，西医则要依靠使用听诊器来诊断疾病。因此，自1950年代以来，在乡村，人工把脉和使用听诊器分别代表着中医和西医的基本诊断技术。

作为一名1970年代的赤脚医生，徐佩春回忆他主要采用"望、触、叩、听"的西医方法，而非"望、闻、问、切"的中医方法。他主要使用听诊器来诊断疾病。他所在医疗站的一位同事能够把脉，因为他有中医家传。然而，徐佩春觉得这种技术不如听诊器"先进"，

---

[1] Stanley Joel Reiser, *Medicine and the Reign of Technology* (Cambridge: Cambridge University Press, 1978), 1.

[2] Bray, *Technology and Gender*, 313.

[3] Kleinman, *Patients and Healers in the Context of Culture*, 262.

因为这位同事几次失误，险些造成医疗事故。① 严胜玉使用的方法和徐佩春相同，强调使用听诊器诊断时"听"和"叩"的作用。② 徐佩春和严胜玉都知道把脉的基本理论。严胜玉还说，他所在医疗站的另外两位没有中医家庭传承的同事，也宣称他们能够通过把脉做出诊断。但是徐佩春和严胜玉坦陈，他们自己并不经常这样做，因为这项技术难度极大而且不如使用听诊器准确。

中草药

徐佩春1969年从县工农兵学校毕业后就开始开西药处方。据他回忆，大约在1971年或1972年，上级领导号召使用中草药。在他所在的山区县，有几个大队的合作医疗站能够熟练使用各种中草药，所以徐和他的同事曾经前往这些先进大队学习取经。县里还出版发行了三卷中草药配方，徐佩春基本上按照这些药方给村民开中草药。不过，后来上级不再重视中草药，情况发生了变化。他称自己知道如何按照本草学经典开中药处方。③ 相比之下，严胜玉1978年从县卫生学校回村后已经不开中草药。但他说他们从杭州城里的杭州医药公司购买过一些中草药。而且，他们有时会带着一口大锅深入田间地头，采集金银花、甘草、千里光和菊花。他们把这些药材煎煮成药汤，分发给在田里劳动的社员们。④

针灸

传统上，针灸是民间医生，特别是游方郎中治病的一个主要方法。由于他们通常不会在一个地方待很长时间，所以要依靠那些见效快的治疗方法来谋生。⑤ 不过，针灸疗法在晚清时期已经走向

---

① 对徐佩春的访谈，2004年5月14日。
② 对严胜玉的访谈，2004年5月26日。
③ 对徐佩春的访谈，2004年5月13日。
④ 对严胜玉的访谈，2004年5月26日。
⑤ Chao, *Medicine and Society in Late Imperial China*, 158.

衰亡。[1] 直到1950年代初，这种疗法依然不太常见，至少在余杭县如此。当地为了推广针灸，于1954年12月举办了一个中医代表大会。调查发现当时全县只有28位中医会针灸。[2] 到1955年，全县仍然只有55名中医能够采用针灸疗法，而该县的总人口是490400。会针灸的中医与全县人口的比例是1：8916。[3] 然而到了1970年代，针灸被列为赤脚医生的关键医疗技术之一。如第二章所述，陈志成为教会赤脚医生学员针灸，让他们在白萝卜上反复练习扎针技术。在实践中，徐佩春和严胜玉都按照疼痛部位及针灸穴位的"四字歌诀"来治疗农村常见疾病："头痛寻列缺，牙痛合谷收，肚腹三里留，腰背委中求。"[4] 然而，在老中药师邵俊根看来，赤脚医生只知道如何进行很初级、不科学的针灸。村民们也不太信任赤脚医生的针灸技术，因为要准确地找到针灸穴位很难，如果穴位不准确，针灸就没有什么效果。[5]

西药

徐佩春和严胜玉回忆，他们开的药绝大多数都是西药，诸如链霉素、安乃近、四环素和土霉素。不过，徐佩春特别提到当时缺乏儿童专用的药品。他说："当时的科学不像现在这样发达。我们只能为小孩子开成人药。比如对成年人，我们每剂开两片安乃近，而一个两岁小孩的剂量是成年人剂量的十二分之一。所以我要将药片碾成粉末，然后分成小份。"[6]

当时注射在赤脚医生中已经非常流行。徐佩春这样描述了注射过程："当时村里还没有自来水来消毒针头，我们用井水消毒。把针头

---

[1] Cullen, "Patients and Healers in Late Imperial China," 120; Lu Gwei-djen and Joseph Neddham, *Celestial Lancets: A History and Rationale of Acupuncture and Moxa* (New York: Cambridge University Press, 1980), 160; Furth, *Flourishing Yin*, 277; and Chao, *Medicine and Society in Late Imperial China*, 159-60.

[2] 杭县卫生工作者协会：《中医代表大会总结》（1955年5月），余杭区档案馆，卷号：13-5-106。

[3] 周如汉主编《余杭县志》，浙江人民出版社，1990，第768页。

[4] 对徐佩春的访谈，2004年5月13日。

[5] 对邵俊根的访谈，2009年11月20日。

[6] 对徐佩春的访谈，2004年5月14日。

放进一个饭盒里，把饭盒放在火炉上，让水烧15分钟。怪事的，当时从未发生过事故。放到现在，你绝对不敢这样子做。"[1] 与此同时，生理盐水和葡萄糖静脉滴注也在1970年代后期被引入中国乡村，尽管其操作流程被大大简化。在蒋村，生理盐水静脉滴注在1970年被首次使用。起初，陈志成不敢进行这些操作，因为静脉输液管必须经过煮沸消毒，而且这种治疗方法有很强的副作用，会使病人打寒战、发热。根据蒋村一位周姓赤脚医生回忆，陈志成当时还不知道如何处理这种反应。[2] 即使到了1970年代中期，各村合作医疗站仍然很少采用静脉葡萄糖滴注。但赤脚医生最终开始在日常治疗中使用静脉滴注，而且，严胜玉和徐佩春认为，到1970年代末期他们已经能够熟练运用这项技术。那些病情严重或者无法进食的老年村民都会接受葡萄糖静脉滴注。赤脚医生通常将针头和橡胶输液管放在铝制饭盒里煮沸消毒。那些针头和软管被反复使用。徐佩春说，采用静脉滴注也有一个"四字歌诀"："先盐后糖，先快后慢，见尿补钾，宁欠勿过。"[3]

抗生素药片与草药汤剂

此前的讨论显示，赤脚医生使用了多种不同的方法。然而关键问题是各种治疗方法在他们日常诊疗中的使用频率如何。接受我访谈的赤脚医生对这个问题给出了不同的答案。徐佩春回忆说，他在1969年之后开始使用西医方法诊治病人。即使到1972年前后，他和同事们根据上级的要求开始使用中草药和针灸给村民治病之后，有好几年时间西药仍然占到他所开出的药品的一半以上。后来他使用中草药和针灸的频率不断下降，并在1982年后彻底地转向西医。[4] 相比之下，严胜玉回忆说，1978年他回到大队医疗站时，所开出的药品中80%以上是

---

① 对徐佩春的访谈，2004年5月14日。
② 对周勇敢的访谈，2009年11月6日。
③ 对徐佩春的访谈，2004年5月15日。
④ 对徐佩春的访谈，2004年5月14日。

西药。[①]

　　杭州地区接受访谈的赤脚医生的上述回忆表明，采用西医的治疗方式是一种普遍的趋势，而且西药也大受民众欢迎。余杭县卫生局于1975年发布的一份报告证实了这一点，该报告批评医疗单位中的一些医务人员对"新生事物"持怀疑态度。受这种趋势的影响，中草药的使用出现了"严重的倒退"和"急剧的下降"。一些医院的医生动辄开出一大堆各种各样的抗生素。[②]报告认为，这些做法是"重洋轻土"。[③]

　　总体而言，赤脚医生出于种种务实考虑偏向使用西药。如第二章所述，赤脚医生的医学知识是以西医为主体的。尽管政府号召赤脚医生在日常治疗中使用中草药，但实际上，他们在中药和草药使用方面受到诸多限制。赤脚医生徐佩春和严胜玉将这个问题归咎于在学习中医和开中药处方时遇到的种种困难，因为精通中医、中药需要很高的文化水平，尤其是理解古汉语文本及表述的能力。[④]一位村民认为许多赤脚医生不懂得如何开中药处方："掌握中医很难，所以大部分赤脚医生一直使用西药。中药不能普及的原因主要还是赤脚医生水平不够。"[⑤]要想让草药见效，有时需要注意搭配。[⑥]相比之下，开西医处方不需要很多医学知识，因为药瓶和药盒上都清楚地列出了药品的功效、剂量和使用方法。既然每个赤脚医生，即使他只具备基本识字能力，都能阅读和理解这些说明，所以开几片药或打一针并非难事。

　　除了开药方更容易，相比较而言，西药被认为要比草药安全一些。一位村民回忆，因为受到一直流传的当地习俗影响，村民过去一直服用草药。但由于很难掌握准确的用药量，其结果难以确定——一般都

---

①　对严胜玉的访谈，2004年5月26日。

②　中共余杭县卫生局总支：《大力推广使用中草药，巩固和发展合作医疗》（1975年4月15日），余杭区档案馆，卷号：150-1-52。

③　中共富阳县委：《关于渔山公社巩固和发展合作医疗的调查报告》（1972年5月），富阳市档案馆，卷号：74-3-11。

④　对徐佩春的访谈，2004年5月14日；对严胜玉的采访，2004年5月26日。

⑤　对方建新的访谈，2005年12月23日。

⑥　对严胜玉的访谈，2004年5月26日。

能治愈疾病，但也有一些病人服药过量导致耳聋。[①]《杭州日报》的一份官方报道也指出，一些医务人员认为使用中草药有危险，使用西药更安全，所以他们不敢贸然开出中草药给病人。[②]

除知识结构问题和安全性考量之外，西药能够较快见效也是它们得到赤脚医生青睐的一重要原因。严胜玉直言不讳地解释了他使用西药的原因："农村人一般毛病不会来找医师的。等到来找我们的时候，一般来说病情已经很厉害了，比如说高烧和腹泻。这些情况下就要使用西药了，因为效果快。"[③]另一位姓方的赤脚医生不愿谈论他所开处方中各种药物的比例，但他承认如果病情稍微严重一些，他会首先使用西药来控制病情，包括使用注射和静脉点滴。[④]赤脚医生把西药的"神奇疗效"统统归因于1970年代以前抗生素在农村的缺乏。徐佩春对使用西药治疗疾病与灭杀水稻害虫的方法做了类比："那个时候给人看病很容易的。我打个比方。以前我们种水稻，用石灰来治虫就可以的。但是现在，你用化学杀虫剂也不行了，因为虫已经产生抗药性了。现在各种病变得难治，道理和这个是一样的。"[⑤]

基于上述原因，一些官方报告抱怨说，许多赤脚医生认为使用中草药和针灸是非常过时的，[⑥]与此同时越来越多的医疗站只使用西药。[⑦]村民的回忆证实了这种趋势。例如有一位村民说："我们村里，赤脚医生在县里学习了一年样子……他们也懂中医也懂西医。在七十年代初，他们开药时会问你欢喜哪种药，但他们基本上都是西医。1975年左右以后，西药就开始用得越来越多了。"[⑧]在这一时期造访过中国乡村的人也观察到了这一现象。1978年访问过台山县斗山公社的几位香港中文

① 对郑学东的访谈，2005年12月3日。

② 《坚持路线斗争，巩固合作医疗》，《杭州日报》1972年7月5日。

③ 对严胜玉的访谈，2004年5月26日。

④ 对方顺喜的访谈，2004年5月9日。

⑤ 对徐佩春的访谈，2004年5月13日。

⑥ 余杭县卫生局：《学习毛主席关于理论问题的指示，进一步办好合作医疗：余杭县合作医疗情况汇报》（1973—1974），余杭区档案馆，卷号：150-1-52。

⑦ 富阳县卫生局：《全省卫生工作会议文件：继续巩固和发展合作医疗》（1980年5月），富阳市档案馆，卷号：74-3-26。

⑧ 对方本培的访谈，2005年12月4日。

大学教授在研究报告中写道："如果我们的观察是正确的，那么尽管该公社既有中医也有西医，但后者显然更为盛行。"[1]

赤脚医生特有的治疗方式在两个方面具有重要意义。一方面，通过对比赤脚医生和三级医疗网络中其他医生所开处方中的西药比重，可以发现一个有趣的现象。按照严胜玉的说法，自1978年以来，他开出的药品中80%以上是西药。如果村民想看中医的话，他们就得去陈鸿庭所在的公社卫生院，在那里陈鸿庭和陈志成分别擅长中医外科和中医内科。据严胜玉估计，1970年代中期，陈鸿庭和他的同事开出的药品中近一半是中药。在同一时段，根据余杭县卫生局的一份报告，区卫生院和县医院的医生经常受到批评，因为他们实际上根本不开草药或中药处方。[2] 在中国农村三级医疗网络的各个层级中，公社卫生院（原联合诊所）开出西药处方的比例最低。这是因为各公社卫生院的很多成员仍是1949年之前接受传统中医训练的医生，尽管卫生院有时也会从卫生学校招收少量学生加入诊所。区级医院和县医院（特别是后者）能够招到相对多的医学院校毕业生，这些学生接受过现代医学教育，但不愿去农村服务。赤脚医生在县级学校里主要接受西医教育，尽管他们也有一些中医知识。从这个意义上说，大致在赤脚医生获得西医知识并将其付诸实践的同时，公社卫生院成为乡村医疗世界中还能开出中药处方的最后场所。

另一方面，赤脚医生特有的治疗方式的形成，也是乡村医疗者在中西医学交会过程中整体性转型的结果。[3] 如本章开篇所述，中医在1949年以前就已经知道如何开西药处方，但并非所有中医都会这样做，因为有些人依然坚持传统做法。然而到1970年代，即使最保守的

---

[1] 李沛良、徐慧莹：《医疗卫生网》，李沛良、刘兆佳主编《人民公社与农村发展：台山县斗山公社的经验》，第94页。

[2] 余杭县卫生局：《关于举办农村医师班的几点意见》（1986年10月27日），浙江省杭州市三墩镇中西医结合医院。

[3] 关于通过中西医结合进行诊断和治疗的更多信息，见Volker Scheid, "Shaping Chinese Medicine: Two Cases from Contemporary China," in *Innovation in Chinese Medicine*, ed. Elisabeth Hsu（Cambridge: Cambridge University Press, 2001）, 370–404; and *Chinese Medicine in Contemporary China*, 150–51, 227, 254。

中医医生也开始开西药处方。罗爱娟是杭州西部山区淳安县的长岭公社卫生院药剂师。她回忆说，1972年她开始在药房工作时，卫生院有四名医务人员，其中一位是当地有名的老中医，和蒋村陈鸿庭的诊所一样，他家的私人诊所是公社卫生院的前身。这位老中医到罗爱娟加入卫生院时，仍然主要使用中药，但1975年后他也逐渐开始开西药处方。为了使每次治疗更安全，他会在中药处方之外添加一些西药，但剂量是正常剂量的一半。[①]

　　治疗方法的逐渐变化在民间医疗者群体中也越来越明显，他们对获得新技术以及在自己的工作中使用某些"现代"治疗方法或技术越来越感兴趣。[②] 这在电影《春苗》中有所反映。公社卫生院的医疗组长钱济仁从卫生院里拿了许多西药给"巫婆"贾月仙，并告诉她："这些洋药你得学着点，……眼珠子别光盯在钱上，要舍出点药去。"在贾月仙治疗小龙的急性肺炎时，她给了小龙奶奶几片苏打，还让她去烧一些纸，最后收了5元诊疗费。换言之，贾月仙既采用了西医的治疗技术，也采用了传统的治疗技术，但她试图保持自身的传统治疗者形象。在现实生活中，蒋村的民间治疗者沈风相在1970年代初就知道如何将体温计放入病人的口中来测量病人的体温，他还会用红药水和紫药水，并会使用绷带、针灸、拔火罐、听诊器和石膏绷带（用于固定四肢骨折部位）。[③] 无论是虚构的贾月仙，还是现实生活中的沈风相，他们的行为本质上都可以被解读为传统医疗者如何适应来自西医的挑战，医学人类学对这一现象已有很多研究论著。[④]

---

① 对罗爱娟的访谈，2007年4月15日。

② Bradley P. Stoner, "Understanding Medical Systems: Traditional, Modern, and Syncretic Health Care Alternative in Medically Pluralistic Societies," *Medical Anthropology Quarterly* 17, No.2 (February 1986): 45; and Charles Leslie, *Asian Medical Systems: A Comparative Study* (Berkeley: University of California Press, 1976), 6–7.

③ 沈庆漾主编《余杭县蒋村乡学医的土郎中》，第93页。

④ David Landy, "Role Adaptation: Traditional Curers under the Impact of Western Medicine," *American Ethnologist* 1, No.1 (February 1974): 103–27. 这一现象也发生在偏远的边境地区。学者发现，在云南楚雄，祭祀者，特别是年轻人，学习使用生物药物和技术是十分普遍的。见 Liu, "Change and Continuity of Yi Medical Culture in Southwest China," 232。

"快"与"慢"，治"本"还是治"标"

现有研究认为，在近代中国的历史轨迹中，中国人对西医的反应经历了从抵制到接受的过程。[①] 然而，这样的反应主要体现了那些有机会接触西医的中国城市居民的态度。对中国乡村居民而言，西医在乡村地区的稀缺性与持续的经济困境使他们根本没有机会体验或信任西医。[②] 因此，普通村民对西医的理解远远落后于城市居民，尽管乡村地区在1950年代初已经有了西药、注射和手术。那个时候，村民对"铁丝"（注射器）如何能够穿透他们手臂的皮肤百思不得其解。[③] 1965年，余杭县卫生局在送药（既有中药也有西药）下乡试点工作总结报告中称，贫下中农欢迎这项工作。该报告中还提到，一位村民在服用了一小包消炎药粉后，脚部肿胀在两天之内就痊愈了。这包药是他和其他两位村民一起花6分钱买来的。一位大队副书记因腹泻卧床两天，服下大队卫生员给他的一个药片后就康复了，买药只花了两分钱。[④]

1969年以后，得益于药品价格的降低、销售网络的扩展和合作医疗站的建立，西药以前所未有的幅度大举进入农村。因此，村民能够获得的西药比以前更多，他们不再仅仅依靠野外和山林里出产的中草药。[⑤] 村民现在有机会对比中草药与那些新来的西药，这促成了对二

---

① Elisabeth Hsu, "The Reception of Western Medicine in China: Examples from Yunnan," in *Science and Empires: Historical Studies about Scientific Development and European Expansion*, vol.136, ed. Patrick Petitjean, Catherine Jami, and Anne Marie Moulin (Dordrecht, Boston: Kluwer Academic Publisher, 1992), 101; and Establet, "Resistance and Receptivity," 171–203.

② 雷祥麟也强调："总体来说中国人民过于贫穷，根本没有可能依照任何一种医学信仰行事。"见 Lei, "When Chinese Medicine Encountered the State, 1928–1937," 15。

③ 对邵俊根的访谈，2009年11月20日。

④ 余杭县卫生局：《关于开展中西成药下乡试点情况的报告》，（1965年10月21日），浙江省杭州市余杭区档案馆，卷号：42-1-29。

⑤ Roy Porter认为，社会商业化影响了英国农民获取药物的方式。药品不再从田间获得，而是从商店购买。Roy Porter, "The Patient in England, C1660–C1800," in *Medicine in Society: Historical Essays*, ed. Andrew Wear (Cambridge: Cambridge University Press, 1992), 91–118。

者对比态度的形成。首先，与西药相比，村民发现一大包一大包的中草药服用起来很不方便。《杭州医药商业志》描述了负责杭州下辖各县和邻省安徽若干县的药物批发的杭州中西药品供应站在推广中草药时遇到的问题："拎拎一大包，煎煎一大锅，喝喝一大碗。"这给病人带来了诸多现实问题：例如，一个农民买了30剂中草药后，不得不用一根长长的木扁担把它们挑回家。[①] 上一章提到的余杭县安溪公社因为能够生产中草药，被评为浙江省的合作医疗模范。但即使在那里，公社党委也指出有人抱怨："中草药好是好，但通常是一大包，还要用一个大碗来煎，非常不方便。"[②] 这种不便促成了各种体积小、用量少的中成药的推广。这些中成药由中草药原材料萃取和加工而成，并被做成各种形态——包括药丸、液体、糖浆、粉末、颗粒、速溶茶和胶囊。

有效性是形成村民对中西药比较医学信仰形成的另一个关键因素。在合作医疗刚开始实行时，不同年龄段的村民对中医和西医的看法差别很大：中青年村民往往喜欢服用西药，而少数老年村民则仍然偏爱中草药。老年村民认为西药治标，中药治本。一位村民回忆说："村里几个老人觉得赤脚医生总是开西药，说'你们也要挖些草药'。老人家一般认为只有服用中草药才能'断根'。"[③] 不过，作为一种普遍趋势，村民的偏好慢慢地由中草药转向西药，因为他们开始相信西药效果来得快，中药效果来得慢。这种信仰还因为赤脚医生在日常诊疗中偏爱使用西药而得到进一步强化。

看到这种情况，余杭县委撰文批评一些社员认为既然成立了合作医疗，就应该给他们提供"好"药。在他们眼里，"好"药就是各种西药。一些村民抱怨说，中草药可以治疗一些慢性病，但对各种

---

① 《杭州医药商业志》，第182页。在1970年代杭州地区的农村，农民们通常使用扁担来搬运重物。

② 中共安溪公社党委：《在斗争中坚持推广中草药》。关于药材的煎煮过程，见Farquhar, "Eating Chinese Medicine," *Cultural Anthropology* 9, No.4（November 1994）: 476。

③ 对方本培的访谈，2006年4月22日。

急症没有用。他们的动机非常实际，因为他们要靠工分来养活自己，所以不能在治病上耽误很多时间。这种对西医的偏好即使在一些山区也显而易见，那里能够找到各种合适的中草药，而且当地村民直到不久前还在大量服用中草药。《杭州日报》指出，在位于山区的临安县，随着安全观念、金钱观念和集体化观念的变化，一些人对中草药的态度也发生了变化。根据这篇报道，村民觉得既然西药是花钱买来的，所以会比较安全；而中草药是从山中采集的，所以它们可能有些危险性。[1] 余杭县卫生局在一份大力推广中草药的文件中，概括了在这个问题上村民的偏好以及政府的立场，同时猛烈抨击了几年前遭到罢黜的国家主席刘少奇："之所以偏好西药，是因为我们没有深入和彻底地批判刘少奇的修正主义卫生路线。一些有害的思想，如'中药不科学'和'西药一定会取代中药'等没有遭到充分的批判。"[2]

对前赤脚医生的访谈证实了官方报告中关于村民越来越偏爱西医的说法。一位1969年开始在富阳县行医的赤脚医生说："在我们那里，那时候老百姓不太相信中草药。配了药，一走出诊所，就一袋袋丢在路边。"[3] 因此，赤脚医生往往需要说服村民服用中草药。同时，经济因素也发挥着作用：村民认为他们有权得到西药，因为他们已经交了合作医疗费。[4] 而中草药不用花钱就能在田间和山上找到，所以一位村民埋怨说："如果都用草药，为什么参加合作医疗？"[5] 类似的，当一位赤脚医生给一位患有轻度腹泻的老太太开中草药处方时，她非常生气地说："我交了两块钞票，为什么要我吃草药？"[6] 她的愤怒或

① 《合作医疗十五年：临安县横溪公社的调查》，《杭州日报》1973年7月25日。
② 中共余杭县卫生局总支：《大力推广使用中草药，巩固和发展合作医疗》（1975年4月15日），余杭区档案馆，卷号：150-1-52。
③ 对蒋根玉的采访，2004年5月18日。
④ 在福建省林村，黄树民发现，村民遇到任何问题都会去诊所，小病也常常要求用最贵的药。见 Huang Shumin, "Transforming China's Collective Health Care System: A Village Study," *Social Science & Medicine* 27, No.9（1988）：882。
⑤ 《临安青山公社推广医草药的调查》，《杭州日报》1969年11月22日。
⑥ 《学好无产阶级专政理论，为捍卫毛主席革命卫生路线而奋斗》，《赤脚医生先进事迹汇编》，人民卫生出版社，1974，第27页。

许不难理解，因为在1970年代，2元钱对村民来说是一个相当大的数额，例如在位于杭州西部山区的淳安县，村民1971年和1977年的人均储蓄分别只有3.22元和6.55元。[1]

村民新的医疗信仰并未到此结束，因为他们还认为西药虽然药效强、见效快，但会产生严重副作用，而且往往只能缓解表面症状。相比之下，中药则被认为是温和的、渐进的，尽管它可能无法治愈疾病，但至少不会伤害病人。[2]谈到副作用问题，凯博文发现，在1970年代末的台湾，主流看法确信中药没有副作用，而且即使病人在服用中药之后真的出现了副作用，他们也不会抱怨。与此相反，如果西药很难吃的话，病人就会认为他们经受了副作用。[3]然而尽管如此，上述观念并未影响到村民越来越偏爱西医的总体趋势。正如费利克斯·曼（Felix Mann）在1960年代中期所发现的那样，中国人普遍认为西医比他们自己的传统医学体系更高明或许是基于以下事实：西药，尤其是在抗生素出现后，能够治疗许多中药所不能治疗的疾病。[4]村民因而形成了一种特殊的求医问药模式，即他们会选择西药来治疗各种症状严重的疾病，而对一些小毛病则既可能选择中药也可能选择西药。一般而言，他们要么首先尝试西药然后再尝试中药，要么同时使用中药和西药。[5]

村民群体中的自行用药也变得比以前更为普遍。对常见的头痛、发烧和腹泻，村民们知道应该服用哪些药片，尽管他们缺乏医学教育。日益泛滥的自行用药并未受到非处方药管理法规的约束，因为这些法规在当时尚未付诸实施。在这种情况下，涉及中医和西医的比

---

[1] 《淳安县志》，第107页。

[2] Kleinman, *Patients and Healers in the Context of Culture*, 87.

[3] Kleinman, *Patients and Healers in the Context of Culture*, 87.

[4] Felix Mann, "Chinese Traditional Medicine: A Practitioner's View," *China Quarterly* 23（July–September）: 31.

[5] 另见马伯英《中国医学文化史》，上海人民出版社，1994，第801页；Henderson and Cohen, *Chinese Hospital*, 121；及 Lei Jin, "From Mainstream to Marginal? Trends in the Use of Chinese Medicine in China from 1991 to 2004," *Social Science & Medicine* 71, No.6（September 2010）: 1066.

较医学信仰变得常态化。[①] 1999年，在余杭县临平镇和博陆镇开展的一项关于村民对中西医态度的调查发现两镇的受访者都强烈地偏爱西药。调查者对这种偏爱的解释呼应了上文探讨的那些原因：极大的便利性、显而易见的效果，以及迅速缓解症状并治愈疾病的效率。[②]

不过，村民对两种不同医学传统培养出来的医生的态度，截然不同于他们对药物的态度。爱德华·肖特曾探讨医疗社会史上科技因素对医生权威和地位的影响作用。他强调各种先进技术不仅控制了医生，它们还有助于降低医生凌驾于病人之上的权威，因为病人知道大部分诊断工作是由科技手段和技术人员完成的。[③] 然而，中国村民不仅尊重新近到来的医学科技、西药和西医，同时也继续尊崇传统医疗技术和老中医。蒋村赤脚医生严胜玉有关村民对那些在1970年代接受中医培训的医生的看法的回忆，支持上述观点：在村民看来，准确诊断和开中药处方需要具备很高的专业水平。[④] 直到今天，蒋村原赤脚医生徐水林仍然对陈志成把脉的精准性钦佩不已。[⑤]

合作医疗的曲折发展

从1969年起，赤脚医生和合作医疗制度在全国范围得到迅速推广，它们是一个借助政治运动得以成功实施的全新的社会主义医疗卫生运动

[①] 有趣的是，在玻特夫妇在中国南部的广东省增埠大队进行的人类学田野调查中，村民们对中医和西医持有相同的比较医学观念。但玻特夫妇发现，"增埠的人们，无论是普通人还是医生，都坚信中医药的优越性……卫生诊所的医生（以及村里的非专业医生）开出的处方大多是中草药。该大队经营着一家中药铺"。见 Potter and Potter, *China's Peasants*, 133–34。

[②] Khng, "Trends in the Utilization of Traditional Chinese Medicines in Rural China," 98–102。基于1989—1990年在云南的田野调查，许小丽指出，中西医都被认为是科学的。与传统的中医相比，现代西医被赋予了现代科技的特征，并被认为会使人快速康复。见 Hsu, "Western Medicine in Yunnan," 99。另见 Kleinman, *Patients and Healers in the Context of Culture*, 194; and Farquhar, *Knowing Practice*, 20。

[③] Shorter, "History of the Doctor–Patient Relationship," 789. 另见 George Ritzer and David Walczak, "Rationalization and the Deprofessionalization of Physicians," *Social Forces* 67, No.1（September 1988）: 14。

[④] 对严胜玉的访谈，2004年5月26日。

[⑤] 对徐水林的访谈，2009年11月5日。

的组成部分。① 然而，正如官方话语所说的那样，"每一个'新生事物'在其成长过程中都会遭遇困难和挫折"，合作医疗的确经历了曲折的发展历程。② 1969年5月，在合作医疗在全国范围内启动半年后，《人民日报》的一篇报道指出了其中的一些严重问题："一是医疗人次的增加；二是资金少，底子薄；三是土医生用药还没有经验；四是老医生还没有摆脱过去那种迷信好药才能治病的旧习惯。"③ 因此，1970年代的官方指示一再强调，合作医疗成功运作的关键是注重针灸和中草药的运用，只有这样，合作医疗才能得到加强。相反，依赖四环素和氯霉素会削弱合作医疗，因为这些药物花钱太多。④ 然而，由于赤脚医生特有的治疗方式和村民的比较医学信仰，无论官方发布多少长篇大论的指示，最终都无法逆转中草药的衰落和西药的崛起，这也成为1969—1970年开始实施的合作医疗不断遭遇挫折的主要因素。

到1973年，即合作医疗项目在全国范围实施仅仅四年后，实行合作医疗的生产大队的比例已经降至历史上最低水平。在杭州地区和浙江全省，这一比例分别降至38.55%和29.10%。⑤ 周边的上海市、福建省和江苏省情况类似，相关数据也不难查到。⑥ 在1970年代，余杭县的合作医疗不仅在杭州地区的七个县中，而且在整个浙江省内都是最成功的。但该县的合作医疗也经历了一个严重的衰退。到1974年7月，全县实施合作医疗的生产大队的比例降至20%。余杭县卫生局党总支在报告中称，一些阶级敌人诅咒"合作医疗办早了，所以办砸了"。他们还诅咒赤脚

---

① World Bank, *Financing Health Care: Issues and Options for China*（Washington, DC：World Bank, 1997）, 1.

② 中共富阳县委：《关于渔山公社巩固和发展合作医疗的调查报告》（1972年5月），富阳市档案馆，卷号：74-3-11。

③ 《穷队怎样办合作医疗？》，《人民日报》1969年5月23日。

④ 富阳县卫生局：《县委常委姚炎生同志在县卫生工作会议上的讲话》（1977年4月26日），富阳市档案馆，卷号：74-3-26。

⑤ 绍兴市卫生局革委会：《巩固和发展合作医疗，继续搞好农村卫生革命》（1973年），浙江省绍兴市档案馆，卷号：GC13-61-36-3-5-11。

⑥ 上海市卫生局：《上海市郊县合作医疗试点情况报告》（1969年6月），上海市档案馆，卷号：13242-2-76；福建省卫生志编撰委员会编《福建省卫生志》，福建省卫生志编撰委员会，1989，第610—611页。

医生，说他们"只知道涂红药水"，还说"兔子尾巴长不了"，企图将"新生事物"扼杀在摇篮里。[1] 由于来自上级的政治压力，实行合作医疗的生产大队的比例才在1976年再次增长。虽然这一年的比例达到了1970年代的最高水平，但很快又开始下降。[2] 在整个1970年代，合作医疗面临的主要困难仍然是药品过度使用、贪污腐败和粗放经营造成的财务问题。[3] 陈志成回忆说，他担任蒋村公社卫生院院长期间一直想方设法减少卫生院的亏损，弥补合作医疗的预算开支，例如，给免费医疗对象多开些药，从政府的公共卫生投资中多争取些资金，以及向周边的公社卫生院出售蒸馏水。[4] 在那些得不到上述解决办法的生产大队，合作医疗的基础非常脆弱，因为合作医疗的实施完全依赖于集体经济。当集体经济遇到困难时，合作医疗便很容易面临衰退或者立即停止运作。[5]

不过，即使在合作医疗停办之后，各生产大队里还是有医疗站和赤脚医生，因而在1968年至1983年医疗卫生服务保持了某种程度的稳定性。据赤脚医生方顺喜回忆："我们大队的合作医疗在1975年前后就搞不下去了，但大队医疗站没有断掉的，由大队来维持的……村民到这里来开药是要付钞票的。开始的时候，大队投入了一些钱。在不缺钱的情况下，医疗站办得还不错。"[6] 因此，拥有医疗站和赤脚医生的大队的比例高于拥有合作医疗服务的大队。[7] 1975年，杭州地区只有63.08%的生产大队还在实行合作医疗，但97.8%的生产大队都有

---

① 中共余杭县卫生局党总支：《关于双夏后召开合作医疗与赤脚医生代表大会的请示报告》（1974年7月），余杭区档案馆，卷号：42-1-37。

② 方小平：《中国农村的赤脚医生与合作医疗制度：浙江省富阳县的个案研究》，载《二十一世纪》第79期，2003年10月，第87—98页。

③ Duckett, *The Chinese State's Retreat from Health*, 67；朱玲：《政府与农村基本医疗保健保障制度选择》，《中国社会科学》2000年第4期；王绍光：《学习机制与适应能力：中国农村合作医疗体制变迁的启示》，《中国社会科学》，2008年第6期第121页；Lampton, *Politics of Medicine*, 237-40。

④ 对陈志成的访谈，2005年1月10日。

⑤ Lampton认为，实施合作医疗的大队数量随着粮食生产的多少而变化。见Lampton, *Politics of Medicine*, 238。

⑥ 对方顺喜的访谈，2004年5月9日。

⑦ Banister, *China's Changing Population*, 62；《杭州市卫生志》，第84—85页。

赤脚医生，这意味着每个大队平均有1.88名赤脚医生。[①] 因此，在合作医疗停止运作后，许多合作医疗站通过收费为村民提供药品和医疗服务，还有一些医疗站实际上成为药品零售店。[②] 在没有医疗站的生产大队，赤脚医生携带的药箱是村民药品的主要来源。

药品消费的结构性变化

由于合作医疗站和药箱在乡村长期存在，所以农村的药品消费结构在1970年代发生了一个巨大变化。一项涉及各类药品的数量、种类和销售收入的分析，或许能够反映赤脚医生的出现和合作医疗站的建立所带来的结构性变化。然而，对这些问题的研究面临着一个主要难题，那就是数据资料的匮乏。大多数大队赤脚医生（通常也是医疗站的会计），并未详细记录1970年代合作医疗的收入和支出情况。还有一些赤脚医生确实做过详细记录，但他们通常会在过了一段时间之后将其视为毫无用处的废纸丢弃掉。另有个别没有丢弃记录的赤脚医生则拒绝将它们公之于众，因为少数村民会质疑这些账目不准确。幸运的是，蒋村公社五联大队的赤脚医生洪景林保存了公社和大队两级一些不完整的账本。1971年——即蒋村实行合作医疗的第二年——的支出明细显示，西药消费已经略微超过了中药消费（见表4-3）。不过，账本中记录的各种药品支出，不应作为村民实际消费中西药品数量的准确依据。原赤脚医生徐水林称，蒋村西药消费的转折点出现在1974年前后。他认为："这个问题（中西药品的选择——引者注）不再像以前那样受重视。西药越来越多。中药越来越不受重视。我们觉得中药的效果不如西药好，虽然上级仍然号召我们使用中药。"[③] 尽管数据并不

---

① 杭州市卫生局：《杭州地区农村生产大队生产队卫生组织情况》（1975年），杭州市档案馆，卷号：87-3-302；《杭州地区农村生产大队生产队卫生组织情况》（1976年），杭州市档案馆，卷号：87-3-307。

② 绍兴市卫生局：《关于绍兴、新昌两县合作医疗情况的调查报告》（1973年6月），绍兴市档案馆，卷号：GC.13-61-36-3-5-11。

③ 对徐水林的访谈，2009年11月5日。

完整，但1975年至1979年的药品库存清单显示，那几年蒋村的中药消费几乎可以忽略不计。

表4-3　1971年蒋村合作医疗服务的药品消费明细

单位：元

类别	蒋村本村	三深分部	骆家庄分部	总计	百分比（％）
类型I：中医					
中药材	9313.96	2265.57	3171.93	14751.46	41.5
煎药	76.71		44.8	121.51	0.3
分类总计				14872.97	41.8
类型II：西医					
西药	12336.33	2397.79	3540.83	18274.95	51.4
外科手术	5.47	0.8	0.1	6.37	0.0
注射	99.9	0.3	12.95	113.15	0.3
分类总计				18394.47	51.7
类型III：其他					
门诊	72.9	0.2	11.8	84.9	0.2
分娩	27.5		2.5	30	0.1
包扎用品	653.98	110.32	142.75	907.05	2.6
挂号	795.98	21.2	447.41	1264.59	3.6
分类总计				2286.54	6.4
总计	23382.73	4796.18	7375.07	35553.98	100

资料来源：由蒋村赤脚医生洪景林提供。

蒋村的数据显示了一幅碎片化的药品消费图像。幸运的是，杭州地区建德县卫生局保存了1961年至1983年完整且详细的数据，它们提供了一幅更有说服力的图像。合作医疗站和赤脚医生项目于1970年在全国范围内启动，因此这一年可以被视为药品消费的一个分水岭。第一个值得探讨的重要问题是药品支出，包括总支出和人均支出。在1970年，建德县的药品总支出只有100万元人民币，这不包括医疗器材和化学溶液的支出。然而，第二年（1971年）的药品总支出增加到120万元人民币，并在此后逐年增加（见图4-1）。同样地，建德县的人均药品支出在1970年以前维持在3元以下，在1971年增加到4元左右，并在此后稳定地持续增长。由于国家工作人员享受免费医疗服务，所以用全县人均药品支出减去免费医疗的人均支出，可以得到村民的人均药品支出，这与全县的人均消费水平大致相同。[①] 这一数据可以表明，合作医疗站的建立和赤脚医生的出现大大增加了药品消费。

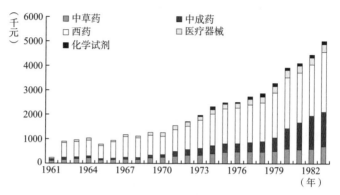

图4-1　建德县1961—1983年不同种类药品的支出

数据来源：《建德县志》，第110—111页。

第二个重要问题是这一时期所消费药品的不同种类。1970年代在农村大力开展中草药运动时，中药材的消费情况如何？根据建德县30种常用药材的统计数据，1969年之前的人均消费数量不足0.06斤（约30克）。1970年的消费数量保持不变，但在1971年迅速增加到0.08斤（约40克），并在1971年至1982年稳定在0.08斤至0.1斤（40克—50克）之间（见图4-2）。这意味着在开展中草药运动和建立合作医疗站的过程中，中药材的平均消费数量并未发生显著变化。因此，中药材的消费数量在1983年以前一直保持相对稳定，尽管销售总收入随着中草药价格的上涨而缓慢增长。[②] 从各种药品在销售总额中所占的百分比看，中草药从1961—1969年的16.4%增加至1970—1978年的18.3%，然后在1979—1983年下降至14.4%。杭州地区建德县的趋势与金华地区武义县和丽水地区缙云县类似，它们是在浙江省内能够找到相关数据的两个县（见表4-4）。

---

①　严有祥主编《建德县医药卫生志》，第116页。

②　齐谋甲主编《当代中国的医药事业》，第150—159页。

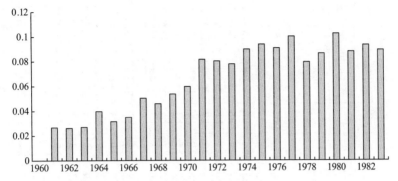

图4-2 建德县1960—1983年人均药材消费量（单位：斤或500克）

数据来源：严有祥主编《建德县志》，第110—111页。

在中药材消费下降的同时，中成药的消费却在稳定增加。如前面一章所述，一些中成药，例如治疗中暑的行军散、避瘟丹和痧药，在1940年代已经作为常用药品在乡村药店里销售。从1950年代后期开始，可供使用的中成药品种逐渐增多，同时其生产技术和包装也得到改进。作为加工好的药物，中成药解决了采集和晾晒新鲜中草药以及煎煮中草药汤剂的不便。正如原公社卫生院药剂师罗爱娟所说："如果我们开中草药，病人就要带着一包包药回去，还要自己煎。对要经常吃药的病人来说，中成药要比中草药方便。但效果上，中草药要比中成药好得多，因为汤药是直接从中草药中熬出来的。"[1] 在蒋村，据赤脚医生严胜玉回忆，到1978年"已经有一些中成药了，比如清热解毒的牛黄解毒片与治疗感冒和流感的银翘解毒片。都很便宜。但当时品种还不多。后来因为建立了许多中药厂，所以中成药越来越多"。[2] 与此同时，医药公司促销活动的日益增多，国家推动复方制剂标准化的种种努力，以及病人对服用便利（而且味道尚可）的药品的偏爱，也有助于市场上中成药的增加。[3]

① 对罗爱娟的访谈，2011年5月24日。关于中成药和药材的比较效果，见Farquhar，"Eating Chinese Medicine,"476。

② 对严胜玉的访谈，2011年5月22日。

③ Scheid, *Chinese Medicine in Contemporary China*, 94–95.

表4-4　1961—1989年浙江省三县的药材和中成药消费情况

年份	中西药总销售额（千元）	建德县						三个县的比较				
		总计（千元）	药材和中成药 总销售额百分比（%）	药材 销售额（千元）	药材 总销售额百分比（%）	中成药 销售额（千元）	中成药 总销售额百分比（%）	人均药品消费（单位：元）建德	武义	缙云	药材和中成药百分比 武义（%）	缙云（%）
1961—1969												
1961	1009	183.3	18.2	111.7	11.1	71.6	7.1	2.9				
1962	898	245	27.3	148	16.5	97	10.8	2.5	1.6		27.9/9.0	
1963	956	261	27.3	190	19.9	71	7.4	2.5	2.1	1.8	25.9/8.6	25.3/8.4
1964	1031	300	29.1	222	21.5	78	7.6	2.7	2.4	1.8	25.7/8.0	27.9/6.7
1965	782	191	24.4	133	17.0	58	7.4	2.0	2.1	1.6	23.2/8.7	22.0/7.1
1966	937	214	22.8	149	15.9	65	6.9	2.3	2.2	1.7	20.7/9.4	17.0/7.2
1967	1174	249	21.2	168	14.3	81	6.9	2.8	2.9	1.9	16.9/9.0	17.2/7.1
1968	1116	237	21.2	157	14.1	80	7.2	2.7	2.5	1.7	18.4/9.3	16.9/7.7
1969	1268	339	26.7	222	17.5	117	9.2	3.3	2.7	1.8	18.1/8.9	15.8/7.8
平均	1019	246.6	24.2	166.7	16.4	79.8	7.8	2.6	2.3	1.8	22.4/8.9	20.3/7.4
1970—1978												
1970	1260	360	28.6	251	19.9	109	8.7	3.2	2.7	2.2	19.3/8.5	18.6/6.6
1971	1550	491	31.7	294	19.0	197	12.7	3.9	3.0	2.3	21.6/9.9	21.2/9.7
1972	1710	570	33.3	336	19.6	234	13.7	4.3	3.9	2.5	19.4/10.6	19.4/10.1
1973	1970	621	31.5	336	17.1	285	14.5	4.9	4.9	3.3	17.2/10.8	17.4/10.1
1974	2326	733	31.5	404	17.4	329	14.1	5.7	5.3	3.7	16.7/11.2	17.1/12.2
1975	2496	810	32.5	458	18.3	352	14.1	6.0	5.6	4.0	17.4/12.6	16.2/12.5
1976	2513	813	32.4	476	18.9	337	13.4	6.0	5.7	3.7	16.2/12.5	16.5/14.0
1977	2740	858	31.3	484	17.7	374	13.6	6.5	6.1	4.2	16.3/13.7	17.4/11.3
1978	2872	901	31.4	470	16.4	431	15.0	6.7	6.5	4.7	18.7/11.5	17.2/12.7
平均	2159.7	648.1	31.6	389.9	18.3	294.2	13.3	5.2	4.9	3.4	18.1/11.3	17.9/11.0

续表

年份	建德县							三个县的比较				
	中西药总销售额(千元)	药材和中成药						人均药品消费(单位：元)			药材和中成药百分比(%)	
		总计(千元)	总销售额百分比(%)	药材		中成药		建德	武义	缙云	武义(%)	缙云(%)
				销售额(千元)	总销售额百分比(%)	销售额(千元)	总销售额百分比(%)					
					1979—1983							
1979	3289	1060	32.2	503	15.3	557	16.9	7.7	6.9	4.8	18.5/13.4	23.3/9.5
1980	3923	1436	36.6	604	15.4	832	21.2	9.1	7.6	6.2	19.6/10.9	21.0/10.6
1981	4106	1674	40.8	569	13.9	1105	26.9	9.5	8.4	6.5	18.0/18.7	16.6/13.6
1982	4451	1950	43.8	594	13.3	1356	30.5	10.1	9.8	7.8	17.7/21.5	16.8/17.9
1983	5009	2111	42.1	704	14.1	1407	28.1	11.3	11.4	11.2	17.7/22.9	15.7/18.9
平均	4155.6	1646.2	39.1	594.8	14.4	1051.4	24.7	9.5	8.8	7.3	18.3/17.5	18.7/14.1
					1984—1989							
1984	–	–	–	–	–	–	–	–	11.4	9.3	17.5/24.6	18.9/20.2
1985	–	–	–	–	–	–	–	–	13.0	8.8	16.8/28.4	22.0/22.5
1986	–	–	–	–	–	–	–	–	14.0	10.8	18.3/27.3	16.8/20.1
1987	–	–	–	–	–	–	–	–	15.8	13.5	17.7/25/3	15.7/21.7
1988	–	–	–	–	–	–	–	–	17.5	17.9	23.0/25.0	17.6/22.4
1989	–	–	–	–	–	–	–	–	16.1	14.8	18.2/21.1	15.1/21.0
平均	–	–	–	–	–	–	–	–	14.6	12.5	18.8/25.3	17.7/21.3

数据来源：《建德县志》，第116页；《武义县卫生志》1992，第205页；缙云县医药志编撰小组编《缙云县医药志》，缙云县印刷厂，1990，第226—230页。建德县1984—1989年数据缺失。

这些变化反映在中成药的销售量上。在建德县，1961—1969年中成药只占各种药品销售收入总额的7.8%（见表4–4），然后1970年上升到8.7%，在1971—1978年上升到13.3%。直到1979年，中成药在药品销售收入总额中的比例才首次超过中药材。到1983年赤脚医生制度因各种原因停止运作时，上述比例在建德县跃升至24.7%。在杭州中西药品供应站的批发区域内（包括农村地区和城市地区），从1959年至1979年中成药的销售只增加了62.2%，但这一数字在1983年飙升到317.3%，在1987年达到了624.1%。[①]

不过，这一增长主要来自营养性和滋补性药品的销售，而非治疗性药品的销售。[②] 用《杭州医药商业志》的话来说："市场对营养滋补品的要求，在50年代以治疗性补品为主；60年代开始以预防为主，补品供应增加；70年代已考虑增强体质，补品开始成为热门货；80年代人们热衷于健康投资，小孩要助长发育，青年人要强壮身体，中年人要延缓衰老，老年人要健康长寿。"[③] 一位老村民说："在集体时代（1983年以前——引者注），我们只想着能够吃饱饭。后来经济条件改善了。农村里有钞票吃补品了。有些家里甚至一年到头都在吃补品！"[④] 与此同时，营养品和滋补品还成为村民看望生病亲友时必不可少的礼物。根据杭州中西药品供应站提供的批发区域内17种主要中成药的统计数据，营养品和滋补品的销售收入急遽增加，与此同时它们占中成药销售收入总额的百分比也在上升，从1979年的33.29%上升到1980年的38.32%。滋补品的销售总额最终超过了治疗性中成药的销售总额，在1981年至1985年两类药物销售总额中所占比例的平均值为51.77%。[⑤]

有趣的是，村民对药品有着他们自己的分类和解释。当被问及什么是中成药时，一位老村民对这个名词感到困惑，他说："赤脚医生

---

① 《杭州医药商业志》，第87页。
② 对邵俊根的访谈，2009年11月20日。
③ 《杭州医药商业志》，第191—192页。
④ 对方本培的访谈，2011年5月21日。
⑤ 《杭州医药商业志》，第88—89页。

曾经给过我几片药，并告诉我'这是中成药'，那个时候已经实行家庭联产承包责任制了。但我真的不知道什么是中成药。"① 当被问到同样的问题时，一位从1950年代末到1980年代初担任大队党支部书记的86岁村民给出了一个不同的解释："草药是从山上挖下来的、没加工过的，中药是加工过的草药。中成药是重要的中药。西药是化学药品。年纪轻的人，能看懂药瓶上字的，应该晓得哪些药是中成药。"② 但两位村民都强调，营养"药"和补品绝对不是药物。

　　无论如何对中成药加以分类和解释，其销售量的增加都是导致中药（包括中草药和中成药）在药品销售总额中比例上升的唯一因素。在建德县，中药占全部药品的平均百分比从1961—1969年的24.2%上升到1970—1978年的31.6%，然后在1979—1983年飙升到39.1%。虽然中药在销售收入中所占比例的不断增加意味着西药所占比例的下降，但西药的实际消费数量却在稳定地逐年增长。如前所述，1969年西药价格下降了大约37%，1974年和1984年又进一步降低。因此，不断增加的支出和不断下降的价格使乡村中的西药消费在1970年代出现了一个大幅增长。抗生素在这些西药中占据了主导地位：在建德县，整个1970年代排在人均消费前十位的药品是四环素、青霉素、土霉素、胃舒平、驱蛔灵、退烧药、止痛片、安乃近、麻黄碱片及合霉素。③ 如第三章所述，这些药品对治疗1970年代村民最常见的疾病特别有效。与此同时，各种器械和一次性耗材（包括注射器、针头、棉球和绷带）也被大量使用。④ 这也展现了一个巨大的变化：在1949年的中国，每18000人只有一支体温计，⑤ 但到1968年之后，每个大队通常都有一支体温计、一个血压仪和一个听诊器。

---

① 对方本培的访谈，2011年5月21日。

② 对郑金竹的访谈，2011年5月23日。

③ 严有祥主编《建德县医药卫生志》，第112—113页；任振泰主编《杭州市志》第1卷，第416页。

④ 黄树则、林士笑主编《当代中国的卫生事业》第2卷，中国社会科学出版社，1986，第301—315页。

⑤ 黄树则、林士笑主编《当代中国的卫生事业》第2卷，第301页。

部分地缘于西药和西医的盛行，人们使用中药的方式开始发生变化。1985年，国家卫生部的一位官员在世界卫生组织的一次研讨会上的报告中说："一般来说，除了在中医医院和病房里，传统中药在初级医疗保健服务中得到最广泛的使用（约占病例数量的40%），而在医院诊疗服务中的使用则要少得多。绝大多数综合医院都使用现代药物，同时加上少许传统中药。"[1] 不过，官方所说的"中药"主要是指中成药。从1980年代初开始，越来越少见到病人的家属为他们煎煮中药，至少在杭州农村地区是这样。然而，中成药依然在药品消费总量中占据一席之地，尽管比例很小。据目前在蒋村医疗站工作的严胜玉介绍，他和他的同事给60%的病人开了中成药。中成药占到这些病人用药总量的25%，主要是作为西药的辅助药。[2]

赤脚医生的出现和医疗站的建立使村民形成了关于药物的比较意识，对中药的标准化产生了巨大影响，并引发了中国乡村药品消费的一次结构性变革。由于中国的农村人口占到总人口中的大多数，所以乡村医疗观念和消费模式的上述变化必然意味着整个中国药品消费的转型，尽管农村居民的药品消费仍然大大少于城市居民。[3]

西药的滥用

村民变得越来越偏爱西医，但这种偏爱也带来了一个相当严重的滥用问题。闫孝诚是北京中医药研究所的一名中医。他在1964年到1974年曾经跟随城市医疗队赴河南、山西和西藏。在1978年写给《赤脚医生杂志》的一封信中，他警告"农村地区赤脚医生和其他医务人员滥用西药的问题非常严重，尤其是注射的过度使用。无论治疗什么

---

[1]　Xu Tong, "Combing Traditional Chinese Medicine and Modern Western Medicine," in *The Role of Traditional Chinese Medicine in Primary Health Care in China*, ed. O. Akerele, G. Stoot, and Lu Weibo（Manila：World Health Organization, 1985）, 35.

[2]　对严胜玉的访谈，2011年5月22日。

[3]　例如，1974年杭州市区人均医药费为20.68元，而杭州中西药站销售区域内的每个县的人均医药费仅为5.43元，《杭州医药商业志》，第114页。

疾病都要进行注射"。[1] 1930年代定县乡村卫生实验项目的负责人陈志潜在1970年代末也注意到，四川省内的赤脚医生合法地享有任意开药的权利，极少乃至毫无监管。[2]

1980年代初农村改革开始后，赤脚医生变成了个体医疗从业者。因为看病和检查一般不收费，所以村卫生室开始依赖药品销售利润来维持日常运作。[3] 开西药因而变得更加盛行。统计数据显示，乡村诊所89.1%的利润来自开药。[4] 富阳县赤脚医生方顺喜坦言，他开西药是为了赚钱：

> 我们要赚钞票来养活自己，因为上面不付工资给我们。但我们可以通过开西药来赚钱。这就是所谓的"以药养医"。至于草药，你怎么能收钱呢？一把草药，你能向村民收取五六块钞票吗？没有人会接受的。我属于乡村医生中的西医类别。如果只开中药的话，我们活不下去的。[5]

另一位赤脚医生说："改革开放后，和以前相比，采购药品越来越方便。你只要电话打到医药公司，他们会直接送货到门上的。"[6]

因此，当赤脚医生项目于1980年代初结束时，西医的各种治疗方法在农村获得了更大的主导权。根据医学人类学家悉尼·怀特1989—1990年在云南省丽江盆地进行的研究，西医已经在两种治疗方式的竞争中胜出，尽管她将此表述为实现了中西医结合：

> 对于刚刚提到的许多需要在医学上加以系统性应对的病痛，丽江盆地乡村医生所采用的治疗方法主要包括注射抗生素，静脉注射葡萄糖水、维生素或抗生素，或者服用西药片剂。有些病痛

---

① 闫孝诚：《需要改进的几个地方》，《赤脚医生杂志》1978年第11期，第46页。
② Chen, *Medicine in Rural China*, 149–150.
③ Farquhar, "Market Magic," 244.
④ 海闻、王健、陈秋霖、赵忠及侯振刚：《农村卫生服务体系探讨》，北京大学中国经济研究中心、北京大学卫生政策与管理研究中心，2003年5月12日。
⑤ 对方顺喜的访谈，2004年5月9日。
⑥ 对俞福泉的访谈，2004年5月12日。

主要使用中药进行治疗（这些治疗既可以采用注射或静脉输液的方法，也可以采用更富传统特色的中医疗法）。还有一些病痛的治疗同时采用了中医和西医的药物与技术。[1]

直到1990年代末，国家医疗主管部门仍然没有对赤脚医生开药做出明确规定或限制。处方药和非处方药的划分也没有得到严格的遵守。与此同时，村民对一些常用药物越来越熟悉，通常会要求医生开他们自己指定的药品。更重要的是，病人们会主动要求进行葡萄糖静脉输液。即使是腰部肌肉拉伤，他们依然会向医生索要维生素和氨基酸。因为这些药品让他们感觉不错，所以他们相信它们是有效的。[2]赤脚医生很少会拒绝这样的要求。严胜玉于1978年参加工作，是蒋村最后一批赤脚医生之一。他在2009年11月接受访谈时抱怨："现在，我每天看70个病人，每天至少有20个病人要求我给他们挂针。"[3] 在后来的访谈中，他说："病人一坐下来，我还没给他们看，他们就马上说：'医生，我感冒了，给我挂个针。'病人希望能够马上见效。今天感冒去挂个针，这样明天就能去工作了。现在人们很相信静脉输液。"[4] 在一定程度上，输液疗法变成了村民的一种灵丹妙药或安慰剂。[5]正因如此，现在中国诊所和医院的输液室里总是挤满了来静脉输液的病人，他们往往是些轻微病症患者。这种做法的普遍性还衍生出"吊瓶森林"一词，用以描述医院输液室里输液架上挂满瓶子和长橡胶管的常见景象。[6]

---

[1] White, "Deciphering 'Integrated Chinese and Western Medicine,'" 1342. 另见 Anna Lora-Wainwright, "Using Local Resource: Barefoot Doctors and Bone Manipulation in Rural Langzhong, Sichuan Province, PRC," *Asian Medicine: Tradition and Modernity* 1, No.2（2005）：13.

[2] 对徐水林的访谈，2009年11月5日。

[3] 对严胜玉的访谈，2009年11月5日。

[4] 对严胜玉的访谈，2011年5月22日。

[5] 关于强安慰剂效应，见 Ted J. Kaptchuk, Peter Goldman, David A. Stone, and William B Stason, "Do Medical Devices Have Enhanced Placebo Effects?" *Journal of Clinical Epidemiology* 53, No.8（2000）：786–92.

[6] 《"吊瓶森林"》，《中国青年报》2014年12月24日。

这些现象还发生在相对偏远的边疆地区，那里在1949年后又过了很长一段时间才迎来了西医以及中医。根据一项1990年代在云南进行的人类学研究，自我治疗在村民中司空见惯，他们还熟练掌握了其他医疗技术，例如给自己打针。如果人们觉得有必要，他们会去乡镇医院或卫生站。否则，他们会直接使用从乡镇医院或农村集市购买的药品。绝大多数家庭有自己的药箱，他们使用的绝大多数药品是西药。[1]

赤脚医生毫无限制的处方权和村民的自我治疗行为导致了各种药物（包括西药和中成药）的过度使用——这也发生在其他发展中国家。[2] 1990年代末对中国中部地区家庭的一项研究发现，有75%的受访者过去两周内在没有处方的情况下购买过西药。[3] 根据另一位学者的统计数据，1998年乡村医生开出的处方中，有20%—36%毫无必要地列入了类固醇药物。为治疗普通感冒而接受肌肉注射的儿童的比例高达46%—64%。[4]

药物的过度使用引起了政府的关注。在杭州地区，《浙江省乡村医生基本药物目录》于2006年5月开始生效。根据其中的规定，乡村医生可以开17类277种药品，但禁止开那些具有强烈或毒性副作用的药品和饮片。[5] 尽管如此，在21世纪中国的市场经济作用下，滥用西药的现象仍然十分严重。[6] 根据经合组织（OECD）发布的2010年2月

---

① Liu, "Change and Continuity of Yi Medical Culture in Southwest China," 101.

② 主要指滥用抗生素和激素。见丁宏、吴丽娟、袁方、杨善发与董文静《乡村医生抗生素与激素使用分析》，《医学与哲学》2005年10月，第26卷第10期。

③ Dong, Bogg, Rehnberg, and Diwan, "Drug Policy in China," 784.

④ Liu Yuanli, "China's Public Health-Care System: Facing the Challenges," *Bulletin of the World Health Organization* 82, No.7（July 2004）: 536.

⑤ 浙江省卫生厅：《浙江省乡村医生基本药物目录》（2006年3月16日）。

⑥ 最近的研究指出，新型农村合作医疗似乎鼓励乡村医生开出更多的药物和抗生素，甚至更有可能进行注射。在没有新农合的村卫生站也出现了不合理的药物处方。因为这些村卫生站在没有政府补贴的情况下，只能靠自己的力量来支撑，所以存在销售更多药物与更昂贵药物的动机。见Xiaoyun Sun, Sukhan Jackson, Gordon A. Carmichael, and Adrian C. Sleigh, "Prescribing Behaviour of Village Doctors under China's New Cooperative Medical Scheme," *Social Science & Medicine* 68, No.10（May 2009）: 1779.

版《中国经济调查》，这种药物滥用在乡村医生中尤其普遍。如前所述，促使他们过度开药的因素之一，是他们的收入部分地依赖于药品销售。在接受调查的病人中，有近3/4的人被医生开了一种抗生素，另有1/5的人被医生开了两种甚至更多的抗生素。因为绝大多数药物都是通过注射——主要是静脉注射——方式给药，所以药物滥用带来的种种隐患进一步增加。[1] 缘于上述的各种原因，药物支出占到中国医疗卫生总支出的45%（或GDP的1.6%），[2] 远高于其他国家，在其他国家，药物支出通常占国家医疗卫生总支出的1/4。[3]

许多学者曾极力辩称，"文化大革命"爆发之后出现的中西医结合实践是一种自然而然的混合体，中医话语在这一混合体中的地位并不亚于西医。[4] 但实际上，这种结合是很不平等的。很少有西医在诊断和治疗过程中使用传统中医技术，而所有传统中医都提到他们同时使用西医和传统中医技术来诊断和治疗他们的病人。[5] 这就是赤脚医生群体形成其特有的治疗方式的背景。尽管在很多方面赤脚医生代表着中西医结合的一种方式，但实际上他们对西医表现出明显的偏好，这又极大地影响到村民群体。当赤脚医生将新的治疗方式和大量西药引入中国农村时，村民的反应是逐渐形成对西药的偏好。相映成趣的是，冯珠娣在1990年代初发现，中国城市居民"现在比农村人更热衷于服用中药"。[6] 她的发现在21世纪的头十年中得到了越来越多的验证。正如原公社卫生院药剂师、现居住于杭州城区的罗爱娟所说："现在农村里基本上都吃西药。相反，倒是杭州一些大医院会给病人开些中草药，因为他们都有煎药机器。"[7] 赤脚医生的治疗方式和村民

---

[1] *OECD Economic Surveys: China 2010*, vol. 2010/6（Paris：OECD Publications，February 2010），225.

[2] 虽然有些村民自己支付药物费用，但国家资助的医疗服务涵盖了参加新农合的村民、城市居民和其他在政府机构工作的公务员所消费的全部或部分药品，因此涉及的人数很多。

[3] *OECD Economic Surveys: China 2010*，227.

[4] White，"Deciphering 'Integrated Chinese and Western Medicine,'" 1333–47.

[5] Khng，"Trends in the Utilization of Traditional Chinese Medicines in Rural China," 88.

[6] Farquhar，"Eating Chinese Medicine," 476.

[7] 对罗爱娟的采访，2011年5月24日。

的医疗偏好，共同推动了中国药物消费的稳步增长，同时也根本性地改变了药物消费结构，使之向西药倾斜。尽管中药（包括中草药和中成药）的消费总体上也有一定幅度的增长，但它被边缘化，成为治疗各种慢性的不治之症、令人不快的机能失调，乃至像"非典"（SARS）这样的急性传染病的"最后手段"。[①]

① Scheid, *Chinese Medicine in Contemporary China*, 108; Farquhar, "Eating Chinese Medicine," 477; Knowing Practice, 20; Khng, "Trends in the Utilization of Traditional Chinese Medicines in Rural China," 135. 关于在2003年春季SARS疫情中使用中药治疗SARS患者的情况，见Marta Hanson, "Conceptual Blind Spots, Media Blindfolds: The Case of SARS and Traditional Chinese Medicine," in Leung and Furth, *Health and Hygiene in Chinese East Asia*, 228–54。

第五章
诊疗场所的变更：从家中病榻到医院病房

大多数的普通中国农民在20世纪中叶之前从未听说过去医院治病这回事。直到1960年代中期，中国乡村的绝大多数医患接触都在家中进行，这与他们祖辈所生活的时代没有多大差别。对大多数农民来说，住院治疗、病房和转诊都是遥远而且陌生的概念。这种状态直到1980年代初才发生根本性的变化。随着煎煮中药的气味逐渐从村庄上空消失，医患接触也不再局限于村民的家中。随之而来的，是越来越多的中国农民离开他们所在的村庄，到当地社区以外的诊所或医院看病，有时是通过医生转诊，有时是他们自己的决定。从此以后，住院治疗——包括患者的住院体验和正规化的医疗咨询——在村民的生活中变得越来越普遍。赤脚医生在促成乡村农民上述种种剧烈变化方面发挥着关键性的作用，因为他们在实现中国乡村医疗卫生的制度化进程中扮演了不可或缺的角色，这种制度化包括科层化医疗制度的建立、医患接触的规范和医疗社区的明确。

孤立的医疗世界和以家庭为基础的医患接触

前面各章已经讨论了1940年代末以前中国农村中的职业化医疗实践的个体化、分散化和自治化的特征。所谓家庭诊所通常基本是医生一个人经营。陈鸿庭的诊所之所以显得与众不同，是因为该诊所有陈鸿庭和他的父亲两个医生一起工作。然而，这些家庭诊所缺乏现代医疗诊所的许多特征，诸如一幢医疗建筑应有的布局以及不同的科室。此外，家庭诊所基本上将自己的业务限制在其所在的社区之内，也即他们所在的乡镇。而且和今天不同，当时对日常医疗活动并没有特别明确的规定。医患之间的接触主要发生在患者家中。这种方法确实具有一些长处，因为观察病人的住所有助于医生更准确地了解疾病发生的情境，将这一信息与病人对病症的描述结合起来，根据病人所处的生活环境做出恰如其分的诊断和治疗。例如，医生不仅可以确定病人能否得到照顾，还可以观察到有可能妨碍病人康复的家庭内部关系紧张的迹象。在访问病人的住所时，医生可以要求家人和亲属打打下手，并可以直接向他们提供具有权威性的建议，使他们了解自己在病人康复过程中的作用。[①]

农村中的医疗服务供给的个体化特征，贯穿在诊断、治疗和康复的整个过程中，无论是在当地社区之内还是在社区之外，都不存在医生之间的诊疗协作。病人通常只会看一位医生，这与现代医院环境中病人能够与不同层级的医生互动截然不同。[②] 在由众多个体医生构成的中国乡村医疗世界中，找多位医生看病会被视为对医生个人领地的冒犯，并可能引发严重纠纷。[③] 当被问及病人在医生同行之间转诊问题时，蒋村公社卫生院的陈志成立即回答说："这在旧社会是不可能的。"[④] 老中药师邵俊根也证实了这点，说："医生从不会向病人推荐别的医生。"[⑤] 造成这种状况的主要原因是，这些职业医生从事医疗活动的唯一目的就是赚钱。[⑥] 只有在非常罕见的情况下，医生之间分享知识和交换病人的网络才会出现，那就是"这个网络的成员由于亲属关系、师徒关系和共同参与各种社会活动的叠加效应，业已存在相互联系"。[⑦]

到1940年代后期，国民政府已经开始鼓励在农村建立医疗社区。第一步便是在1940年代末建立了医师公会的地方分支机构。第一章已经提

---

① Sivin, *Traditional Medicine in Contemporary China*, 13.
② Shao, "Hospitalizing Traditional Chinese Medicine," 119; and Freidson, *Profession of Medicine*, 156.
③ Dorothy Porter and Roy Porter, *Patient's Progress: Doctors and Doctoring in Eighteenth-Century England* (Oxford: Polity in Association with Basil Blackwell, 1989), 81.
④ 对陈志成的访谈，2009年11月6日。
⑤ 对邵俊根的访谈，2009年11月20日。
⑥ 《亭趾人民公社档案历史资料汇编（1949—1958）》，（1959年4月24日），浙江省杭州市余杭区档案馆，卷号：42-1-3。
⑦ Scheid, *Currents of Tradition in Chinese Medicine*, 101.

到，根据余杭县社会部所设计的框架，蒋村隶属于县医师公会第六分会，由陈志成的师傅中医师郑步营领导，他后来在1952年成为蒋村联合诊所的创立者之一。[1] 第六分会共有22个内科诊所（22名医生）和3个外科诊所（4名医生）。[2] 然而，这一医疗行政区划设计并未改变私人化医疗实践的现状，也未影响到医疗社区的实际覆盖范围。与此同时，杭州地区各县的县城里已经出现了具有专业化科室、科层化分级和多部门协作提供服务的医院。但这些医院并未在村民的医疗生活中起到多大作用。[3] 主要缘于医院、医务人员和医疗设备的稀缺，当时农民普遍地缺乏一种"医院意识"。这与西欧和北美各国的情况不同，在那里阻碍人们去医院的部分原因，是贫困救助对象在医院里的高死亡率所引发的恐惧，以及病人不愿丧失选择医生的权利。[4] 在其他地方出现的医院恐惧症常常缘于不同文化的冲突，而这在当时的中国农村似乎并未成为一大问题。

医疗社区、小型医院与医疗协作

在像蒋村这样的地方，在一个与外部隔绝的医疗世界中形成的个体化的、私营的和分散的医疗活动，直到1952年依然占据主导地位。联合诊所的诞生，标志着在各社区内部形成了一个固定的医疗场所。此后，社会主义新政权又通过多方协商，划定了医疗社区的地理管辖边界。前面几章中已经提到，一些联合诊所与农业合作社签订了合同，由后者为社员支付一定数额的费用，以换取社员所需的治疗和药品。[5] 除了建立固定的医疗场所，常规化的流动医疗服务也成为各联合诊所日常

---

[1] 胡樾主编《余杭县卫生志》，第84—85页。

[2] 胡樾主编《余杭县卫生志》，第167页。

[3] 尽管某些地区的中国村民自19世纪末以来就能接触到传教士医院或其他现代模式的医院，但对于大多数村民而言，这些医院并未得到普及。更多关于19世纪末20世纪初中国病人在传教士医院的经历，参见 Renshaw, *Accommodating the Chinese,* 139—94。

[4] Lindsay Granshaw and Roy Porter, eds., *The Hospital in History*（London: Routledge, 1989），1.

[5] 淳安县人民委员会卫生科：《以整顿巩固提高质量，勤俭办卫生事业》（1957年6月13日），淳安县档案馆，卷号：36-1-26。

工作之一。政府文件强调这是送医送药上门的一项重要措施，直接服务
于农业生产。在夏收夏种大忙季节，各诊所应该积极组织流动医疗服
务。[①] 此外，各联合诊所还必须承担其所在乡镇的公共卫生工作。这三
项日常任务（诊所看病、巡回医疗和公共卫生工作）为联合诊所提供了
常态化的工作，并加速了医疗社区的形成——这在中国还是第一次。

　　与此同时，对个体医疗从业者的管理也进一步收紧。县政府依据
对从业者医疗水平的调查发放证书，卫生局颁发营业执照，将个体开
业医组织起来，在不同的区域内提供医疗服务。[②] 政府也开始监管那
些游方郎中和草药小贩，在他们的执业"介绍信"中标注行医有效日
期。要求当地的联合诊所在他们离开某一地区时，在他们所持介绍信
的背面写上关于其表现的评语。[③] 进一步的限制措施和管理法规，使
游方郎中和草药小贩行医的地域范围不断缩小。例如在1962年，他们
被要求不得跨省；到1963年上半年，被禁止跨专区；到1963年下半
年，他们被禁止跨县；到1964年，则被彻底地限制在他们所在的各
县。[④] 如果个体医疗从业者不遵守这些规定，医药公司就会停止向他
们供应药品。上述的每一项措施，推动了一个正规化医疗社区以及与
之关联的一整套科层化运作体系的逐步巩固。

　　社会主义医疗体系带来的诸多变化还直接影响到乡村诊所的建
筑布局。在蒋村，陈鸿庭的联合诊所为每个新设立的医疗科室提供了
不同的房间。陈家大院是一个恢宏的老式建筑，共有四进，每进若干
房间。第一进左边的房间当作中西药房，右边的一间用作候诊室。第
二进左边的房间成为化验室，右边的一间是妇产科。第三进中间的
大厅被用作接诊室，两侧的房间是陈家的卧室。第四进是厨房、客

---

① 淳安县人民委员会：《淳安县社会开业医师人员管理暂行条例》（1963年9月28
　　日），淳安县档案馆，卷号：30-1-275。

② 富阳县卫生局：《1962年卫生工作情况的总结》（1963年1月），浙江省富阳市档
　　案馆，卷号：87-2-65。

③ 富阳县龙羊区委：《富阳县龙羊区1964年卫生工作总结》（1964年），浙江省富阳
　　市档案馆，卷号：74-1-19。

④ 淳安县人民委员会：《淳安县流动医、草药医管理暂行条例》（1962年4月27
　　日），浙江省淳安县档案馆，卷号：30-1-275。

厅、储藏室、厕所和菜园。由此可见，陈鸿庭的联合诊所采用了一个现代小型医院的规范化布局，其房间分配折射出专业化分工和科层化管理（见图5-1）。蒋村联合诊所的结构性改造不仅体现在看得见的空间布局上，还体现在它采用了一家现代医院应有的组织方式。诊所工作按照时间表进行，员工的职责都有详细的明文规定。诊所有自己的财务管理和收入分配制度，并为员工提供技能培训和其他各项福利。联合诊所还实行24小时门诊制度——当时的一份宣传材料对这一制度极为赞赏，称之为"门诊随到随诊，出诊随叫随从，风雨无阻"。[1]为了适应上述新的组织和工作方式，诊所里原先那些个体开业医还接受了新工作场所的行为规范培训。毗邻蒋村的三墩区联合医院宣布了所有员工都应遵守医院的时间表，不得迟到或早退。[2] 此外在门诊时，中医还开始学习如何按照西医的方式来填写新式病历。[3]

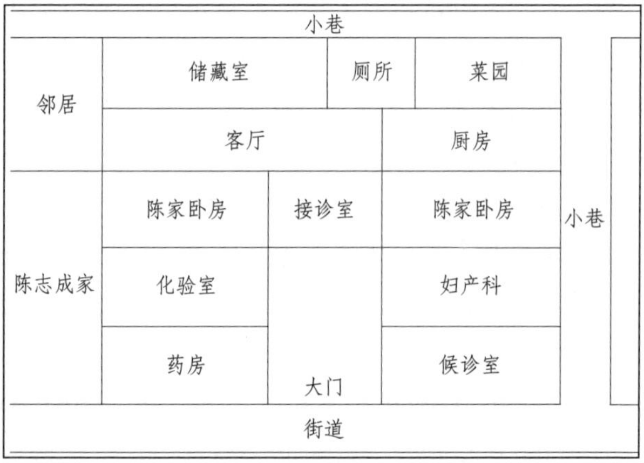

图5-1 1952—1973年蒋村联合诊所和公社卫生院布局

资料来源：对陈鸿庭的访谈，2003年11月至2004年6月。

---

[1] 胡樾主编《余杭县卫生志》，第153页。

[2] 浙江省卫生厅：《农村联合医疗机构和开业医生暂行管理办法》（1963年），浙江省档案馆，卷号：J165-12-54。

[3] 关于1949年前后的中医病案，参见 Christopher Cullen, "Yi'an（Case Statement）: The Origins of a Genre of Chinese Medical Literature," in *Innovation in Chinese Medicine*, ed. Elisabeth Hsu（Cambridge: Cambridge University Press, 2001），297–323; and Eric I. Karchmer, "Chinese Medicine in Action: On the Postcoloniality of Medical Practice in China," *Medical Anthropology* 29, No. 3（2010）: 235。

农村医疗制度化的另一重要步骤是重新建构联合诊所内外的医疗协作方式。从1950年代初联合诊所建立开始，政府就要求诊所和开业医与药店"互帮互助"。[①]与此同时，随着建立新的社会主义医疗卫生体制目标的提出，管理机构要求各联合诊所创造一种环境，使医生能够积极交流他们的临床经验，尤其是关于各种有效疗法的知识，这些知识在他们之前个体行医时，是需要小心防范、不让同行知道的。[②]比如，三墩区联合医院要求联合诊所下属的各科室、各诊所分部和各医疗站的所有医务人员，在遇到自己无法解决的疑难杂症时，应当请教其他同事……诊所员工应当在工作中团结友爱，互帮互助。[③]任何得不到有效治疗的病患，都被要求转往上级医院以确保病人安全。在传染病防治工作中，例如在血吸虫病防治小组的工作中，同样也要求这样的协作。[④]余杭县卫生局在1954年底宣称，医务人员之间的团结互助现象已大为增强。从这个意义上说，联合诊所的建立正在试图逐步改变存在竞争关系的个体开业医之间互相排挤的传统。[⑤]

然而，由于这种不断增强的医疗协作仅限于以乡镇为基础的本地社区内部，所以在社区之外产生的影响有限。事实上，直至1960年代中期，处于不同层级的诊所和医院之间——如区级医院和公社卫生院之间——很少有此类的医疗服务协作。这部分是因为当时还没有一个等级划分制度来认定医疗水平的高低，但更重要的是，1950年代初期联合诊所的建立方式阻碍了这样的合作。如第一章所述，县级以下联合诊所的建立，考虑到人口规模和需要覆盖的地理范围，遵循着"一镇一所"的组织原则。1950年代末以后，乡村联合诊所进一步发展并被细分为国营的中心

---

① 《浙江省开业医药师人员管理试行办法》(1951年1月31日)，浙江省档案馆。原著无卷号。——编著

② Shao，"Hospitalizing Traditional Chinese Medicine，" 89.

③ 杭县三墩联合诊所：《杭县三墩联合医院章程》(1957年11月)，浙江省杭州市余杭区档案馆，卷号：13-5-220。

④ 杭县瓶窑联合诊所：《瓶窑联合诊所章程　各项制度草案》(1957年10月17日)，浙江省杭州市余杭区档案馆，卷号：13-5-220。

⑤ 杭县卫生工作者协会：《中医代表大会总结》(1955年5月)，余杭区档案馆，卷号：13-5-106。

公社卫生院和集体所有的公社卫生院。中心卫生院后来大多被划为"区级医院",这些联合诊所受到重视只是因为它们恰好位于区级党政机关所在地。理论上,区级医院提供的医疗服务质量应当高于区内的其他公社卫生院,但在现实中,区级医院和各公社卫生院医务人员的医疗水平相差无几。因此,尽管区级医院理应提供更高水平的医疗服务,但实际上它们大多只是在新的医疗科层组织中处于一个较高的行政层级而已。

作为中国农村医疗体系制度化的第一步,联合诊所的建立意味着村民与医生之间的医疗接触也在逐渐改变。在蒋村,据陈志成回忆,虽然1952年后联合诊所的医生继续在其所在的村庄里行医,但他们需要从联合诊所领取医药用品,因为他们家里再也没有这些东西了。起初,医生在病人家里看病并不额外收取诊费,他们随身携带的医药箱里有药可以卖给病人。一天结束后,医生会带着药费返回联合诊所,同时补充他们的药箱。到1956年,这种情况慢慢地减少,越来越多的病人开始前往联合诊所看病,部分原因是他们被诊所的专业化药房和注射室所吸引。此外,随着时间的推移,医生发现他们需要治疗的疾病越来越多,他们的药箱已经装不下足够种类和数量的药物。[①] 尽管如此,联合诊所并未广受欢迎,部分原因在于它们常常脏乱不堪、光线昏暗,总体上缺乏吸引力。与蒋村联合诊所不同,很多诊所都设在不大的房子里,所以治病、换药、开处方不得不在同一个房间里进行。而且与国营医疗单位或医院相比,联合诊所得到的国家补助有限,收入也相对较低,这意味着他们的服务水平受到限制。[②] 不过尽管存在这些因素,联合诊所还是逐步成功地将传统的医学实践转移到一个制度化的环境中进行,将过去医生应邀前往病人家中诊治的做法转变为一种以医院为基础的科层化的集体医疗实践。[③]

在防治血吸虫病运动进行期间,蒋村的居民开始接触到住院治疗的模式。据蒋村卫生院骆正富回忆,联合诊所的医生到各村

---

① 对陈志成的访谈,2009年11月6日。

② 胡樾主编《余杭县卫生志》,第153—154页。

③ Shao, "Hospitalizing Traditional Chinese Medicine," 15.

开展治疗活动，这样的治疗会持续七到十天。在治疗过程中，锑剂疗法——其中包括一次静脉注射——是首选的治疗方法，但因为锑剂对心脏有着强烈的副作用，所以联合诊所的医生要将病人集中起来进行一周到十天的观察。各治疗小组通常包括来自三个生产大队的病人，他们在治疗期间与主治医生以及一名厨师一起住在各村的大会堂里。病人自带被褥和衣服睡在地上。骆正富将这种安排描述为"在一个临时医院的病房里住院治疗"。[1]《杭州日报》对临近蒋村的拱墅区血吸虫病治疗站的一篇报道这样描述道："病人们在治疗站里，过着有组织、有文化的生活。五十四个病人，按性别与居住地区分住着四个病室，每个病室还有正副组长与膳食委员，订出了住院公约。……家属们也三三两两的来探望自己的亲人了。"[2]这种治疗模式还被推广到其他医疗项目。例如在"大跃进"期间，各村都为临产妇女建立了接生室，她们集中到接生室，每村都有一人负责照顾孕妇，由指定的看护者照料，临产妇女还能领到糖票和油票。[3]

　　然而，当上述医疗体制化进程在乡村逐渐展开的同时，村民走出村庄，前往更大的县级或区级医院接受治疗的步伐却相对缓慢。事实上，作为远离地方社区的医疗服务提供者，县城里的医院尽管从1950年代中期起就在基础设施投资和建设方面得到国家支持，但村民从家里去县医院就医依然有不少障碍："死板的时间限制，烦琐的手续，过多的检查，较高的医药费用，分科过细和转科不便等。正是这些东西，限制了农民群众，特别是贫下中农看病。"[4]大多数村民平时很少进入县城，所以去医院看病需要各种各样的指导和帮助。上述流程对他们来说往往过于复杂，而且他们也害怕那些穿着白大褂的陌生医生。[5]但是所有制约因素中最重要的仍然是经济因素，病人及其家属

①　对骆正富的访谈，2009年11月23日。在这一进程的初期，血吸虫病患者中也有人不愿去医院接受治疗。参见 Gross, "Chasing Snails," 412–17。

②　《在拱墅区血吸虫病治疗站里》，《杭州日报》1956年1月8日。

③　对郑金竹的访谈，2009年11月19日。

④　《把县医院办成农民的医院》，《杭州日报》1965年10月9日。

⑤　Scheid, *Chinese Medicine in Contemporary China*, 120–21.

不得不考虑路费、住院期间的生活费、工分损失以及医疗费。[1]因此，在1969年和1970年赤脚医生出现之前，村民求医问诊活动的范围十分有限。与长期以来的情况一样，他们的医疗接触并未超出公社卫生院，也就是他们所在的社区所提供的各项服务。

医疗站、科层分工与转诊制度

1970年1月11日，当蒋村联合诊所改为公社卫生院时，它在骆家庄和三深两个生产大队分别设立了分院，其他生产大队也都建立了自己的合作医疗站，这标志着两级（县级和公社级）医疗体系进一步向下延伸。[2]在这种架构中，公社卫生院和大队医疗站被赋予了不同的职责。作为负责全公社卫生行政管理和卫生工作的医疗单位，公社卫生院要为群众提供医疗服务，并要认真治疗那些由大队医疗站向上转诊的病人。公社卫生院还要指导和协助各大队做好巩固和发展合作医疗制度的工作。[3]相应地，大队医疗站和赤脚医生要认真做好医疗工作，送医送药上门，全心全意为人民服务，努力提高医疗服务质量，积极开展常见病、多发病和地方病的预防工作。[4]因此，据官方媒体宣传，贫下中农都夸赞赤脚医生，说"医生近在眼面前，医院办在队里边"。[5]

就这样，一个以人民公社为基础的医疗社区不仅出现在政策文本中，而且存在于现实生活中。人民公社为现有的多层级的医疗服务供给提供了最后的结构性链接，新的三级医疗体系促成了一个显而易见的医务人员和医疗设施科层化的出现。1950年代提出的各种医疗服务

---

① 另参见 Henderson and Cohen, *Chinese Hospital*, 108。

② 蒋村人民公社合作医疗管理委员会：《蒋村合作医疗章程（草案）》（1970年1月），浙江省杭州市余杭区档案馆，卷号：148-1-186。

③ 卫生部：《全国农村人民公社卫生院暂行条例（草案）》（1979年10月31日），浙江省淳安县档案馆，卷号：36-1-60。

④ 余杭县卫生局：《余杭县农村合作医疗管理办法》（1978年4月17日），浙江省杭州市余杭区档案馆，卷号：42-1-46。

⑤ 中共安溪公社委员会：《华主席指明方向，合作医疗不断巩固发展》（1977年3月），浙江省杭州市余杭区档案馆，卷号：42-1-89。

相互配合和协调的目标在1970年代得以实现，病人转诊成为可能，病人离开其所在村庄和当地社区外出就医所涉及的诸多实际问题也得到了解决。事实上，合作医疗将"病人转诊"列为赤脚医生和公社卫生院医生的首要任务，这种制度设计确保了村民能够获得更加广泛的医疗服务。

此外，赤脚医生和合作医疗站的制度设计还克服了此前村民到上级医院住院治疗时所遇到的经济障碍。在1970年代，合作医疗可以按照经费来源分为三大类：大队办、公社办或社队联办。第一种类型在杭州农村最为常见，而第二种和第三种则不太普遍。蒋村公社属于第三类。公社卫生院主管合作医疗工作，各大队参加。社员每年交2元参加合作医疗，这样，他们再看病只要交5分钱，而且药费减半，注射、出诊、手术和针灸免费。合作医疗制度还规定，当社员在本公社无法得到治疗时，公社卫生院必须将该病人转送至一家上级医院，并提供一张转诊介绍信。如果该病人在这家上级医院接受了治疗，公社卫生院会给该病人报销40%的医疗费用。转诊介绍信在这一过程中至关重要：如果一个病人在没有转诊介绍信的情况下前往邻近的公社卫生院或医院就诊，医疗费将无法报销。[1] 这些规定确保了村民的求医活动在三级医疗体系中自下而上地逐步延伸。[2] 因而，与之配套的转诊制度和报销办法，通过加强医疗协作和强化专业技能分级，扩大了医疗接触的范围，使处于不同层级的医务人员能够各司其职。转诊制度的另一个结果，是村民的医疗接触开始从家中病床边转移到医院病房里。在一个制度化的医疗环境中，病人、陪护家属与医生之间形成了一种新型关系。它与基于家庭的医疗接触所形成的关系不同，但同

---

[1] 蒋村人民公社合作医疗管理委员会：《蒋村合作医疗章程（草案）》（1970年1月），浙江省杭州市余杭区档案馆，卷号：148-1-186。关于1979—1980年间城乡的病人转诊制度，参见 Henderson and Cohen, *Chinese Hospital*, 89–93。

[2] 城区与之相对应的是"分区医疗服务"（sectional medical service），即每个城市医院负责为本区域内的所有居民提供服务，而每个医疗机构则具体负责为与之签订合同的工厂的工人提供医疗服务。工人在去医院之前必须获得工厂的医务员的许可。参见 Lampton, *Politics of Medicine*, 107; "Health Policy during the Great Leap Forward," 675。

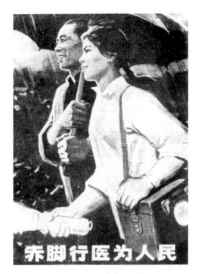

图5-2　宣传画《赤脚行医为人民》

资料来源：《工农兵画报》1974年第21期。经版权许可复制。

样反映了中国社会共同的社会、文化和心理特征。[1] 病人家属承担了在病房里照顾病人的大部分责任。在1970年代，病人家属与住院的病人待在一起，照顾他们，给他们做饭，夜里睡在病床旁边的小床上，或挤在病床边上打个盹。这些行为都被视为家庭职责，可以让病人在陌生的环境中感到舒适和放松。尽管这些做法违反医院的规定，但医生都对此习以为常。[2]

上述医疗接触从家庭到医院的转变，对农村妇女而言也意义非凡。尽管她们在家庭成员的陪伴下前往医院，但家庭成员不再监督治疗行为本身。作为病人，妇女接触到医院里全新的专业科层和分工，并在一个仍然由男性主导的制度化医疗环境中接受身体检查。现代医学的出现所带来的一个结果是在诊断和治疗中应用了一系列新的医疗器械。每一项新技术都要求病人与医生之间有更加密切的身体接触，因为针头能够穿透身体，而X光、血压计和听诊器能够听到和看到体内和体外的情况。女性病人现在需要向男性医生更多地暴露身体，而且这样的暴露发生在医院里，而不是在父母或自己的家里。在上述语境下，医疗机构、诊断器械和方法改变了医生和妇女之间涉及妇女身体的权力关系。

---

① 关于中国家属在医院陪护患者时所扮演的角色，参见 Joseph Schneider and Wang Laihua, *Giving Care, Writing Self: A "New Ethnography"* (New York：Peter Lang, 2000), 33–59。

② 另参见 Renshaw, *Accommodating the Chinese*, 207。为了改进医院管理，卫生部要求医院减少陪床的亲属人数、改善病人餐食、合理安排其日常活动。参见卫生部《关于搞好三分之一左右县的卫生事业整顿建设的意见》，中华人民共和国卫生部办公厅主编《中华人民共和国卫生法规汇编（1978—1980）》，法律出版社，1982，第172页。

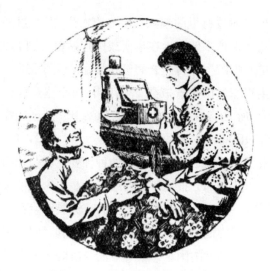

图5–3　一名赤脚医生在病人床边

资料来源：《浙江日报》1974年10月23日。经版权许可复制。

乡村医疗实践的分层

伴随着赤脚医生制度的推行，尽管越来越多的病人走出家门到联合诊所就医，医患接触模式得以多样化，在空间上也得到了极大的拓展，但家庭住所在1960年代后期仍然是一个重要的医疗场所。一位公社卫生院药剂师回忆道："以前生病，家里人去找医生，包括诊所里的那些医生，把他们请到家里看病。那个时候一般还是喜欢请医生到家里。"① 然而，这并不意味着医疗站不是重要的治疗中心。一位村民回忆说："后来，村里办了合作医疗站。有些小毛小病时，大家就会到村大会堂里的合作医疗站。我记得赤脚医生给了我几片阿司匹林，用纸头包着。"② 各村庄的面积有限，使这样的医患接触快捷而且便利。此外，1969年前后一套农村广播通信系统的建立意味着在紧急情

---

① 对罗爱娟的访谈，2007年3月26日。
② 对郑春延的访谈，2004年5月4日。

况下，人们可以通过村里的喇叭召唤赤脚医生。[1] 不过随着时间的推移，诊疗活动越来越多地发生在诊所或医疗站里。到1970年代后期，家庭已不再是赤脚医生和村民之间医疗接触的主要场所。到1983年，根据世界卫生组织对山东省掖县（今莱州）4个生产大队村民问诊次数的统计，81.5%的诊疗发生在大队医疗站里，其余诊疗的发生地点包括家庭住所和田间地头。[2]

对村民来说，公社之外医疗接触的种种变化比公社内部的变化更为重要。如上所述，部分报销医疗费减轻了病人家庭的经济负担，使村民能够到医院，主要是县级医院去治病。赤脚医生在这一过程中发挥了重要作用，因为他们成为不可或缺的向导和顾问，可以帮助村民解决应对医院规章制度的困难，缓解他们与医院医务人员沟通时的恐惧。据蒋村赤脚医生严胜玉回忆，当村民在大队医疗站或公社卫生院无法治愈时，他们通常会被转诊到杭州市第二人民医院。他说："那个时候，杭州市第二人民医院在杭州市区的拱宸桥。我们划船沿着运河接上病人，把他们送到医院去。"[3] 直至今天，村民依然对当年赤脚医生在去县医院的路上给予他们的关照印象深刻，这得归功于转诊制度。一位村民这样回忆道：

> 以前的时候，从这儿到县城没有车的。我们要走路去的。家里人要抬着病人走路去县医院，村里的赤脚医生挎着医药箱陪着，药箱在他屁股上晃来晃去。毛主席那个时候，赤脚医生在这方面确实做得很好的。这样的事情在村里、隔壁村里很多的。[4]

由于赤脚医生促成了医患接触范围的延伸，医疗服务的分层化以及各层级之间的协调和合作变得日趋稳固。2006年，我与一位姓蒋的

---

① 《浙江省革命委员会关于建设农村广播网的决定》，《浙江日报》1969年5月31日；另参见张乐天《告别理想：人民公社制度研究》，东方出版中心，1998，第439—440页。

② 世界卫生组织：*Primary Health Care: The Chinese Experience, the Report of an Inter-Regional Seminar*，日内瓦：世界卫生组织，1983，"附录"。

③ 对严胜玉的访谈，2004年5月8日。

④ 对方本培的访谈，2006年4月22日。

70岁女性交谈，她从中年起就饱受慢性病困扰。和大多数老年村民一样，她想不起几十年前吃过哪些药、付了多少医药费。不过，她仍然很清楚地记得1978年自己被转诊到县医院的经历：

> 那年，我生急性阑尾炎。一开始，公社卫生院的医生说这是急性阑尾炎，村里的赤脚医生也说这是阑尾炎。他说他可医得好的。反正村里有一个合作医疗站，看病也很方便。大队合作医疗站就在边上村大会堂里。我在合作医疗站挂了三天针，但没有效果。阑尾越来越厉害了，开始烂了，有脓了。卫生院医生骂村里的赤脚医生，说："你晓得自己医不了的话，就不要医了。"后来也没办法了，马上转到县里医院了。哦，那个时候，家里好多人陪着我去的，我大叔、三叔、四叔、小叔和大女儿。村里的赤脚医生也一起去的，一路上给我挂针。到了县医院后，我们和医生说等我二叔到了再开刀，但医生很生气，骂人了："等什么等？搞什么名堂，再不开刀，你马上就要死了。"所以马上开刀了……我在医院住了一个月院。我出院时，还带了一些药水和药片回家，村里的医生给我打针。[1]

蒋老太的生动描述显示，对于村民来说，到县医院做手术和住院是件大事，不仅涉及直系亲属，而且牵动整个家族。更重要的是，蒋老太的例子表明在新的科层化医疗体系中，在病人的治疗方面，赤脚医生、公社卫生院和县医院基本实现了预期中的分工与合作。1971年蒋村病人的人均医疗费如下：大队医疗站，0.13元；公社卫生院三深分院，0.24元；公社卫生院骆家庄分院，0.33元；公社卫生院，0.37元；向上级医院转诊，4.19元。（参见表5–1）每个层级的支出体现了医疗实践的分层化，这缘于科层化医疗体系中不同层级医疗水平的差异。换句话说，每个层级的医疗单位所治疗的疾病，其严重程度存在着差别。大队医疗站治疗一些小毛病，所以那里产生的医疗费最低；而向上级医院转诊产生的费用最高，因为它们能治疗各种严重疾病。

---

[1]　对蒋秀的访谈，2006年4月17日。

表5-1　蒋村合作医疗就诊人次及医疗费（1971年）

村庄	距离（公里）	总部诊所 人次	费用（元）	平均（元）	三深分诊所 人次	费用（元）	平均（元）	骆家庄分诊所 人次	费用（元）	平均（元）	大队医疗站 人次	费用（元）	平均（元）	病人转诊 人次	费用（元）	平均（元）
第一类																
蒋村	0	4518	1254.3	0.28	32	5.87	0.18	8	2.47	0.31				122	262.65	2.15
三深	1.5	712	286.36	0.4	7393	1612	0.22							124	419.3	3.38
骆家庄	2	327	165.16	0.51	11	12.5	1.14	4673	1459	0.31				129	650.01	5.04
登云圩	1.5	561	214.56	0.38	9	3.58	0.4	1018	316.8	0.31				50	188.48	3.77
小计		6118	1920.38	0.31	7445	1633.95	0.22	5699	1778.27	0.31				425	1520.44	3.58
第二类																
合建	1	2506	925.66	0.37	104	36.7	0.35	57	24.49	0.43	705	56.11	0.08	78	147.76	1.89
双龙	1.5	1452	551.22	0.38	7	1.25	0.18	51	24	0.47	1171	132.3	0.11	60	151.1	2.52
五联	2	729	396.69	0.54	20	11.9	0.6	2808	1025	0.37	2631	406	0.15	70	198.99	2.84
小计		4687	1873.57	0.4	131	49.85	0.38	2916	1073.49	0.37	4507	594.41	0.13	208	497.85	2.39
第三类																
龙章	1	1470	636.93	0.43	60	25.2	0.42	1	0.06	0.06	6849	1026	0.15	99	538.08	5.44
王家桥	1.8	271	131.59	0.49	302	109	0.36				1340	201.9	0.15	13	83.97	6.46
杨家埭	2	929	358.42	0.39	4	1.41	0.35				1740	127.7	0.07	24	194.7	8.11
包建	2.2	460	186	0.4	138	66	0.48	62	24.19	0.39	2473	250.7	0.1	40	313.32	7.83
周家村	3	430	253.21	0.59	433	181	0.42				2541	343.3	0.14	36	395.19	10.98
小计		3560	1566.15	0.44	937	382.61	0.41	63	24.25	0.38	14943	1949.6	0.13	212	1525.26	7.19
总计		14365	5360.1	0.37	8513	2066.41	0.24	8678	2876.01	0.33	19450	2544.01	0.13	845	3543.55	4.19

数据来源：《蒋村合作医疗开支明细表》，由五联村赤脚医生洪景林提供。

赤脚医生的角色与公社卫生院的窘境

赤脚医生在科层化医疗体系的最基层提供医疗服务，同时还负责合作医疗和转诊制度的运作。他们的工作确保了医疗科层制度、合作医疗报销和转诊制度三位一体，使村民的医疗接触得以从家庭病床延伸到医院病房。在这个过程中，合作医疗的报销制度大大减轻了村民的医疗费用负担，与此同时赤脚医生还帮助病人克服了与医生沟通和适应制度化的医疗环境所遇到的困难。因此，过去阻碍农村居民接受住院治疗的经济的、文化的和官僚体制的因素，在1970年代因赤脚医生的介入在总体上得到解决。然而，由于赤脚医生身兼卫生员和医生的双重角色，以及公社卫生院日益窘迫的处境，上述制度化的医疗接触新模式也出现了一些重要的变异。

现有的研究，尤其是中国出版的学术论著，强调1960年代和1970年代赤脚医生的作用与1930年代陈志潜领导的定县乡村卫生实验中的保健员相同。[①] 事实上，两者之间存在着很大差别。而且，赤脚医生也不同于1950年代和1960年代在联合诊所模式下的农村卫生保健员，尽管该群体是赤脚医生的一个重要来源。在早先的这两个医疗卫生项目中，卫生保健员主要承担村一级的辅助性公共卫生工作，例如疫苗接种和收集粪便样本。按照李廷安的说法，1930年代定县的保健员接受过为期两周的培训，培训课程包括疫苗接种、水井改造和医药箱的使用等，因此他们并非真正意义上的医生。[②] 陈志潜在1989年出版的回忆录中也一再重申这一基本立场："卫生保健员不应该扮演——或者被要求扮演——医生的角色，这是当年我们制度设计中的一项重要原则。"[③] 相比之下，赤脚医生拥有他们自己的医疗站和药箱，除了卫生保健员应该

---

① Yip, *Health and National Reconstruction in Nationalist China*，190–91；杨念群：《再造"病人"——中西医冲突下的空间政治（1832—1985）》，第380—394页；景军：《定县实验：社区医学与华北农村》，清华大学社会学系，2004。

② 李廷安：《中国乡村卫生问题》，商务印书馆，1935，第108页。

③ Chen, *Medicine in Rural China*，83.

承担的防疫工作，治病是他们日常工作的重要组成部分。陈志潜也注意到，1970年代和1980年代赤脚医生有高估他们自身医疗水平的倾向："大多数赤脚医生只接受过现场急救和常见病治疗的训练，但他们渐渐地认为自己是受过全面培训的医生，有能力从事医疗工作。"[1] 从这个意义上来说，赤脚医生在整个1970年代扮演了一种双重角色——他们既是卫生员也是医生。在公共卫生方面，赤脚医生的出现大大巩固了三级医疗体系，并增强了它在疫苗接种和流行病预防等大规模卫生运动中的作用。[2] 但是，赤脚医生在治疗中所发挥的作用远比他们的公共卫生职责重要，因为他们开始接管当地社区的医疗工作，而这些医疗工作此前由公社联合诊所或卫生院承担。因此，他们在治疗中所发挥的作用对三级医疗网络的结构性演变产生了一个重大的影响。

除赤脚医生群体起到的双重作用之外，三级医疗网络的结构性演变还受到日益普及的各种医疗设施的影响。在这方面，公社卫生院尤其值得一提，因为从理论上讲，它们是村民离开所在村庄外出求医问诊的第一选择。在整个1960年代，各地联合诊所的总体条件很差，这种状况一直延续到1969年它们开始转型为公社卫生院前后。余杭县卫生局承认：大多数公社都有联合诊所，但设施陈旧，不能很好地服务群众。县级和区级医院发展十分缓慢，做阑尾切除手术的病人只能转送到地级医院。[3] 尽管从1960年代中期开始，在毛泽东关于卫生工作的"六二六指示"的影响下公社卫生院取得了一些进展，但各方面条件的改善不可能一蹴而就。第一章提到，各级政府遵照毛泽东的上述指示，在1970年代初向农村公社卫生院提供各种医疗器械，意在改善农村地区缺医少药的状况。然而，许多公社卫生院直到1975年以后才分配到一些关键的医疗设备和器械，诸如各种大小手术和产科所需的器械。[4] 由表5-2—表5-4可以看出，总体情况并不乐观。

---

① Chen, *Medicine in Rural China*，第161页。

② Chen, *Medicine in Rural China*，第161页。

③ 余杭县卫生局：《学习毛主席关于理论问题的指示，进一步办好合作医疗》（1974年），浙江省杭州市余杭区档案馆，卷号：42-1-88。

④ 对邵俊根的访谈，2009年11月20日。

表5-2　1974—1976年杭州地区公社和区卫生院分类

年份	诊所数量	诊所分类（按床位数量）					
		0	1-6	7-10	11-20	21-30	31-50
公社							
1974	309	110	118	44	25	7	3
1975	308	75	151	38	31	9	2
1976	309	73	138	46	38	8	5
区							
1974	41	8	4	9	7	4	2
1975	41	9	1	13	6	1	4
1976	46	10	4	9	6	2	5

　　说明：各类诊所数及诊所总数皆为原始数据，尊重史料原貌起见，纵各类诊所之和与诊所总量不等，亦不便更改。

　　数据来源：杭州卫生局：《杭州地区农村生产大队和生产队卫生组织情况》（1974年），浙江省杭州市档案馆，卷号：87-3-298；《杭州地区农村生产大队、生产队卫生组织情况》（1975年），浙江省杭州市档案馆，卷号：87-3-302；《农村赤脚医生、卫生员、接生员情况》（1976年），浙江省杭州市档案馆，卷号：87-3-307。

表5-3　1974—1976年杭州地区公社和区卫生院医疗设备数

年份	诊所		医疗设备和器械			
	总数	拥有"五类医疗设备和器械"的诊所	手术刀套装	四种计划生育工具（套）	X光机	显微镜
公社						
1974	309	11	140	287	34	171
1975	308	8	144	352	43	193
1976	309	25	166	404	69	208
区						
1974	41	8	33	95	28	53
1975	41	11	61	114	28	54
1976	46	25	83	148	39	62

　　*"五类医疗设备和器械"指的是X光机、显微镜、高压消毒机、计划生育四项器械，以及三类手术刀组的任何一种。

　　数据来源：杭州卫生局：《杭州地区农村生产大队和生产队卫生组织情况》（1974年），浙江省杭州市档案馆，卷号：87-3-298；《杭州地区农村生产大队、生产队卫生组织情况》（1975年），浙江省杭州市档案馆，卷号：87-3-302；《农村赤脚医生、卫生员、接生员情况》（1976年），浙江省杭州市档案馆，卷号：87-3-307。

表5-4 1974—1976年杭州地区公社和区卫生院手术开展情况

年份	诊所	治疗急腹症和难产	仅急腹症手术	仅难产手术	计划生育四项手术	放环、堕胎和妇女绝育
公社						
1974	309	4	9	43	56	82
1975	308	16	11	56	48	100
1976	309	17	11	51	66	102
区						
1974	41	22	4	3	25	3
1975	41	16	2	7	29	2
1976	46	15	6	7	29	4

数据来源：杭州卫生局：《杭州地区农村生产大队和生产队卫生组织情况》（1974年），浙江省杭州市档案馆，卷号：87-3-298；《杭州地区农村生产大队、生产队卫生组织情况》（1975年），浙江省杭州市档案馆，卷号：87-3-302；《农村赤脚医生、卫生员、接生员情况》（1976年），浙江省杭州市档案馆，卷号：87-3-307。

表5-2—表5-4显示了1976年杭州地区七个县309所公社卫生院和46家区级医院的情况，这一年也是合作医疗的高峰年份。然而，23.6%的公社卫生院（73所）没有病床。在医疗器械方面，在309所公社卫生院中，只有8%的公社卫生院（25所）拥有五类基本医疗器械，总共只有69台X光机和208台显微镜。在外科手术技术方面，只有5.5%的公社卫生院（17所）能够施行各种急腹症手术和难产手术。举例来说，蒋村公社卫生院只有两张病床可供病人留院观察。直到1970年代末，该院才花费1000元购买了一台冰箱和一台小型X光机。[1]尽管浙江省卫生厅厅长李蓝炎承认杭州地区医疗设施不足，但总体而言，该地区的情况在浙江省内并不算最差，因为全省约有31.7%的区级医院和公社卫生院甚至连一张病床都没有。[2]

更糟糕的是，杭州地区各县之间的医疗资源分配存在着明显差

---

[1] 对朱寿华的访谈，2005年1月5日。

[2] 李蓝炎：《认真贯彻八字方针，为加速发展卫生事业而奋斗》（1979年7月5日），浙江省富阳市档案馆，卷号：74-3-42。

距。表5-5和5-6显示，该地区的绝大部分医疗资源由萧山、余杭和临安3个县掌握，它们都位于杭州市周边，而杭州是浙江省会和杭州地委机关所在地。这些县的经济条件相对而言要好于其他4个县。它们也是1960年代和1970年代杭州市区的巡回医疗队最青睐的目的地，而桐庐、建德和淳安县所在的相对偏远、贫穷的地区，医疗资源则相对稀少。

公社卫生院还面临着严重的人员不足问题：在拥有82万人口的余杭县，50所公社卫生院中只有5名医学中专毕业生，而且直到1986年这些公社卫生院都没有医科大学毕业生。其余医务人员都是1970年之后招收的知识青年或赤脚医生。[1]在邻近的富阳县，大多数公社卫生院院长都是从本地选拔的，他们对专业化管理一无所知。[2]在蒋村，曾经有几名医学中专毕业生被分配来公社卫生院工作。然而蒋村的道路状况十分糟糕，这使进出蒋村成为一件难事，即便步行也是如此。公社卫生院也没能为新进的年轻医务人员提供食堂或宿舍，所以他们都在入职不久就离开了。[3]直到1996年，蒋村公社卫生院才迎来了第一位医科大学毕业生。

表5-5　1976年杭州地区各县公社卫生院拥有的医疗设备和器械的分配情况

县	诊所	X光机	显微镜	"五类医疗设备和器械"	手术包	计生工具
萧山	56	33	55	17	48	177
余杭	49	13	44	3	33	83
临安	45	8	20	4	30	20
桐庐	29	1	10	1	8	18
富阳	40	3	25	0	14	15

[1]　余杭县卫生局：《关于举办农村医师班的几点意见》（1986年10月27日），浙江省杭州市三墩镇中西医结合医院。

[2]　富阳县卫生局：《县委关于卫生计划生育工作的意见》（1980年1月3日），浙江省富阳市档案馆，卷号：1-5-289。

[3]　对周勇敢的访谈，2009年11月6日。

县	诊所	X光机	显微镜	"五类医疗器械"	手术包	计生工具
建德	37	7	34	0	15	51
淳安	53	4	20	0	18	40
总计	309	69	208	25	166	404
前三县	150（48.5%）	54（78.3%）	119（57.2%）	24（96%）	111（66.9%）	280（69.3%）

数据来源：《农村赤脚医生、卫生员、接生员情况》（1976年），浙江省杭州市档案馆，卷号：87-3-307。

1970年代公社卫生院和区级医院里的医疗设施状况很差，因而一位赤脚医生在访谈时直言："公社卫生院与我们的服务基本上没有差别。那里只有几位医生，而且他们有的设备我们也有。"[1] 由于这种情况，大队医疗站无法治疗的病情较为严重的病人，公社卫生院也无法治疗。所以，他们只能被转往更高一级的医院，这样便略过了公社卫生院。直到今天，村民还对这种情况有着清晰的记忆：

> 我还记得很清楚的，1973年的一天，我们正在山上的地里干活。家里老子（父亲——译注）来到地里告诉我们，老二突然发病。村里的赤脚医生检查了之后，要我们马上赶到区卫生院。我们抱起女儿和赤脚医生一起赶到区卫生院。他晓得如果他医不了，公社卫生院也医不了。他们是吃一样饭的人，他们（赤脚医生——引者注）晓得公社卫生院的情况。[2]

表5-6　1976年杭州地区公社卫生院手术开展情况

县	诊所	治疗急腹症和难产	仅急腹症手术	仅难产手术	计划生育四项手术	放环、堕胎和妇女绝育
萧山	56	6	6	29	19	31
余杭	49	2	0	0	13	25

[1]　对徐佩春的访谈，2004年5月13日。
[2]　对方本培的访谈，2007年3月21日。

续表

县	诊所	治疗急腹症和难产	仅急腹症手术	仅难产手术	计划生育四项手术	放环、堕胎和妇女绝育
临安	45	8	1	19	9	15
桐庐	29	0	2	1	15	7
富阳	40	0	0	0	2	0
建德	37	1	2	2	8	24
淳安	53	0	0	0	0	0
总计	309	17	11	51	66	102
前三县	150（48.5%）	16（94.1%）	7（63.6%）	48（94.1%）	41（62.1%）	71（69.6%）

数据来源：《农村赤脚医生、卫生员、接生员情况》（1976年），浙江省杭州市档案馆，卷号：87-3-307。

三级医疗体系的哑铃型结构

前面一些章节的讨论已经提到，中国农村三级医疗网络在1970年代经历了一系列重大变化和挑战。首先，当时出现的赤脚医生不仅是卫生保健员，同时也是可以治病的医生。因为赤脚医生在治疗中发挥着作用，所以他们拥有与公社卫生院医生类似的医学专业知识。其次，公社卫生院处境尴尬，因为它们缺乏必要的设备、药品和医务人员来提供三级医疗体系规定的医疗服务。再次，大队合作医疗站已经普遍设立起来，它们可以将病人转诊到三级医疗体系的顶端（县级医院），这使村民完全绕过了公社卫生院。上述因素共同促成了三级医疗网络的重新塑形，处于第二级（即中间一级）的公社卫生院在很大程度上变得可有可无。公社卫生院的衰落使农村三级医疗网络呈现出一种哑铃型结构：中间部分（公社卫生院）不断萎缩，而顶端和底端（县医院和大队医疗站）变得越来越重要。

在蒋村公社，1971年公社卫生院、卫生院分院和大队医疗站的就诊人数反映了这一变化（参见表5-1）。当时，蒋村公社下属的生产大队（村庄）可以按照它们与蒋村公社所在地的地理距离和就诊人数分为三类（用一、二、三类来指代它们）。一类村是4个未设医疗站的生产大队，这包括公社卫生院所在的蒋村大队，设有公社卫生院分院的骆家庄大队和三深大队，以及位于公社中心一个规模较小的大队。二类村是3个位于公社卫生院及其两个分院周边的生产大队，它们距离蒋村一到两公里。在这3个大队中，到大队医疗站就诊的人次要比到公社卫生院及两所分院就诊的人次低43%。三类村有5个生产大队，它们距离蒋村公社卫生院一至三公里。到这些大队的合作医疗站就诊的总人次要比到公社卫生院及两所分院就诊的总人次高出3.3倍。在三类村地区，公社卫生院已经失去了吸引病人的优势。由于蒋村的合作医疗由公社卫生院和大队医疗站共同经办，所以卫生院及其两个分院吸引了不少来自各生产大队的病人。然而，在那些由大队医疗站负责实施合作医疗的公社中，由于合作医疗的部分报销政策和医疗站所提供的便捷服务，公社卫生院完全丧失了吸引患者的优势。前文已经提到，由生产大队经办的合作医疗是杭州农村最常见的类型。此外，如前一章指出的那样，即便在合作医疗停止运转之后，大部分医疗站仍继续提供医疗服务。因此，医疗社区的结构随着合作医疗和大队医疗站的普遍建立开始发生了变化。

　　上面的讨论已经揭示，在杭州地区的各县当中，萧山县各公社卫生院拥有最好的医疗资源。根据1972年7月宁围公社10个合作医疗站的统计数据，到这些大队合作医疗站就诊的总人次为12845，而前往公社卫生院就诊的人次只有2496，即占全公社总就诊人次的16.27%。在被大队赤脚医生转送到上级医疗机构接受治疗的1289名病人中，有630人（48.9%）去了公社卫生院，其余的都去了区级医院或县医院。[①] 在像淳安这样的一些欠发达的山区县，公社卫生院的衰落更为显著：当被问及1970年后赤脚医生治疗的村民所占比例时，当地的一

---

① 萧山县卫生局：《关于萧山县公社卫生院情况的调查报告》（1972年8月12日），浙江省杭州市萧山区档案馆，卷号：25-1-37。

位赤脚医生徐佩春立即回答说大约占90%，[①] 同一个公社的村民也说至少占80%。[②]

　　一些官方报告也承认公社卫生院的病人数量正在逐渐减少，同时强调它们所面临的困境：在合作医疗得以有效实施时，公社卫生院的收益也随之下降。[③]1930年代主持定县乡村卫生实验的陈志潜也注意到了四川省什邡县公社卫生院的衰落："一些乡镇卫生院接收的病人比过去少，因而遇到了一些财政上的困难。……现在大家都有自行车，很多村民甚至还有拖拉机。所以近些年来送人去县医院变得十分容易。"[④]同时，由县卫生局及其上级部门分派的卫生工作，给公社卫生院带来了更大的压力，使资金问题雪上加霜。一所公社卫生院在1974年9月抱怨，卫生院需要承担大量的防疫工作，医务人员的工作负担很重，卫生院的开支也随之增加。[⑤]在富阳，县卫生局的报告提到一些公社卫生院院长和医务人员不欢迎合作医疗，有些人甚至拒绝在自己所在的公社实施赤脚医生制度：公社卫生院医生一个月的工资只有30元到40元，如果合作医疗建立起来，到卫生院的病人就会更少，恐怕连工资都发不出。富阳县委随即警告，如果各公社卫生院不帮助生产大队建立合作医疗，不协助赤脚医生工作，县里将停止向它们发放补助。[⑥]

　　然而，这一措施并未扭转公社卫生院的衰落。根据1973年至1983年建德县关于县医院和区、公社卫生院的就诊人次统计数据，到县医院就诊的人次增长了23.7%，从321786人次增至398117人次；而到公社和区卫生院就诊的人次数量仅增长了0.22%，从718410人次增至

①　对徐佩春的访谈，2004年3月24日。
②　对方本培的访谈，2006年3月22日。
③　萧山县卫生局：《关于萧山县公社卫生院情况的调查报告》（1972年8月12日），浙江省杭州市萧山区档案馆，卷号：25-1-37。
④　Chen, *Medicine in Rural China*, 169.
⑤　建德县卫生局：《农村卫生工作基本情况》（1974年9月），建德县档案馆，卷号：31-4-11。
⑥　富阳县卫生局：《县委常委姚炎生同志在县卫生工作会议上的讲话》（1977年4月26日），富阳市档案馆，卷号：74-3-26。

720021人次。在相同时段，建德县的总人口增长了9.4%，从404800人增至442700人，[1] 因此，从1973年至1983年，到建德县医院就诊的人次数量的增长率是同期人口增长率的2.5倍，而到区、公社卫生院就诊的人次的增长在统计学上意义不大。因为这些数据实际上意味着人均就诊次数下降了8%。

到华国锋主政时期，政府曾试图完善农村三级医疗体系，因而在1977年下半年重新定义并强调农村公社卫生院的多种作用。根据新的规定，公社卫生院是乡村医疗网络中的关键层级，应当为它们所在公社的医疗卫生工作提供技术指导。[2] 1978年经济改革后，公社卫生院实行津贴制度奖励辛勤工作的员工，旨在改善医疗服务质量、提高工作效率。但即便如此，也没能扭转公社卫生院的颓势。与此同时，公社卫生院还面临着来自赤脚医生的更加激烈的竞争。与公社卫生院的医生相比，赤脚医生已经积累了更多的医疗技术，而且也和村里的病人更熟。公社卫生院和大队合作医疗站之间的关系逐渐演变为竭尽全力的竞争。到1978年，农村经济改革导致合作医疗服务的终结，作为转诊制度核心的费用报销的规定也随之废止。由于经济改革，村民对医院更加熟悉，并有了更高的收入。因为村民支付他们自己的医疗费用，所以他们在选择医生时拥有了更大的自由度，而且交通条件的改善也为这样的自主选择提供了便利。[3] 与此同时，政府给公社卫生院（现在叫作乡镇卫生院）的补助也大幅缩减，以至于一些乡镇卫生院甚至无法全额支付其员工的工资。到1990年代中期，杭州农村一些地方的乡镇卫生院被拍卖或出租给本院的医务人员，而且医务人员的数量也急剧减少。此外，乡镇卫生院的医疗水平仍然与那些由原赤脚医

---

[1]　严有祥主编《建德县医药卫生志》，第84页；任振泰主编《杭州市志 第1卷》，第416页。

[2]　卫生部：《全国农村人民公社卫生院暂行条例（草案）》（1979年10月31日），浙江省淳安县档案馆，卷号：36-1-60。

[3]　Jia, "Chinese Medicine in Post-Mao China," 50; and Henderson and Cohen, *Chinese Hospital*, 102.

生（后改称乡村医生）经营的乡村诊所相差无几。[1] 结果，原公社卫生院很快被边缘化，其职责仅限于一些纯粹的行政事务，例如，向上级部门汇报各种公共卫生数据——诸如各种疫苗的接种率和各种疾病的发病情况等。

这种哑铃型结构此后持续成为农村医疗网络体系的特征。2003年，一个研究中国乡村医疗卫生问题的课题组用"相当尴尬"来描述三级医疗体系中的乡镇卫生院。他们指出，现有乡村医疗服务体系由"乡村诊所（原大队医疗站）、乡镇卫生院（原公社卫生院）和县医院"组成。这种架构的基本目标是在三个服务点位之间分流病人。也就是说，村卫生所治不了的病人会被转诊到乡镇卫生院，乡镇卫生院治不了的病人会被转诊到县医院。然而，三级医疗体系的实际运作并未遵循上述的制度设计。与赤脚医生的医疗站相比，乡镇卫生院并无显著的医疗优势。根据一项面向1000名农民的调查，58%的"重病"患者会去县医院以及更高级别的医院接受治疗，只有12%在乡镇卫生院接受治疗。在乡村诊所治疗小病的人占47%，而到乡镇卫生院的人仅占18%。[2] 因此，乡镇卫生院在大病治疗上无法与县医院竞争，在治疗小病上又无法与村卫生所竞争。在乡村社区内部，它们失去了凌驾于乡村诊所之上的医疗权威性和主导地位。

有意思的是，早在1965年上级要求联合诊所的医生培训"半农半医"人员时，一些联合诊所医生已经预见到了培训第三级医务人员将会给诊所带来什么后果。当时的官方报告批评一些诊所的医务人员不愿意培训这些保健员。而受到指责的医生则将这一举措比作"饭店

① 朱玲：《政府与农村基本医疗保健保障制度选择》，《中国社会科学》2000年第4期，第93页。

② 高明、钱昊平：《北大女博士后要"砍"卫生院》，《医药产业资讯》2006年第7期；王红漫：《大国卫生之难：中国农村医疗卫生现状与制度改革探讨》，北京大学出版社，2004；Joan Kaufman, "SARS and China's Health-Care Response: Better to Be Both Red and Expert!" in *SARS in China: Prelude to Pandemic?* ed. Arthur Kleinman and James L. Watson (Stanford, CA: Stanford University Press, 2006), 58; Organization for Economic Cooperation and Development, *OECD Economic Surveys: China 2010*, 222。

门前摆粥摊——自杀……上有医院，下有卫生员，压死中间（卫生院）"。[1] 40多年后，曾经取代了联合诊所和公社卫生院的乡镇卫生院，结束了它们在当地社区中的作用，基本淡出了村民的医疗生活。赤脚医生群体在当地社区中取得了医疗主导权。

始于1950年代初的中国乡村医疗制度化进程，包括各种新医疗机构的建立、医疗接触模式的规范化、一个旨在协调医疗服务的机制，以及一个可以在其内部共享知识的医疗社区的构建。1950年代联合诊所的诞生，是将村民纳入正规化医疗服务过程的第一步。1960年代末赤脚医生群体的出现，有助于形成一个既有技能分层又有内在联系的医疗服务供给体系。它的运作始于大队医疗站，然后升级到公社卫生院，最后延伸到县级医院。这一架构实现并强化了一个医疗分工和协作的构想，它以三级医疗体系的技能水平分层为核心。与此同时，合作医疗报销政策的实行，至少在制度设计上，扫除了过去阻碍村民在其所在地区之外问诊的经济障碍。在科层化医疗体系架构下实现村民与医生的医疗接触制度化的过程中，赤脚医生作为参与者、推动者和指导者发挥了重要作用。由此带来的一个结果是，村民开始走出其所在村庄，前往现代化的医疗机构——主要是县级医院——寻求各种医疗服务。[2] 从这个意义上讲，赤脚医生群体有助于加速医患接触从住家病床向医院的转变。

在这个过程中，赤脚医生造成了三级医疗网络的空心化，最终导致了哑铃型结构的形成。到1980年代初，赤脚医生和他们的乡村诊所（原大队医疗站）已经取代了乡镇卫生院（原公社卫生院和联合诊所），在当地医疗社区中占据了主导地位。与此同时，乡镇卫生院在很大程度上降格为医疗行政单位。这种哑铃型结构的兴起，又反过来

---

[1] 《当前各地培训农村卫生人员情况的汇报》（1965年11月3日），浙江省档案馆，卷号：J165-15-126。

[2] 根据Henderson和Cohen 1979年11月至1980年3月基于武汉的湖北医学院附属第二医院的研究，传染病病房收治的大部分病患（72%）来自武汉的城市和郊区。此外，城区病患的病情比农村的病患要轻。参见Henderson and Cohen, *Chinese Hospital*, 95, 107。

促成了赤脚医生及其诊所的医疗体制化：在1980年代后期，政府要求每个赤脚医生开设的乡村诊所都要设有一间药房、一间诊室和一间用于静脉注射的输液室。这些越来越正规的医疗环境，使赤脚医生显得越来越专业。[①] 这种医疗体制内部的变化，与西医传入中国农村后医疗知识结构的日益西化同步发生。[②] 公社卫生院的命运与中医群体的命运相似。公社卫生院在传统医疗设施演化为现代医疗机构的过程中逐渐衰落，而中医要么逐渐地淡出了乡村医疗世界，要么通过采用西医知识和技术实现了自我转型。

---

① N. D. Jewson, "The Disappearance of the Sick-Man from Medical Cosmology," *Sociology* 10, No. 2（1976）: 225-44.

② 梁其姿：《医疗史与中国"现代性"问题》，《中国社会历史评论》第8卷，2007年。

第六章
群体认同、权力关系和医疗合法性

艾略特·弗略森在《医学职业》一书中指出，在所有社会中，人们都会诊断疾病并设计出疾病的应对方法。有些人被认为对于各种疾病特别了解，因此经常成为病人及其亲属的求助对象。在多数情况下，这些人有其他职业，他们只是在业余时间从事治疗工作以增加收入；同时也有一些人在这方面进行了充分的实践，将治病作为唯一的谋生手段，并由此形成了一个专门的职业。他强调，并非所有治疗者都会被称作大夫或医生，他们也不一定会被视为专业人士。[1] 弗略森的上述论断大体上适用于中国农村的传统医疗世界。李景汉在对华北定县的农村医生调查中写道："自然，这些医生的资格与本事多属平庸，凡肯为人看病的都算为医生。"他还指出，绝大多数乡村医生都将行医作为第二职业，而并不依靠它来谋生。[2] 在定县农民眼中，年长和经验意味着值得信赖的医术。病人们不需要向医生支付金钱。作为替代，他们通常会在逢年过节时送一些礼物作为"答谢"。[3]

这一普遍模式在中国的村庄里一直持续到1950年代末，部分原因在于当时没有其他的选择。绝大多数人继续从当地的民间治疗者，即那些被认为具有特殊治疗才能的乡邻们那里寻求医疗服务。这些病人和治疗者都依靠农业劳动来维持生计，很少有完全依靠行医来养活自己的职业医生。到1960年代初，上述情况并无多大变化，新指定的卫

---

[1] Freidson, *Profession of Medicine*, 3.

[2] 李景汉：《定县社会概况调查》，上海书店，1992，第292—295页。

[3] 李景汉：《定县社会概况调查》，第294页。

生员也与村民一同劳动，其获得报酬的方式仍然与几十年前的乡村治疗者相同。不同之处在于他们带着医药箱在田间地头进行基本的现场急救，诸如使用红药水或紫药水涂抹割伤或擦伤，以及包扎暴露的伤口以减少感染。当时只有在各公社机关所在地才会有几名联合诊所医生，而在下面的村子里，普通村民依然没有一个清晰的"医生"概念用来区别一个与他们自己存在着身份差异的职业化群体。然而，随着赤脚医生在农村的出现，这种情况在1960年代末开始发生改变。尽管"赤脚医生"这一特定名称意味着在稻田里参加农业劳动是他们的应尽义务，因而行医并非他们的唯一工作，但村民在与赤脚医生群体接触之后，很快便对医疗专业人员形成了一些新的概念。

"穿鞋医生"

在1970年代，中国的官方话语一再强调，参加农业劳动是赤脚医生的主要职责之一："要成为一个好的赤脚医生，首先是要成为一个好社员。不参加劳动，就不算是赤脚医生……赤脚医生是否继续参加农业劳动，取决于他们走哪一条道路，以及这条道路是否偏离了正确方向。"[1] 据称，1974年，时任国务院副总理的邓小平曾告诉外国客人：有赤脚医生总比没有医生好。"赤脚"的意思是他们一方面要参加劳动，另一方面又要治疗病人。一开始，赤脚医生的知识是有限的，他们只能治疗一些常见疾病。几年后，他们会穿上草鞋，这表示他们的知识增加了。再过几年，他们会从穿草鞋变成穿布鞋，然后再从穿布鞋变成穿胶鞋。[2] 邓小平的上述讲话在官方媒体上引发了一系列激烈辩论，有人批评他用"赤脚医生穿鞋论"来贬低"文化大革命"中"新生事物"。这是1975年至1977年期间批邓运动（当时称为"批邓反击

---

[1]　富阳县卫生局：《卫生简报：金关焕同志的来信》（1976年6月20日），富阳市档案馆，卷号：74-3-26。

[2]　百色地区卫生局大批判组：《驳"赤脚医生穿鞋论"》，《广西卫生》1976年第3期，第7—8页。

右倾翻案风"）的重要一部分。①

　　然而，1969年至1970年赤脚医生在全国范围内推行后不久，赤脚医生们就穿上鞋子并开始脱离农业生产劳动。1978年之前，蒋村公社龙章大队有两名赤脚医生，但没有一人在田间劳动。第一位是已经70多岁的严世渭，他曾在陈鸿庭的联合诊所工作了一些年头，但后来因患病不得不回到自己的大队。第二位是钮水英，一位负责药房、打针和接生的女赤脚医生。钮水英说，她和严世渭通常待在医疗站里，不会外出给病人看病。②一些老赤脚医生和村民都用非常务实的方式解释了这种偏离舆论宣传的行为。杭州西部山区淳安县的赤脚医生徐佩春认为，1970年代村民患病人数多，他和同事们要承担各种医疗任务，根本没有时间参加农业劳动。③一位村民在被问及此事时给出了一个略有不同的解释，但仍然折射出赤脚医生职责的重要性："什么时候需要看病谁也说不准，有时在半夜。一个村子里大概有500名社员，他不参加劳动，我们也能养活他。"④此外，即使赤脚医生参加农业劳动，也往往只是形式上的。例如，余杭县塘栖区163名赤脚医生在一个月里总共参加了143天农业劳动——即每人每月不到1天时间。⑤

　　赤脚医生脱离农业劳动意味着他们逐渐成为一个特殊的社员群体，他们独特的专业知识和工作变成了其新的群体身份的主要特征。有趣的是，赤脚医生徐佩春在描述自己的工作和农民们的工作时，使用了两个不同的中文词："社员出工时，我们到医疗站上班。"⑥这里他采用这两个不同的表述是重要的语言上的区分。在村民的词汇中，这两个词各有其明确的含义，从来不会被混为一谈。在通常情况下，这两个词与户籍制度有关："上班"只能用于那些有非农业户口的城

①　苗雨：《反击卫生战线右倾翻案风》，《浙江日报》1976年4月3日。
②　对钮水英的访谈，2005年1月8日。
③　对徐佩春的访谈，2004年5月13日。
④　对方本培的访谈，2005年12月3日。
⑤　余杭县卫生局：《学习毛主席关于理论问题的指示，进一步办好合作医疗》（1974年），浙江省杭州市余杭区档案馆，卷号：42-1-88。
⑥　对徐佩春的访谈，2004年5月13日。

里人，而"出工"则只适用于那些有农业户口的人。而且，"上班"往往意味着从事技术性的工作，而"出工"则涉及"非技术性的"田间体力劳动。从这个意义上说，"上班"和"出工"的区别相当于英语中白领专业人员和蓝领工人的区别。这样的词语选择表明，甚至早在邓小平发表上述谈话之前，在村民眼中，赤脚医生实际上已经是"穿鞋医生"了。与那些需要直接参加农业劳动来赚取工分的普通社员不同，赤脚医生群体有一个特殊的身份，并且与大队的"工作"有着一种不同的关系。

同事与同行

同行关系的形成是群体身份认同的另一个重要方面。中国有句古话说"同行是冤家"，这无疑也适用于1949年之前的日常医疗工作实践。[1] 陈存仁是1920年代和1930年代上海的一位著名中医，在他的回忆录中可以看到对这一现象负面影响的重要论述。他作为1929年前往南京抗议国民党政府废除中医决议的五位代表之一，曾名噪一时。据他所说，上海的医疗从业者通常鄙视他们的同行，并在吸引病人的过程中彼此之间相互攻讦。他们否定对手的技术并吹嘘自己的医疗成就。他描述了自己成为一名医生之后不久的情况："一般老医生有时看我所开的药方，总是摇摇头，好像我的方子不对，甚至连正眼也不望一望。其实这是旧时上海病人的习惯，病重时常常请两三个医生各处一方，来对证一下，但是医生与医生之间，往往甲医说乙医不对，乙医说丙医不对……。"[2] 陈存仁的上述描述也适用于新中国成立

---

① Unschuld, *Medical Ethics in Imperial China*, 28.

② 陈存仁：《我的医务生涯》，广西师范大学出版社，2007，第12页。范守渊证实："和病人谈起话来，不是说，某某医师是个学验浅落的新牌医师，便是说，某某医师是位识验陈旧不堪的落伍家伙。……要是他遇到医界当中有什么医师与病家在医务上的纠纷事件，他会很乐意的在病家前面，说些不三不四的话语……"见范守渊：《这也算是一场诉讼》，载《医师会刊》第9辑，1937年第1—2期，第9—32页，转引自张斌、张大庆《浅析民国时期的医事纠纷》，载《中国医学伦理学》2003年第6期，第23页。

后的几年。1957年发布的一份关于联合诊所的调查报告称：一些在旧社会接受训练的联合诊所医生仍然保持着旧思想的残余和强烈的家族倾向。他们不承认其他医生的医疗水平，攻击其他医生，吹嘘他们自己，并试图排挤别人。①

尖锐对立的同行关系和毫不掩饰的嫉妒心主要体现在对病人的争夺上，引发争夺的导火索是对金钱、名誉和公众认可的医疗权威的渴望。国家法规和医疗行业内部自律的缺失使这些陋习日趋恶化。联合诊所的创办和国家医疗体系的建立，标志着国家开始规训那些"旧社会的"医疗者。国家对日常医疗实践的规章化和标准化有着双重目的：它试图倡导一些新的道德和意识形态原则，诸如"为人民服务"；同时它还将病人和医生之间的互动全部整合到国家控制的医疗单位中。对医生来说，联合诊所解决了此前需要招徕病人以确保收入的问题。如第一章所述，在新的制度之下，他们的工资得到了保障，工资的高低依据一套复杂的公式来确定，主要涉及诊所的总收入、每个医生的医疗水平和医疗资质、他们在群众中的名望以及各人家庭的具体情况。这些措施的实施，使乡村医疗从业者群体在一个至高无上的社会主义议题中逐渐形成了一种集体化的职业身份。到1969年和1970年引入赤脚医生制度时，这种促成社会主义的职业化医疗身份的趋势仍在继续。

在1970年代，赤脚医生主要负责自己所在生产大队的医疗卫生工作，在地域范围上互不干涉。与此同时，合作医疗的报销政策和赤脚医生所开处方的药费补贴办法，限制病人只能在本大队的医疗站就医，这就使相邻村庄同行之间的竞争降至最低限度。赤脚医生项目的相对标准化的培训，还终结了医疗水平的参差不齐（无论是宣传上还是事实上均如此），正是医疗水平的差异造成了旧体制特有的争夺病人现象。正如蒋村的赤脚医生周勇敢所说："我们与其他村的赤脚医生没有多大关系。病人们不会到其他村去看病。总的来说……所有赤

① 淳安县人民委员会卫生科：《以整顿巩固提高质量，勤俭办卫生事业》，（1957年6月13日），淳安县档案馆，卷号：36-1-26。

脚医生的水平基本上差不多的。"[1] 在极少情况下，赤脚医生会去其指定辖区之外的其他村庄治疗病人。但总的来说，不存在激烈的冲突和竞争。赤脚医生的工资或工分取决于他们所在生产大队的经济状况，而非他们治疗病人的数量。因此，一个赤脚医生不会因为另一个赤脚医生在他的村庄里行医，在经济上受到影响。[2]

在医疗站内部，合作医疗服务的非营利性定位和工资计算方法也最大限度地减少了内部竞争。一般情况下，每个赤脚医生都像同村的村民一样，按照工分制度获取报酬——该制度下一个人的每日工分取决于他或她从事农业劳动的体力状况。这项制度也适用于赤脚医生群体，即他们的收入与每个人的医疗资质、熟练程度以及治疗病人的数量无关。由于普通女社员获得的工分一般都少于男社员，所以女赤脚医生得到的工分也少于男同事。[3] 蒋村公社合建大队的赤脚医生张阿华这样描述薪资和收入的计算方法："生产队给我们记工分，算作普通社员。一般来讲，每个普通劳力每年赚3500个工分左右，就是每天10个工分左右，等于1块2。我们赤脚医生的工分和普通男劳力一样。"[4]

这种方法也适用于有多名赤脚医生的医疗站。在蒋村公社，严胜玉于1978年加入龙章大队医疗站，成为该医疗站的第三名赤脚医生。据严胜玉说，三个人每月都有30天的工分，但工分数存在着差别。严世渭于1958年开始行医，但因为年纪大了，他在1976年只有8.5个工分。[5] 严胜玉每天挣10个工分，和普通男劳力一样。负责药房、打针和接生的女赤脚医生钮水英每天挣6个工分，不过如果有婴儿在夜里出生，产妇家人会另外支付1.35元接生费。据她说，这些额外收入都会上交大队。[6] 医疗站的同事都欣然接受了这种收入分配方式，收入

① 对周勇敢的访谈，2009年11月6日。
② 对徐佩春的访谈，2009年11月19日。
③ Potter and Potter, *China's Peasants*, 116–17; Huaiyin Li, *Village China under Socialism and Reform: A Micro History, 1948–2008* (Stanford, CA: Stanford University Press, 2009), 204.
④ 对张阿华的访谈，2004年4月24日。
⑤ 对严胜玉的访谈，2007年5月27日。
⑥ 对钮水英的访谈，2005年1月8日。

上的差异并没有影响赤脚医生之间的工作关系。值得注意的是，一些女村民和女赤脚医生似乎都接受了她们的收入少于其男性同行的事实，因为她们认为男性的劳动应该比女性的劳动更有价值。

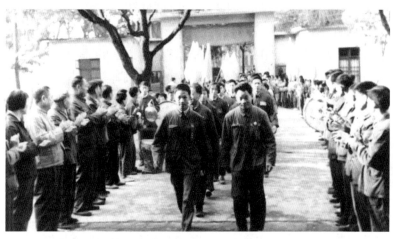

图6-1　赤脚医生代表走进富阳县赤脚医生和合作医疗会议会场，1976年10月18日。浙江省富阳县档案馆许可复制。

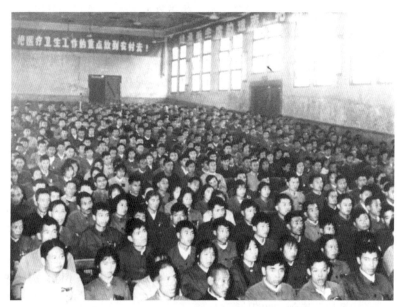

图6-2　富阳县赤脚医生和合作医疗会议会场，1976年10月18日。后面的横幅上写着"把医疗卫生工作的重点放到农村去！"浙江省富阳县档案馆许可复制。

上文探讨的几个因素，都最大限度地减少了1970年代赤脚医生在个人收入和职业声望方面的冲突。[①] 它们有助于形成赤脚医生的群体认同感，这对赤脚医生群体的早期发展尤其重要。与这种新的非竞争性的医疗架构辅相成，一个新的政治化的医疗职业道德体系得到大力弘扬。[②] 如前所述，医疗职业道德在社会主义政权下被赋予了一种新的政治含义，它要求医生们共同塑造一个符合"又红又专"理想的医生形象，即同时具备社会主义道德和精湛医术。[③] 1970年以后，政府进一步大力倡导医疗职业道德并设立了一系列奖项，公开表彰优秀医生，增强一种群体身份意识。一些赤脚医生模范在各种会议上受到表彰，这其实也是对赤脚医生群体的政治教育，旨在进一步促成一种团队精神和一个统一的医疗职业道德观。这些会议所营造的意识形态氛围对赤脚医生群体的日常行为产生了一种微妙的影响。与此同时，村民也基于他们所接受的关于医生角色的政治灌输，形成了他们自己对赤脚医生的种种预期。女赤脚医生胡早花说她通常不背药箱，"如果我带着药箱，村民会把我当成医生，而不是社员。有时候村里人和我开玩笑：'你是赤脚医生，怎么不赤脚的呢？'我马上会想我是不是脱离了群众"。[④]

职业阶梯和社会流动

群体认同感的形成也与赤脚医生的职业发展和流动前景密切相关。像其他社会环境中的其他职业一样，赤脚医生也在特定的社会环境中追求自己的职业发展，并努力争取向上的社会流动，但是他们作

---

① 然而，在1970年代各级医疗单位的医生之间仍然存在着有意或无意的职业竞争。陈志成回忆："那时，我们把病人转到上级医院。医生们总是批评病人家属推迟转诊：'如果再晚一两个小时，病人就死了！'其实，他们是想说他们的医疗水平比我们高，没有他们，病人肯定会死的。"对陈志成的采访，2010年10月9日。

② Unschuld, *Medical Ethics in Imperial China*, vii.

③ Farquhar, "Market Magic," 242.

④ 对胡早花的访谈，2004年3月25日。

为医生和村民的双重身份对这样的追求和努力造成了显著的影响。一方面，他们被认为是国家三级医疗体系中村一级的医生，但另一方面，他们并不被视为这一体系的正式工作人员。由于这种身份的模糊性，赤脚医生被剥夺了在医疗体制内升迁的机会。归根结底，他们只隶属于某个生产大队。由于1958年开始实行的城乡户口制度限制了农村居民的社会流动，像其他村民一样，赤脚医生在本村之外的发展空间极其有限。[①] 人类学家舒拉米斯·波特和杰克·波克夫妇将1970年代人民公社制度下村民的社会流动途径概括为参军、入党和升学三种。[②] 根据他们在广东省增埗大队的实地调查，在1965年至1978年这14年间，村民从农村户口转为城市户口的比例为每年3.6‰。[③] 距离余杭县不远的浙北村民是这样描述他们自己的："生产大队就像一只缸，我们像缸里的螃蟹。我们一次次爬，但一次次跌落下来。"[④] 从这个意义上说，在1970年代，生产大队将村庄与更加广阔的社会隔离开来，而赤脚医生也和他们身边的社员一样，在社会流动方面遭遇到同样的限制。

尽管如此，赤脚医生有时仍有可能在体系内获得升迁。在1970年代，当公社卫生院由于医务人员短缺需要增加人手时，赤脚医生被视作理想的招收对象。这对赤脚医生而言是一次提拔，也是他们实现向上的社会流动的重要渠道。[⑤] 例如蒋村公社三深村的蒋锦庭在公社卫生院工作了27年后，于1996年从蒋村镇卫生院退休。早在1965年，年轻的蒋锦庭被选拔为第一批卫生员（这些人在1968年被改称为"赤脚医生"），当时他的主要职责是协助公社卫生院开展血吸虫病防治工作，历史上该

① William Hinton, *Shenfan* (New York: Random House, 1983), 106–9; Martin King Whyte and William L. Parish, *Urban Life in Contemporary China* (Chicago: University of Chicago Press, 1984), 18–19.

② Potter and Potter, *China's Peasants*, 306–11. 另见 C. C. Huang, *The Peasant Family and Rural Development in the Yangzi Delta, 1350-1988* (Stanford, CA: Stanford University Press, 1990), 288–304; and Gao, *Gao Village*, 30。

③ Potter and Potter, *China's Peasants*, 311.

④ 张乐天：《告别理想：人民公社制度研究》，第326页。

⑤ 淳安县卫生局革命委员会：《关于招收一批卫生人员的报告》（1971年10月27日），淳安县档案馆，卷号：36-1-46。

病在三深大队十分猖獗。1970年，蒋村公社卫生院在三深大队设立了一个分院，蒋锦庭被招收进去负责公社的血防工作。[1] 与他的情况类似，周勇敢和他的两个同学先是被选派到余杭县人民医院学习，1973年，因为公社卫生院医务人员短缺，他们都被招收进公社卫生院。他现在仍在西城医院（这是原公社卫生院的新名称）工作。[2] 然而，这种向上的社会流动机会在蒋村的赤脚医生群体中极为少见，在整个1970年代只有蒋锦庭、周勇敢和他的两位同学实现了向上流动。在很大程度上，这种向上的社会流动主要取决于一个人的个人表现以及他在公社卫生院医生和其他村民中的人缘，而且机会也十分关键。[3] 晋升为卫生院医生后，他们便从农村户口变成了城市户口，仅此一项转变就意味着他们能够享受人民公社时期普通村民们无法得到的一系列福利待遇。此外，在公社卫生院工作还有助于提升他们的医术，这反过来又进一步促进了他们的职业发展。

除了在国家医疗体系内得到提拔，赤脚医生在1970年代还有与其他村民相同的，当然是有限的、向上的社会流动机会。1971年，蒋村一位卢姓赤脚医生有幸加入了中国人民解放军，这不仅改变了他的命运，还给他和他的家人，甚至给他所在生产大队的社员带来了巨大的荣耀。[4] 1968年成为赤脚医生的徐水林属于另一种特殊情况。他在1975年被免试录取为杭州市中等卫生职业学校的学生。这意味着他的户口从农村转入城市，毕业后他被国家分配到杭州市某药物研究所，并一直工作到现在。[5] 如今，他因擅长配制蛇类咬伤的解药在杭州西部郊区一带名气很大。[6] 在蒋村公社所有24名赤脚医生中，只有徐和卢两个人通过升学或参军实现了向上的社会流动。

并非每个赤脚医生都能像上文提到的那样幸运地实现向上的社会

---

① 对蒋锦庭的访谈，2004年4月20日；对陈志成的采访，2005年1月6日。

② 对周勇敢的访谈，2004年4月21日。

③ 余杭县卫生局：《关于公社卫生院内工作的赤脚医生的待遇问题》（1979年3月27日），余杭区档案馆，卷号：42-2-31。

④ 对陈志成的访谈，2005年1月10日；对周勇敢的访谈，2004年5月20日。

⑤ 对沈仙炳的访谈，2005年10月10日；对徐水林的访谈，2005年9月23日。

⑥ 对陈志成的访谈，2005年1月6日；对徐水林的访谈，2005年9月23日。

流动，因为在1970年代的中国农村，这样的机会是非常稀少的。因此，职业和社会流动主要发生在生产大队内部，例如赤脚医生辞去与医疗卫生相关的职位去从事其他工作。一位赤脚医生在1970年回家务农，而另一位在1972年成为大队党支部书记。这些赤脚医生辞职后留下的职位空缺，提供了另一个流动的机会。例如，张阿华被选出来填补徐水林离职后的职位。张阿华回忆："我曾在徐水林手下当卫生员。当时村里有11个生产队，每个队都有一位像我一样的卫生员。我们卫生员都是兼职的。大队赤脚医生到我们队来搞防疫接种或做其他事情的时候，我们协助他工作。1975年，徐水林去读书，我开始当我们大队的赤脚医生。"①

1974年对建德县818名赤脚医生的系统性调查清晰反映了有限的社会升迁机会。根据这项调查，有3名赤脚医生进入大学学习，另有44人去了公社卫生院，还有8人在区级医院工作，总共有55人（不到7%）离开了他们所在的村庄。② 他们的升迁以及他们向上流动的途径，是缺乏规划的、不确定的和非制度化的，显然有别于那些正式的医疗专业人员或国家医疗系统中的职工。③ 尽管如此，赤脚医生是三级医疗体系的组成部分这一事实，使他们能够作为一个群体而稳定存在，并促成了一种群体认同感的形成。这种状况导致了他们在村庄里的其他各类医疗"竞争者"的快速衰落。

"竞争者"

历史上，医疗从业者的群体身份的形成是从限制其他一些也对健康和疾病感兴趣的社会群体的竞争力开始的。④ 在中国，这一过程

---

① 对张阿华的访谈，2004年5月24日。

② 建德县卫生局：《农村卫生工作基本情况》（1974年9月），建德县档案馆，卷号：31-4-11。

③ 亨德森与科恩发现，晋升制度在"文革"期间停止了。在医院工作的医务人员没有向上晋升的流动性。相反，向下的流动性和不确定性是主要的特征。见 Henderson and Cohen, *Chinese Hospital*, 86, 32-39。

④ Reinhard Spree, *Health and Social Class in Imperial Germany: A Social History of Mortality, Morbidity and Inequality*（New York：St. Martin's Place，1988），158.

的基础是那些占据主导地位的医疗从业者将自己与其他各种治疗者
区分开来，并通过规章制度——无论是他们自己制定的还是国家制
定的，来明确地划定后者的活动范围。多少世纪以来，中国的儒家
学者一直遣责巫医和地方治疗者的超自然倾向，宣称后者的实践不
符合儒家的价值观。尽管如此，他们的目标并非彻底根除这些医学传
统。[1] 但1949年后，国家采取了一种更加坚定的立场，公开地将与国
家意识形态相悖的民间治疗者排斥在国家体系之外。因而，例行性的
打击依然在乡间行医的各种"非法游医"的政治运动，强化了赤脚
医生的群体认同。[2] 如第一章所述，与各种宗教团体和超自然教派有
关联的治疗者都在"文化大革命"初期受到批判，并最终被禁止活
动。[3] 从1960年代末开始，新的法规宣布："游医和巫医应该受到严格
控制。各级政府应采取严肃的措施控制他们。各级卫生部门也要加强
管理和监督，以保护群众的健康。"[4] 政府要求赤脚医生把反对封建迷
信作为日常工作的一部分，同时积极宣传合作医疗的好处。[5] 虽然各
种"迷信治疗者"及其医疗活动并未在上述政策宣布后完全消失，但
村民已不敢公开地从这些传统资源中寻求治疗。在蒋村，尽管又盲又
瘸的算命先生在"文革"初期受到了严厉批判，但他仍在村民中广受
欢迎。据称，有些村民有时会把他抬到一个僻静角落，请他给自己
算命。[6]

　　此外，随着农村医疗卫生网络的建立和反对迷信运动的开展，现

① Kleinman, *Patients and Healers in the Context of Culture*, 214.
② 余杭县卫生局：《关于沈玉田非法行医造成严重后果的通报》（1974年8月16日），
　 浙江省杭州市三墩镇中西医结合医院。
③ 国务院：《关于全国卫生工作会议的报告》（1975年8月5日），杭州市档案馆，
　 卷号：132-4-128；《为无产阶级牢固占领农村卫生阵地坚持斗争》，见《赤脚医
　 生先进事迹汇报：赤脚医生苗壮成长》（第3辑），人民卫生出版社，1975，第
　 115—116页。
④ 余杭县卫生局：《县委副书记孙叙春同志在县第二届合作医疗赤脚医生代表大会
　 闭幕式上的讲话》（1976年10月26日），余杭区档案馆，卷号：42-1-39。
⑤ 浙江省卫生局、浙江省农业局：《浙江省农村合作医疗办法（试行）》（1979年11
　 月8日），淳安县档案馆，卷号：36-1-62。
⑥ 对沈观荣的访谈，2005年1月11日。

代医学知识通过公共广播、黑板报和健康墙报得以逐渐传播。在1970年代早期领导蒋村公社合作医疗委员会的老村民骆林元说："开会的时候，上面经常要我们'不要迷信，听鬼话'。"[1] 当社员生病时，他们被劝导去看医生，因为根据官方的说法，菩萨并不存在。[2] 在云南省进行的医学人类学研究也发现，虽然反对迷信的运动在彝族聚居的地区并不完全成功，但已足以让彝族村民意识到，举行各种治疗仪式是不好的，而且是危险的。[3] 据一位外国学者观察，到1978年，传统的宗教治病方法在中国大陆似乎已经被世俗的方法所取代。[4] 这种转变为赤脚医生提供了一个更大的空间，他们可以在这个空间中从事医疗活动并建立他们的群体身份认同。

与此同时，批判和禁限政策还波及那些被认为是攻击"新生事物"的治疗者或医生。沈玉田是余杭县一位87岁的个体医疗从业者，擅长中医内科。一份官方报告批评他延误了一个孩子的麻疹治疗，最终导致其死亡。他还因使用中药为一个未婚女孩非法堕胎而遭到谴责，其行为差一点造成她的死亡。此外，他私下里对71位麻疹患者进行了116次治疗，刻意隐瞒了一次流行病疫情。由于其渎职行为和非法行医活动，1974年余杭县卫生局在官方文件中对他进行了严厉的批评。这份通报全县的官方文件指出：

> 类似沈玉田这样的非法行医，造成严重的恶果，在我们全县来说绝不是个别的，也不是偶然的。确实有那么一些人，他们有的是单位中被开除的、不学无术的说嘴郎中，有的是骗财害命的巫医，有的则是逃避群众监督，逃避劳动改造的阶级敌人，个别的甚至已经混进了大队合作医疗站。他们就是用欺骗、吹牛等手法，靠说假话，卖假药，骗钱财过日子，残酷迫害广大贫下中

---

[1] 对骆林元的访谈，2005年1月5日。

[2] 对何伟生的访谈，2004年3月23日。

[3] Liu, "Change and Continuity of Yi Medical Culture," 237–38.

[4] Katherine Gould Martin, "Hot Cold Clean Poison and Dirt: Chinese Folk Medical Categories," *Social Science & Medicine* 12 (January 1978): 41.

农，打击赤脚医生，挖合作医疗墙角，破坏农村卫生革命。[①]

　　不久，沈玉田被勒令做自我批评，他的行医执照也被吊销。上述的官方文件要求与这些庸医进行坚持不懈的斗争，"我们必须全心全意地支持赤脚医生和合作医疗这一'新生事物'"。文件进一步要求各地对这个问题保持"革命的警惕性"，并教育群众不要迷信，不要被庸医欺骗。最终，该文件呼吁"相信赤脚医生"。[②] 上述其他治疗者的边缘化，以及针对村民开展的新式医学教育，扩展了乡村医疗世界，更加有助于赤脚医生逐渐形成一种群体认同感。

医患权力关系

　　群体身份与医患权力关系紧密相关。然而，在精英化的中国古典医学和现代化的西方医学中，这种权力关系的特征产生于两种截然相反的互动机制：古代中医的特征是医生从属于病人；现代西医的特征是病人从属于医生。在20世纪之前的中国，病人（尤其是在社会上层的病人）控制着他们与医生的医疗互动，比西方国家的病人享有更大的自主权。[③] 由于缺少一个外在的得到各方信赖的鉴定机构，所以医生和病人双方都在很大程度上依赖于一个紧密的个人信用网络。医生的信誉主要基于病人对其工作的公开赞誉或名人对其技术的推荐，因而病人拥有凌驾于医生之上的极大权力。[④] 相比之下，在西方的医疗

---

① 余杭县卫生局：《关于沈玉田非法行医造成严重后果的通报》(1974年8月16日)，浙江省杭州市三墩镇中西医结合医院。

② 余杭县卫生局：《关于沈玉田非法行医造成严重后果的通报》(1974年8月16日)，浙江省杭州市三墩镇中西医结合医院。

③ Jonathan Spence, "Commerntary on Historical Perspectives and Ch'ing Medical Systems," in *Medicine in Chinese Cultures: Comparative Studies of Health Care in Chinese and Other Societies*, ed. Arthur Kleinman, Peter Kunstadter, E. Russell Alexander, and James L. Gale (Bethesda, MD: National Library of Health, 1975), 81; Sivin, *Traditional Medicine in Contemporary China*, 21.

④ 雷祥麟：《负责任的医生与有信仰的病人：中西医论争与医病关系在民国时期的转变》，《新史学》2003年第1期，第85页。

环境中（包括在中国的西式医疗环境中），医生拥有绝对的权力，而
他们的病人则很少或完全没有权力。如凯博文曾经提到，台湾地区的
西医在做出医嘱时并不多做解释，显然比他们的中医同行具有更大
的权威——后者会做出各种解释，甚至会与病人商讨诊断和治疗问
题。① 这种状况由于现代医学科学的日益复杂化以及各种医疗机构和
医疗技术的大量涌现而得到不断强化。西医标榜自己拥有排他的准确
性，即只存在一种正确的观点，而且这种观点起源于他们所从事的
医学工作的科学基础。这种医学是专家的领域，因而，病人们在治疗
过程中必须扮演一种从属性的角色。② 这样的角色定位并不存在社会
协商的空间和余地，因此医生和病人无须就某种疾病的性质或治疗方
法达成一个共识，病人的朋友和亲属在通常情况下也不能参与涉及疾
病、病因或预后的讨论。③ 在中国的医院里，"请遵医嘱"是一种常见
的对病人的交代。④

　　然而在乡村的中医实践中，并未观察到上述精英化的中医和西医
在医患权力关系上的巨大差异。一方面，在赤脚医生出现以前，乡村
医疗世界由各类民间医疗者主导，普通村民并不能像富有的精英阶层
那样选择职业医生。更重要的是，医生和病人都是来自同一个封闭社
区的村民，他们彼此熟悉，这与城市精英阶层中的中医医患关系截然
不同。另一方面，村里的病人及其家庭成员和亲戚都可以参与治疗过
程，这又符合中医环境中的医患关系模式。赤脚医生与同村村民的关
系就出现在这样的社会环境之中。

　　如前所述，类似赤脚医生的实践可以追溯到1930年代定县卫生实
验中的卫生员。该项目的负责人陈志潜曾经解释说，从当地青年中挑
选农村卫生员的决定不仅是出于经济考虑。在他看来，这也是因为这
些青年村民诚实、勤奋而且熟悉他们的乡亲。⑤ 陈志潜的前任姚寻源

① Kleinman, *Patients and Healers in the Context of Culture*, 259–310.
② Cunningham and Andrews, *Western Medicine as Contested Knowledge*, 11.
③ Cunningham and Andrews, *Western Medicine as Contested Knowledge*, 6.
④ Henderson and Cohen, *Chinese Hospital*, 112.
⑤ Chen, *Medicine in Rural China*, 81.

（现有关于中国农村公共卫生的学术论著很少提到他）也很强调乡村
卫生员的重要性，"他们讲当地方言，熟悉当地情况，而且'并非娇
生惯养'"。[1] 与上述观点类似，李守基（F. P. Lisowski）也指出了从其
所在村庄选拔赤脚医生的好处："作为其所在村庄的一员，他们了解
自己服务对象的各种日常问题。他们一直待在农村，因为那里是他们
的家。他们的病人是他们的邻居、劳动伙伴和亲戚，他们的工作给了
他们极大的满足。"[2] 在讨论赤脚医生和村民之间的社会关系时，近些
年来发表的一些学术论著强调，国家利用亲情网络动员村民当赤脚医
生，在赤脚医生和村民之间建立了一种平等的权力关系。[3] 例如，杨
念群认为赤脚医生处于亲情网络和制度化政治氛围的双重控制之下，
这有助于1970年代流行病防治体系的成功。[4]

事实上，在这些多重因素紧密交织的社区里，人际关系的亲近
对于医患关系产生了一种积极的影响。村民在与"自己人"谈论他们
的病情时感到相对轻松。如果他们离开当地社区前往一个更加正式的
场合，例如一家区级卫生院或一家县医院，他们会遇到穿白大褂、戴
口罩、不说方言而说普通话的医生。这让村民感到自惭形秽和处于弱
势——这种反应被称为"白大褂综合征"。赤脚医生帮助村民克服了
这个难题，因为赤脚医生都是土生土长的村里人，他们出现的方式类
似于以前的民间治疗者或旧式职业医生。然而，赤脚医生和村里病人

---

[1] Hsun-yuan Yao, "The Second Year of the Rural Health Experiment in Ting Hsien, China," *The Milkbank Memorial Fund Quarterly Bulletin* 10, No.1（January 1932）: 53-66.

[2] F. P. Lisowski, "Emergence and Development of the Barefoot Doctor in China," in *History of the Professionalisation of Medicine: Proceedings of the 3rd International Symposium on the Comparative History of Medicine-West and West*, ed. Teizo Ogawa（Osaka: Taniguchi Foundation, 1987）, 154.

[3] 温益群：《中国赤脚医生产生和存在的社会文化原因分析》，张开宁等主编《从赤脚医生到乡村医生》，云南人民出版社，2002，第325页。

[4] 杨念群进一步指出，1985年赤脚医生改名为乡村医生并被纳入市场经济后，医疗体系的底层失去了亲属关系和政治制度的双重约束。村民的医疗服务和赤脚医生的防疫职责受到了严重影响。杨念群：《再造"病人"：中西医冲突下的空间政治（1832—1985）》，第380—394页；及《防疫行为与空间政治》，《读书》2003年第7期，第25—33页。

之间的权力关系是动态而非静态的，即使在1970年代那样一个封闭乡村社会的特定社会语境和医疗语境中也是如此，后来赤脚医生逐渐获得了更多的权力。

可以理解的是，村民起初对赤脚医生将信将疑。毕竟，这些医生通常只接受过几个月的培训。在富阳县插队的杭州知青刘俊扬描述了村民对赤脚医生的不信任：

> 刚开始当医生那会儿，有个农民的小孩发高烧，我听说之后主动上门要给他治疗，但是他父亲认为是鬼神作祟，就在家里供奉了个牌位，烧纸灰冲水给孩子喝，结果小孩的病情越来越严重了，他父亲才同意我给他用药治疗。[1]

由于病情变得越来越严重，而且没有任何其他办法可供选择，孩子的父亲最终同意让小刘使用他的药物来治疗发烧。孩子患的是由普通感冒引发的肺炎，所以仅仅服用了几剂草药后就退烧了。刘说："这一来，附近的村民才肯上门来找我看病。"[2]

然而，越来越多的认可和信任意味着赤脚医生和村民之间的权力关系逐渐变得不平衡且不对称。在"医疗属地化"的政策下，赤脚医生主要为自己所在生产大队的社员看病，所以他们治疗的病人基本上是本村村民。随着经验的积累，这些医生对村民的健康问题越来越熟悉。尽管赤脚医生通常不会像受过科班教育的医生那样写下处方或保留病历，但他们的记忆有效地起到了相同作用。[3] 在三级医疗网络的哑铃状结构下，赤脚医生的医疗属地和病人群体逐渐稳定下来，使他们能够最终获得村民的信任，并在医患关系中占据主导地位。与他们在乡村医疗环境中的前辈相比，赤脚医生有着几个优势。正如波特夫妇在《病人的进化》一书中所指出的那样，前现代的医疗从业者没有奇迹般的治愈方法来获得病人无条件的服从和持续的感激。治疗

---

[1] 刘俊扬：《我当了半年赤脚医生》，《杭州日报》2003年12月8日。

[2] 刘俊扬：《我当了半年赤脚医生》，《杭州日报》2003年12月8日。

[3] 《合作医疗根深叶茂：山东省昌潍地区的调查报告》，载《合作医疗好》，上海人民出版社，1974，第23页；Chen, *Medicine in Rural China*, 78, 201.

常常以失败告终或者只取得部分成功，病人常常会死去或者对治疗毫无反应。[1] 现代药物和医疗器械——诸如抗生素药片、注射和输液之类——增强了现代医生在与病人互动中的权力。上述各种因素带来的一个结果是，医生开始名正言顺地控制了治疗体系。例如，甚至一个听诊器的出现就重塑了医生和病人之间的关系，因为它从病人的手中拿走了覆盖着疾病的外衣。[2] 医生能够通过使用听诊器听见病人自己无法听见的声音，并借此获悉人体内部结构的状况，令村民感到神奇。[3] 杭州插队知青刘俊扬回忆起他在一位老年村民身上第一次使用听诊器的经历。当他把听诊器放到老人衣服下面时，这位老人非常紧张，而许多村民则拥挤在他们周围，带着极大的好奇心观看。[4]

医生对病人的权力越来越大也反映在他们对误诊的责任上。另一位姓商的赤脚医生在一本知青文集中回忆了她的行医经历：

> 我兼任赤脚医生，其实并不懂多少医术药理。小病打针、卖药即可……打针是很方便的，一碗白开水中，针管来回推几下，就算消了毒，几年中，也从未有过感染的事，不知是我特别幸运还是老乡们特别皮实。[5]

然而，并非每个人都像商果一样幸运。赤脚医生所犯的一些错误，在今天完全可能会被视为渎职。但问题是卫生局并未公开批评过此类渎职行为，因为他们希望保护和促进这些"新生事物"的发展。发生在蒋村附近富阳县的一起中毒事件很好地说明了这点。

---

[1] Porter and Porter, *Patients Progress*, 13; and Nancy Theriot, "Negotiating Illness: Doctors, Patients, and Families in the Nineteenth Century," *Journal of the History of Behavior Sciences* 37, No.4（October 2001）: 351.

[2] Stanley Joel Reiser, *Technological Medicine: The Changing World of Doctors and Patients*（New York: Cambridge University Press, 2009）, 7–8.

[3] Reiser, *Medicine and the Reign of Technology*, 36.

[4] 刘俊扬：《我当了半年赤脚医生》，《杭州日报》2003年12月8日。

[5] 商果：《果果》，载刘中陆编《青春方程式：五十个北京女知青的自述》，北京大学出版社，2000，第340页。

1972年7月，该县南安公社卫生院根据县卫生局的指示调查了本公社疟疾患者。公社卫生院确定龙山大队的社员应当服用一种叫作乙胺嘧啶的抗疟疾药物，区卫生院向公社卫生院下发了有关疟疾的正确治疗方法和药物剂量表。药物于7月20日开始发放。最初，负责这项工作的公社卫生院方医生指示龙山大队赤脚医生按照每次16片的剂量发药，但实际上推荐剂量只有8片。这个错误在村里造成了严重的中毒事件，包括10例胃痉挛、20例头痛、1例腹泻和1例严重中毒。公社卫生院受到了严厉批评，方医生也被免职。而该大队的赤脚医生则被免除了在这起事件中的任何责任，尽管他理应对方医生指示的高剂量提出质疑。[①]

赤脚医生的医疗渎职事件没有被写入卫生局的正式文件，而其他医疗单位医生的渎职行为则统统被记录在案。然而，在农村经济改革之后，当某些赤脚医生离开村庄进入城市行医，有关他们医疗渎职行为的报告大量出现。这些医生被冠以诸如"江湖游医"之类的轻蔑称呼，就像此前那些曾在1950年代和1960年代遭到奚落的民间治疗者一样。尽管如此，国家在整个1970年代一直否认赤脚医生群体中存在着医疗渎职行为，极大地促进了赤脚医生项目初期医患权力关系中医生权威的上升。上述的种种情况表明，尽管赤脚医生和村民之间没有地理和心理上的距离，但他们之间的权力关系实际上并不平等。

重新诠释合法性：解体作为一个新的开始

在1970年代，国家对于赤脚医生的群体认同的形成以及他们在医患权力关系中地位的提升起到了关键性的作用。但村民们在那些年里对赤脚医生践行西医所带来的快速疗效的积极体验，对于增强

---

① 富阳县卫生局革命委员会：《关于误服乙胺嘧啶造成中毒事故的报告》（1972年8月1日），富阳市档案馆，卷号：74-3-15。

赤脚医生的权威也至关重要。[①] 在一个强调"又红又专"而非仅仅注重专业医疗知识的政治氛围中，赤脚医生无须仰仗某个医疗注册机构或一纸专业文凭的权威。正如蒋村公社卫生院的陈志成医生所说，政府对联合诊所的医生没有医疗资质要求，农村地区的医生群体中也不存在等级体系。[②] 然而，这种状况随着邓小平于1970年代末启动的社会经济改革发生了急剧的变化，此时赤脚医生综合素质的侧重点由"红"转向"专"。[③] 在卫生行业中，这项社会主义现代化改革方案很明显地将重点放在医疗专业化、提高服务质量以及增加科技应用方面。[④]

为了激励赤脚医生提高自己的医疗水平并提升合作医疗服务的质量，国务院于1979年10月提议对赤脚医生进行资格认证考试，[⑤] 要求1/4的赤脚医生要在5年内达到中等专科学校毕业生的医疗水平。[⑥] 在杭州地区，这项考试内容包括政治表现、医学理论和实践技能。政治表现由赤脚医生所在生产大队党支部做出评估，然后交由公社党委进行审核。区卫生院和公社卫生院负责评估专业技能，包括打针、换药、清洗和缝合伤口、治疗常见疾病之类的基本医疗技术，以及他们在人工呼吸、疫苗接种、灭菌消毒、检疫隔离、水质净化、流行病报告以及针灸方面的能力。医学理论考试是认证过程的核心环节，由各县根据当地的实际需要设计考题。那些展现出良好的政治表现和实践技术并且通过了医学理论考试的人，被浙江省政府认定为赤脚医生。[⑦]

---

① Marilynn M. Rosenthal and Jay R. Greiner, "The Barefoot Doctor of China: From Political Creation to Professionalization," *Human Organization* 41, No.4（1982）: 338-339; Scheid, *Chinese Medicine in Contemporary China*, 96.

② 对陈志成的访谈，2009年11月6日。

③ Maurice Meisner, *Mao's China and After: A History of the People's Republic*（New York: Free Press, 1999），427-448.

④ Scheid, *Chinese Medicine in Contemporary China*, 81; Henderson, "Issues in the Modernization of Medicine in China," 201.

⑤ 《临安县卫生志》，第146页。

⑥ 富阳县卫生局：《全省卫生工作会议文件：继续巩固和发展合作医疗》（1980年5月），富阳县档案馆，卷号：74-3-26。

⑦ 浙江省卫生厅：《关于对农村赤脚医生考核发证的通知》（1979年10月6日），富阳市档案馆，卷号：74-3-36。

一项新的认证和考核制度开始于1981年，杭州地区在这一年举行了乡村医生资格的考核与评估。[1] 那些通过了医学理论和基本医疗技术考试，同时政治表现鉴定高于平均水平的赤脚医生，被浙江省政府认定为乡村医生。[2] 然而，上述两轮资格认证过程均不禁止那些未能通过考核的人继续在乡村行医，因而就这个方面而言，这些认证项目并非正式的医疗资质认证。

与此同时，杭州市周边开始了农村经济改革，最终导致了公社制度的解体。据一位村民回忆："在1978年，我们老百姓已经晓得安徽在搞改革。那时，一些人干活开始不出力气了。到1979年和1980年的时候，生产队里的情况有点乱了，和以前不一样了。"[3] 一些生产大队和小队开始改变现行的集体化劳动和分配方式。有的实行一种合同奖励制度，将劳动和生产的责任重新分配到个人。在这种制度之下，社员与生产队签订合约，规定产量以及达到这些产量所需的工分和生产成本。如果实际产量超过了合同规定，个人就获得多余的部分。如果实际产量少于合同规定，他们就需要对生产队做出补偿。[4] 因而这一制度给社员以巨大的激励，并大大增加了他们的收入。然而，赤脚医生仍然实行固定工分制度，不能与生产大队签订类似的合同。因此，社员群体和赤脚医生群体之间的收入差距被逐渐拉大。这对赤脚医生群体造成了直接的负面影响。[5]

1980年12月，蒋村公社北边的西行公社在向县卫生局呈交的报告中指出，部分赤脚医生因为对自己在农村改革政策实施后的工资收入不满意，不愿继续从事现有工作，想改行。[6] 1981年2月，卫生部部长钱信忠公开承认，一些赤脚医生已经放弃行医，转而务农或在小学教书。其

---

① 淳安县卫生局:《关于进行乡村医生考试考核发证的通知》（1981年12月），淳安县档案馆，卷号：36-1-64。

② 淳安县卫生局:《关于认真做好乡村医生考核考试工作具体意见的通知》（1982年11月15日），淳安县档案馆，卷号：30-2/4-232-5。

③ 对方本培的访谈，2006年1月14日。

④ 《淳安县志》，第193页。

⑤ 《赤脚医生的苦恼》，《人民日报》1980年10月10日。

⑥ 余杭县卫生局:《请研究落实赤脚医生待遇政策》（1980年12月），余杭区档案馆，卷号：42-2-59。

至有一些工作十多年、接受过较多培训的赤脚医生也在变换工作。[1] 在改革初期的几年里，由于人民公社制度在整体上变化不大，所以赤脚医生因工资收入变化而离职所造成的后果还不是非常严重。但是到了1983年，农村家庭联产承包责任制在各村全面推行，这对赤脚医生制度的持续构成了一个重大威胁。[2] 实行家庭联产承包责任制后，大队里的所有土地都被打散并按照人头分到各家各户，所以包括赤脚医生在内的每位社员都获得了一定份额的土地。每个家庭独自经营自己的土地，种植他们想种的各种作物，并向国家缴纳一定数量的谷物和税费。[3] 与此同时，集体财产也被卖掉或者被分给各家各户，所以赤脚医生和合作医疗站失去了集体经济的支持。[4] 作为集体财产，医疗站被承包给本大队的赤脚医生，此后在绝大多数情况下，它们都作为私人乡村诊所运营。[5]

在新的医疗资格认证和家庭联产承包责任制二元并进的背景下，赤脚医生制度难以为继。国家有效地改变了医疗合法性的定义，将医疗水平置于其他因素之上。同时，随着人民公社的终结（原先的人民公社现在改称乡镇），合作医疗制度作为赤脚医生群体赖以生存的核心制度架构不复存在。赤脚医生不得不依靠他们自己的积极主动性来行医谋生，而不是依靠公社化时期生产大队（现在称为行政村）分配的工分。村民也不再局限于他们自己村庄（以前的生产大队）隶属的医疗管辖范围，而是可以自由地到其他地方去看病。

在1980年，蒋村公社总共有14个大队。除公社所在地蒋村之外，

---

① 卫生部：《关于合理解决赤脚医生补助问题的报告》，《国务院公报》1981年2月16日。

② 任振泰主编《杭州市志》第9卷，第17页。

③ Gao，*Gao Village*，171.

④ 王绍光：《学习机制与适应能力：中国农村合作医疗体制变迁的启示》，《中国社会科学》2008年第6期，第122页。

⑤ 在最近的研究中，简·达克特（Jane Duckett）认为，合作医疗的崩溃并不简单是1978年以后经济去集体化的后果。它更确切地说是1981年卫生部下令撤销的结果，而这是由1970年代末期精英领导和意识形态转型导致的。见Jane Duckett，"Challenging the Economic Reform Paradigm: Policy and Politics in the Early 1980s Collapse of the Rural Cooperative Medical System," *China Quarterly* 205（March 2011）: 80–95.

所有其他村庄都有医疗站和赤脚医生，全公社共有18名赤脚医生。其中只有两人未在1980年5月25日获得赤脚医生证书，[1] 但他们在1983年实行家庭联产承包责任制时仍在行医。从那时起，新的资格证书制度和医疗水平标准开始将赤脚医生群体中技术水平较高的人和较低的人区分开来。在拥有两个赤脚医生的村庄中，其中一人通常会停止行医，转而从事其他工作。唯一的例外是五联村，那里的两个赤脚医生沈观荣和洪景林继续在同一个医疗站里行医，一人上午上班而另一人下午上班。对于其他人，正如严胜玉所解释的："收入低是（他们停止行医的——引者注）主要原因。技术水平不高影响收入。"[2] 他们转而从事更赚钱的工作，诸如做木匠或养猪之类。在龙章村，钮水英和严胜玉平分了药品存货和药架，各自用扁担将自己的所得挑回家中。钮水英不再担负赤脚医生工作，但她继续在村里从事接生工作，一直干到1987年。那年政府规定妇女必须到医院里生产，因而村民不再需要她的服务。与此同时，医疗站被承包给严胜玉，所以他继续行医。

1983年后，蒋村镇下属各村仍有12位赤脚医生在行医（见表6-1）。到1988年余杭县颁发乡村医生资格证书时，又有两名赤脚医生因收入低而辞职。剩下的10名赤脚医生分布在9个村子里。[3] 其中8人在1980年获得了赤脚医生证书，后来又在1988年获得了乡村医生证书。另外两人是沈金荣和一位杨姓女赤脚医生。沈金荣因为年纪大且不识字，所以既未获得赤脚医生证书也未获得乡村医生证书。不过，他从14岁起就跟随他的祖父行医，所以有着几十年的经验。杨姓赤脚医生虽然获得了赤脚医生证书，但因为收入太低，她在两年后放弃了这项工作。到1990年，剩下的9名赤脚医生的医疗水平普遍高于那些离开这个行业的人，而且他们在1990—2004年一直是一个相对稳定的群体。后来有些因为年老和疾病之类原因而陆续离职。[4] 据1978年后

---

① 对严胜玉的访谈，2009年11月23日。

② 对严胜玉的访谈，2009年11月23日。

③ 赤脚医生考试于1981年开始举行，但实际进展情况在杭州市所管辖的七个县中有所不同。

④ 对钮水英的访谈，2005年1月11日；对严胜玉的访谈，2004年5月27日。

担任蒋村乡卫生院院长的骆正富介绍，在公社制度终结所带来的短期阵痛过去之后，农村的医疗卫生工作并未遭受新的冲击。有些人留下来继续从事医疗工作，主要是因为他们对自己的医疗水平更有信心。[①]

表6-1　1980年后蒋村公社赤脚医生情况

村	赤脚医生姓名	是否获得赤脚医生资格证书（1980）	是否获得乡村医生资格证书（1988）	停止工作年份	停止工作原因	新工作
蒋村						
杨家埭	杨某	√		1985	收入低	木匠
	钱某	√		1983	收入低	木匠
双龙	周某	√		1983	经济负担重	
	杨某	√		1990	收入低	
骆家庄	杨爱法	√		1983	更好的工作机会	村支书
	骆雪娟	√	√	1994	更好的工作机会	工厂医生
龙章	严胜玉	√	√			
	钮水英			1983	1978年前后的新规定要求妇女只能在医院里生产	电站的商店店员
合建	张阿华	√	√			
登云圩	徐金凤	√		1983		养猪
五联	沈观荣	√	√	2004	2004年因新规定而停止，继续在家中行医，2008年因癌症停止	
	洪景林	√	√	2004	1997年停止，2002年恢复，2004年再停止，然后在家中行医至2006年，后因新规定而停止	

[①] 对骆正富的访谈，2009年11月23日。这个过程也出现在中国其他地区，在山西省襄汾县，大多数被列为卫生保健员的人不再提供医疗保健服务，而是成为农民，因为他们无法与受过良好教育的赤脚医生竞争。见Jia, "Chinese Medicine in Post-Mao China," 47。

村	赤脚医生姓名	是否获得赤脚医生资格证书（1980）	是否获得乡村医生资格证书（1988）	停止工作年份	停止工作原因	新工作
			蒋村			
深潭口	沈金荣			1999	年事已高	
三深	吴妙荣	√	√	1994		养猪
包建	包某	√		1987	收入低	
周家村	费宝发	√	√	2002	更好的工作机会	专职村干部
王家桥	蒋某	√	√	1996	生病	
	钟某	√		1983	技术水平	

来源：对陈志成的访谈，2005年1月9日至10日；对严胜玉的访谈，2009年12月3日及12月23日。

在1980年代，一些赤脚医生无法达到新的医疗水平标准，导致赤脚医生数量的减少，无论对国家还是对赤脚医生群体都具有重大意义。国家实施的资格证书制度使一些人离开了这个行业，尽管医学考试不及格并不意味着他们必须停止行医活动。上述过程在整体上提高了赤脚医生群体的专业技能，因为那些留下来的人必定已经获得了相关资格证书。这种专业技能的提升还有助于巩固他们在当地村民中的权威。因为在村民眼中，现在这些赤脚医生得到了国家的认可。这个过程带来的一个结果是，无论是在政府眼中还是在当地村民眼中，赤脚医生群体的合法性都得到增强。赤脚医生社会地位和经济地位的提高，进一步将他们与当地村民分隔开来，并使他们成为一个在获得专业知识方面享有特权的职业化群体。2004年4月，淳安县一位与作者关系密切的赤脚医生坦陈，他每年赚8万元，是这个相对欠发达的山区县的小学教师收入的3倍。根据盖尔·亨德森（Gail Henderson）在1980年代末的研究，在一些非常富裕的农村地区，乡村医生的收入是其城市同行的两到三倍。[1]

---

[1] Henderson, "Issues in the Modernization of Medicine in China," 206; Chen, *Medicine in Rural China,* 170.

一些现有论著认为，赤脚医生数量的减少和合作医疗的解体使赤脚医生制度难以为继，标志着中国乡村卫生服务衰落的开始。[1] 然而，这种说法并不符合杭州地区和中国其他许多地方的实情。[2] 在1970年代，平均每个大队有赤脚医生1.5人以上，而且平均数量最高时一度达到了2.5人。从1983年到1988年，杭州地区，乃至整个中国，每个村（或原来的生产大队）平均仍有1位以上赤脚医生（见图6-3）。尽管这确实反映出1970年代以来赤脚医生数量的下降，但并不一定意味着乡村医疗服务在数量和质量方面的下降。一个独自开业的赤脚

---

[1] Duckett, *The Chinese State's Retreat from Health*, 6–7; Kleinman and Watson, "SARS in Social and Historical Context," 1–16; Blumenthal and Hsiao, "Privatization and Its Contents," 1165–69; Liu, "China's Public Health-Care System," 532–38; 王绍光：《中国公共卫生的危机与转机》，《国情报告》第6卷，2003（下），第52—88页；顾昕、方黎明：《自愿性与强制性之间——中国农村合作医疗的制度嵌入性与可持续发展分析》，《社会学研究》2004年第5期，第1—18页；Liu Yuanli, William C. L. Hsiao, Qing Li, Xingzhu Liu, and Minghui Ren, "Transformation of China's Rural Health Care Financing," *Social Science & Medicine* 41, No.8（October 1995）: 1085; and Charlotte Cailliez, "The Collapse of the Rural Health System," *China Perspective* 18（1998）: 36–43。

[2] 一些学者对农村改革后的农村卫生情况做出了积极的评价。Martin King White 和 Zhongxin Sun 认为："尽管医疗保险覆盖面急剧减少、医疗费用不断上升而且获得医疗服务的机会不平等，但中国自市场化改革启动以来，在改善人民健康方面取得了巨大的进步。"见Martin King White and Zhongxin Sun, "The Impact of China's Market Reforms on the Health of Chinese Citizens: Examining Two Puzzles," *China: An International Journal* 8, No.1（March 2010）: 1–32; Judith Banister认为，1949年以来与经济改革开始以来，中国的公共卫生情况都得到了很大的改善。见Judith Banister, "Population, Public Health and Environment in China," *China Quarterly* 156（December 1998）: 1015。黄严忠称，与广泛危言耸听的报道相反，中国的整体公共卫生情况并没有出现明显的下降。见Huang Yanzhong, "Bringing the Local State Back in: The Political Economy of Public Health in Rural China," *Journal of Contemporary China* 13, No. 39（2004）: 367–70。类似的评论，见Deborah Davis, "Chinese Social Welfare: Policies and Outcomes," in "The People's Republic of China after 40 Years," special issue, *China Quarterly* 119（September 1989）: 590; Gerald Bloom and Gu Xingyuan, "Introduction to Health Sector Reform in China," *IDS Bulletin* 28, No.1（1997）: 1–11; Gail Henderson, "Trends in Health Services Utilisations in Eight Provinces, 1989–1993," *Social Science & Medicine* 47, No.12（1998）: 1957–71; Kaufman, "SARS and China's Health-Care Response," 59; and Organization for Economic Cooperation and Development, *OECD Economic Surveys: China 2010*, 227。

医生也能够勉力完成他或她的医疗站里的诊疗、药房和会计等所有
工作。

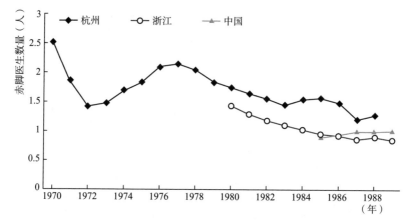

图6-3　　1970—1989年杭州、浙江省与全中国各生产大队（村）赤脚医生的平均
人数

资料来源：（1）《杭州市卫生志》，第84—87页；杭州市卫生局：《杭州地区农村生
产大队及生产队卫生组织情况》（1973年），杭州市档案馆，卷号：87-3-29。（2）浙江省
统计局编《浙江统计年鉴1984》，浙江省统计局，1984，第248页；浙江省统计局编《浙
江统计年鉴1985》，浙江省统计局，1985，第192页；浙江省统计局编《浙江省统计年
鉴1988》，浙江省统计局，1988，第347页；浙江省统计局编《浙江统计年鉴1989》，浙
江省统计局，1989，第372页；浙江省统计局编《浙江统计年鉴1990》，浙江省统计局，
1990，第410页。（3）中国卫生年鉴编撰委员会编《中国卫生年鉴1990》，人民卫生出版
社，1991，第459页。

　　另一个因素也显示农村医疗服务实际上并未下降——尽管赤脚医
生的数量减少了，但大多数医疗站和诊所仍在运作。根据杭州地区、
浙江省以及全国的统计数据，实行合作医疗的大队的百分比数在1983
年降至最低水平，但乡村诊所（原先的大队医疗服务站）的数量仍然
保持在高位。就全国范围而言，90%的村庄有诊所，而在浙江省这一
数字约为70%（见图6-4）。[1]从1983年到1988年，这些数字基本上保
持稳定，而且在某些地区，拥有诊所的村庄的百分比甚至在农村改革
实施后还有所增加。在没有诊所的村庄，村民可以更加容易地获得附

近村庄赤脚医生所提供的医疗服务，因为经济条件的改善也为农村居民带来了更加便利的交通。[1]

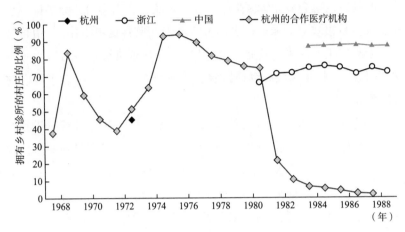

图6-4 1968—1989年有诊所的村庄占比

资料来源：（1）《杭州市卫生志》，第84—87页；杭州市卫生局：《杭州地区农村生产大队及生产队卫生组织情况》（1973年），杭州市档案馆，卷号：87-3-29。（2）浙江省统计局编《浙江统计年鉴1984》，第248页；浙江省统计局编《浙江统计年鉴1985》，第192页；浙江省统计局编《浙江统计年鉴1988》，第347页；浙江省统计局编《浙江统计年鉴1989》，第372页；浙江省统计局编《浙江统计年鉴1990》，第410页。（3）中国卫生年鉴编撰委员会编《中国卫生年鉴1990》，第459页。

　　尽管近来一些学术论著声称，乡村里的公共卫生网络在各项改革所带来的行政关系变动中遭到破坏，但实际上，这个网络在改革年代得以继续存在并得到了提升。[2] 与此同时，疫苗供应、接种周期以及管理和评估过程的标准化，使流行病防治工作进一步制度化。[3] 根据《余杭县卫生防疫志》记载，当地的疫苗接种工作分为两个阶段：在1949年至1970年，是按照上级部门提供的疫苗数量来进行接种工作；而在1971年至1982年，是按照所有需要接种的人口数量来配发疫苗。

①　Chen, *Medicine in Rural China*, 169.

②　杨念群：《防疫行为与空间政治》，《读书》2003年第7期，第25—33页。

③　关于1978年以后的医药、卫生和防疫发展，见Chen, *Medicine in Rural China*, 142–73.

1983年以后，计划免疫得以实施，[1] 实现了疫苗供应和运输的制度化。赤脚医生负责进行疫苗接种，并向村民发出疫苗接种通知。[2] 在没有诊所的村庄，也会有赤脚医生来参加当地集会，人们会在会场排队接种疫苗。乡镇政府会派遣一名医务人员专门监督这项工作。[3] 用蒋村一位赤脚医生的话说，这是"义务工"。村里通常会给乡村医生每月60元补贴。[4] 每年年底，乡镇医院会请他们吃一顿饭，以表彰他们的志愿服务。[5]

总的来说，由于农村改革以来赤脚医生群体中的相当一部分人仍然继续行医，而且通过改革，他们的各方面能力确实得到增强，所以中国农村基本医疗服务的供给和公共卫生保健的水平有了很大的提高。一项涉及余杭县两个乡镇的病人对医疗服务和医生能力的满意度调查显示，经济改革开始以来各种医疗卫生设施及其服务都有所改善。许多被访者说，他们对过去的"贫穷状况"很不满意，同时认为他们的医疗卫生服务得益于当下的经济发展。[6] 不过，他们在对各项服务及医生的医术感到满意的同时，也对新的市场经济中医疗服务的高昂价格颇有怨言。[7]

1985年1月24日，卫生部部长陈敏章在全国卫生局长会议的闭幕式上宣布：卫生部决定不再使用（"文革"中）沿袭下来的、含义不确切的（赤脚医生）名称。今后，凡经过考试考核已达到相当于医士水平的，称为乡村医生；达不到医士水平的，都改称卫生员。在改革中要继续巩固这支队伍，提高他们的业务水平。乡村医生和卫生员必须承担卫生防疫、妇幼保健和计划生育的技术指导工作，完成任务的

---

① 《余杭县卫生防疫志》，第105—110页。
② 对俞福泉的访谈，2004年5月12日。
③ 对骆正富的访谈，2009年11月23日。
④ 对徐水林的访谈，2009年11月5日。
⑤ 对朱寿华的访谈，2005年1月5日。
⑥ Khng, "Trends in the Utilization of Traditional Chinese Medicines," 123.
⑦ 富阳市卫生局编《富阳县行政村卫生室管理若干规定》，富阳县卫生局，1990年。

应该给予适当的劳务补贴。[①]"赤脚医生"一词就这样从官方的各种文件中消失了,但它在村民的日常生活中仍然广泛流传。

赤脚医生的故事从他们在1968年出现到1985年"赤脚医生"这一名称消亡,在医学史上是独一无二的。赤脚医生实际上是得到政府承认的医疗者,他们被以政治运动的方式嵌入乡村医疗世界,并在那里迅速地跃升至主导性的地位。1960—1970年代,国家对于赤脚医生在一个封闭乡村社会中形成他们的群体身份认同发挥了关键性的作用。国家为此所采取的措施包括最大限度减少群体内部冲突、巩固集体意识、抑制社会流动以及边缘化其他竞争者。此外,赤脚医生群体所促成的西医扩张,以及国家对他们实践的持续支持,使赤脚医生在医患关系中的权威不断提升。在1970年代末期农村改革开始后,国家通过实施医疗资格考试制度重新诠释了赤脚医生群体的医疗合法性,医疗专业知识成为考核中的主要评判标准。这个要求他们达到医疗技能最低标准的新规定,一方面导致了赤脚医生群体的瓦解,但另一方面也带来了一些显著的积极效应。在这个意义上,我们似乎可以断言农村改革和市场经济的兴起实际上促进了赤脚医生群体的专业化。更具体地讲,1970年代赤脚医生在村庄里获得的群体身份、公信力和权威性,在农村改革的进程中得以延续。此外,随着农村改革的演进,那些留下来的赤脚医生(现在称为乡村医生)由于经济收入、专业技能和社会地位的提高,成为乡村精英。

---

① 陈敏章:《陈敏章同志在一九八五年全国卫生厅局长会议上的总结讲话》(1985年1月24日),转引自马洪编《中国改革全书:医疗卫生体制改革卷》,大连出版社,1992,第137页。

结　语

　　1952年，当陈鸿庭和他的父亲欢迎周边村庄的医生来到他们的家商讨共同组建蒋村联合诊所时，他并没有想到此后数十年里所发生的种种急遽变化。陈鸿庭无法预见到自己即将经历个人生活及职业生涯的大起大落——从该联合诊所的创始主任，到遭到罢免、批斗甚至被迫戴着高帽子游街，再到最终作为一名普通员工退休。他也无法预见到他的家庭诊所转变为一个联合诊所，标志着蒋村医疗世界转型的开始。1952年那一天的长远后果包括西医西药的巨大成功、三级乡村医疗体系的建立以及赤脚医生群体的崛起。陈鸿庭自己也开始学习西医知识和技能，领导他的下属承担公共卫生工作，并经常性地接受社会主义医疗道德伦理的意识形态教育。作为一名曾在国民党和共产党两个政权下行医的中医，他的个人命运被与诸多社会变化捆绑在一起。不过，在中国乡村医学的社会主义转型以及陈鸿庭的医疗生涯中，一个处于所有其他议题之上的主导性议题是：将西医引入中国村庄。

新世纪的乡村医疗世界与赤脚医生群体

　　2003年，当我第一次访问蒋村时，邓小平领导实施的农村改革已经持续了20多年，在此期间蒋村以及陈鸿庭又发生了一系列新的巨大变化。在"文化大革命"中被罢免诊所主任职务后，陈鸿庭作为该诊所一名普通员工一直工作到1979年退休。他在"文化大革命"期间因遭到罢黜而扣减的工资，最终都如数补发。陈志成在"文化大革命"初期领导了诊所内反对陈鸿庭的造反行动，并在1968年成为新的主任。陈志成于1976年离开诊所，但在1981年得到返聘，并因其工作表现在两年后被余杭县卫生局授予荣誉称号。二陈住在相邻的房子里，两家共享一堵院墙。尽管靠得这么近，他们之间却从不相互走动——实际上，每当陈鸿庭生病时，他都会请赤脚医生张阿华来给他挂盐水。陈鸿庭于2007年离世。

1996年，蒋村乡被并入杭州市西湖区，不再隶属余杭县。随着杭州郊区的扩张，蒋村变得越来越都市化。到2004年，位于该乡东部的五联村和骆家庄村已经完全都市化了，各条街道变得熙熙攘攘，街道两旁高楼林立。蒋村乡的其他村庄仍然被视为农村。蒋村乡卫生院的总部被迁往原先的骆家庄村分院所在地，并被重新命名为城西医院。原来的总部建筑被降级为分院，而原先的另一家分院则彻底关门歇业。4名赤脚医生仍然在他们自己的乡村诊所里行医：严胜玉在龙章村，张阿华在合建村，其他两人在五联村。他们的日常工作规律是上午开门接诊治疗，下午关门休息。他们的病人不但包括本村村民，而且包括越来越多来到当地谋生的外地农民工。在每年的几个特定时间，他们向所在地区的父母们发出通知，完成法定的婴幼儿疫苗接种工作。每个月，他们出席一次由西城医院召集的会议，了解最新的工作安排和各项政策。例如，在2003年"非典"暴发时，他们都穿上防护服在自己的管辖区域内开展灭菌消毒和检疫隔离工作。

尽管西医在人民公社鼎盛时期取得了主导性的地位，但蒋村的医疗世界（它曾在1949年以后持续地受到政治运动的洗礼，并最终在"文化大革命"高潮中得以重构）似乎又重新见证了中医的兴起。那位被称为"活菩萨"的盲人算命先生，曾在"文化大革命"期间遭到批判，现在重新大受欢迎。蒋村周边的寺庙也在1980年代初期重新获得了它们的资产，再度成为举行各种治疗仪式的场所。每个月的第九天和第十九天，来自蒋村及周边村庄的老年妇女们在修缮一新的圆觉寺里拜佛念经，该寺在"文化大革命"期间被摧毁，但在1990年代后期得以重建。原先"革命的"联合诊所主任陈志成的日常作息，显示了一种多元化医疗信仰的回归。在他那个未经官方授权的私营诊所里，陈志成每天上午坐诊并同时采用中药和西药治疗病人，下午则阅读和抄写佛教经文，而且每个月都会拜访圆觉寺。虽然各种宗教治疗仪式再度出现，但一些民间医疗实践（如正骨和放血疗法等）则随着那些年长的民间医疗者的离世而逐渐消亡，尽管他们的后代依然声称自己掌握这些祖传技术。

历史之轮从来不曾停止转动。蒋村坐落于西溪湿地之中，2004年是我在蒋村开展田野调查工作的第二年，这一年杭州市政府启动了一个宏大项目——打造西溪国家湿地公园。蒋村乡11个村的村民分期分批地举家迁徙到两个社区，住进了为他们建造的新公寓。各家各户都根据其原有房屋的状况得到了补偿，而且他们的户籍身份也随着一个所谓"农（民）转居（民）项目"的实施而发生了变化。这项工作到2008年得以完成，此时所有村民都隶属新的社区，蒋村不再属于农村地区。西城医院还建立了蒋村社区卫生服务中心，并在每个社区里建立了卫生服务站。

伴随着城市化发展和"农转居项目"带来的行政隶属关系的变化，医疗体制也相应地发生了变化。在2006年，原蒋村乡五联村诊所首先被关闭。在该诊所工作了30多年的两位赤脚医生被认为不具备在城区行医的资质，因为他们的乡村医生资格证达不到相应要求，城区要求医务人员持有执业助理医师资格证。在2008年每个社区建立起卫生服务站之后，张阿华和严胜玉的乡村诊所也因证书之类的原因遭到取缔。严胜玉成功地晋升为一名执业助理医师，并被吸纳进卫生服务站。他从社区卫生服务中心领取一份固定工资，不必再操心如何满足病人需要来维持自己的生计。尽管张阿华不再具备行医资质，但他依然在他原先的诊所里为同村村民提供治疗，该诊所就在一个卫生服务站隔壁。这样，在1968年之后所有在原蒋村公社工作过的赤脚医生当中，严胜玉是唯一一位依然能够合法行医的人。有趣的是，他也是最后一位加入蒋村赤脚医生队伍的人——他在1978年成为赤脚医生。

在蒋村的医疗体系在城市化进程中经历着诸多变化的同时，杭州地区下属的其他各县在2008—2010年实施了一项被称为"农村卫生一体化管理"的体制调整。按照规定，原先的乡镇卫生院或医院都被改为社区卫生服务中心。现有的村诊所停业，与此同时县政府建立了一批新的卫生服务站，或者是将一些现有的村诊所改为卫生服务站。每个站点都有一个门诊室、一个治疗室、一个药房和一个输液室。卫生服务站的位置按照"二十分钟服务圈"来确定，这一分布原则旨在确保所有人都能够在二十分钟内步行抵达一个卫生服务站。乡村医生被吸纳进这些卫生服务站，因为与他们在蒋村的已经"城市化"同行不同，他们无须持有执业助理医师资格证。不过，因为被分配到邻近村镇，大多数人不得不离开他们从1980年代初期以来一直经营着的设在家中的诊所。与此前乡村医生所提供的24小时服务不同，他们现在在新的社区卫生服务中心和卫生服务站里按照一个严格的时间表工作。有关规定还特别强调，这些社区卫生服务中心和站点必须为村民（现在被称为农村居民）提供"六合一"服务——包括防病、治病、倡导良好卫生习惯、康复治疗、卫生教育和计划生育。

在上述乡村医疗体系的重大重构得以推进的同时，《国家基本药物目录》颁布生效。它规定乡村社区卫生服务机构可以开具307种药物（包括205种西药和102种中成药）。因为全国各地的经济条件存在差异，所以地方政府得到授权可以在国家目录之外增列其他药物。例如，浙江省增列了150种，同时杭州地区再增列50种，因而在杭州地区下辖的一些县，基本药物的总数达到了507种。这些药物通过集体竞标采购制度供应给卫生服务中心，而卫生服务中心实行零利润销售，因而批发价和零售价没有差别。

与此同时，因为大多数现有农村社区医生即将退休，所以各县于2009年开始培训农村社区医生来填补这些即将出现的空缺。一些参加过全国高校入学考试的高中生被挑选出来送往杭州的医学院校进行为期三年的临床医学学习，毕业后将被分配到各卫生服务站。毫无疑问，"文化大革命"时代的赤脚医生群体在不久的将来会从中国乡村医疗世界中彻底消失。

赤脚医生与西医

乡村医学在蒋村的社会化转型是自20世纪早期以来中医和西医在中国乡村中长期历史发展的一个缩影，其中包括一系列标志性的事件，如1930年代乡村卫生实验项目的启动，1949年新中国的成立，1968年赤脚

医生项目的推广，1983年前后赤脚医生群体的瓦解，以及最近的乡村医
疗改革。本书展示了西医作为现代化的医学，如何边缘化了长期以来主
导着中国乡村医疗世界的中医。它强调赤脚医生项目持续存在的1968—
1983年，是西医在中国农村取代中医主导地位的一个关键时期。

在1920年代末和1930年代初中西医论战发生时，中医依然享有
广泛的事实合法性，尽管国家不太愿意给予它官方支持。中医甚至还
拥有一些超越西医的治疗优势，尤其是在各种抗生素被广泛使用之
前。然而，1950年代以后由于知识传承模式的改变、药品销售网络的
扩张和药品价格的降低，西医大举进入中国乡村。这个过程从根本上
改变了村民的医疗信仰和乡村药物消费结构。尽管中医——这里主要
指草药、针灸和中国本草医学——得到了国家的正式认可，但它在村
民中的实际接受度已经大不如前。这与它在20世纪上半叶的境况截然
相反。1950年代中期以后得到国家广泛倡导，并在1968年以后因赤脚
医生制度而得到加强的中西医结合是一个不对称的发展过程，最终是
西医居于主导地位。与此同时，随着中医在中国乡村的衰落，中医本
身也经历了标准化和城市化的发展过程。一方面，国家对中医的扶持
为中医的各种治疗实践提供了一个合法化平台，并通过生产标准化和
消费便利性促进了中成药的大力发展。另一方面，在传统中药的使用
在乡村里不断减少的同时，它作为一种养生保健方法在国际化的都市
中产阶级中大受欢迎，取得巨大成功。① 与上述中国农村中医的衰落

---

① 与本书议题关联不大的是，中医的第三个具有重要意义的变化是全球化。在其
　　关于中国医学与全球化的讨论中，蒋熙德强调，"全球化（也）意味着中国医学
　　在世界范围内传播，目前它所适用的不同场景的数量在不断增加"。他还进一
　　步指出，"在经过与现代化和革命化的西方医学长达一个世纪的抗争之后，现在
　　中国医学已经站在了作为一种真正的全球性医学亮相的门槛上"。参见Scheid,
　　Chinese Medicine in Contemporary China, 268–69. 与上述看法类似，也有学者
　　提出了"世界化"一词，用来特指传统中国医学的市场化和全球化的跨地域发
　　展过程。参见Mei Zhan, "A Doctor of the Highest Caliber Treats an Illness Before
　　It Happens," *Medical Anthropology* 28, No. 2（2009）: 172; and *Other-Worldly:
　　Making Chinese Medicine through Transnational Frames*（Durham, NC: Duke
　　University Press. 2009）。然而，这并不意味着中医已经在中国之外拥有了一种主
　　导性地位，在国外它依然是一种"替代医学"。

及转型大相径庭，西医的市场主导地位达到了新的高度。正如本书已经透彻地分析过的那样，自1970年代早期赤脚医生群体出现以来，各种西药已经被严重地过度使用。今天，西医的过度使用还包括医疗技术的过度使用。这方面最引人注目的例证，是剖宫产的比例在中国乡村居高不下。

医疗的体制化是西医向中国乡村扩张的第二个关键特征。如本书所示，1949年后，新政权通过分化重组现有的多元化医疗体系建立了国家医疗体系。这些发展进程在医疗社区概念、科层化结构以及如何在一个正规化的体制性框架中协调服务方面，对中国医学的转型产生了巨大影响。本书强调，1950年代初期联合诊所的诞生，是在两级医疗体系中迈向医疗体制化、合作化和分层化的第一步。后来，通过赤脚医生项目以及与之结伴而来的合作医疗，建立了一个科层化的和相互协调配合的医疗体系，与此同时以每个公社为基础的、具有共同利益的专业化医疗社区也在三级医疗体系中得到了加强。随之而来的，是村民与医生之间的医疗接触从家中床边转到了医院病房。不过，中国乡村医学的体制化导致了三级医疗体系呈现出的哑铃型结构，也在本书的各章节中得以呈现。这样的转型显示出，在1970年代西医通过医疗社区实现扩张的过程中，赤脚医生群体相对于公社卫生院确实具有一些优势。更重要的是，上述发展过程还展示了公社卫生院所代表的中医群体的尴尬处境。本书提出的哑铃型结构，还为所谓后社会主义时期中国乡村医疗制度的危机提供了一种全新的解释。本书强调，乡镇卫生院的衰落始于1970年代初期赤脚医生群体出现，并一直持续到1980年代，是因为来自后者的更加激烈的竞争。与此同时，从1950年代的联合诊所，到1970年代的合作医疗站，再到2008年前后的卫生服务站，现代化的医院和诊所被逐步植入乡村。尽管非常初级，这些乡村诊所和卫生站都具备了现代医疗机构的基本特征，包括技能分工、所站内部布局和制度化管理。

职业化是这一进程中的第三个显著特征。自20世纪初以来，西医对中医的影响以及随之而来的中医合法性危机，不但唤醒了中医从业者的自我意识，而且早在20世纪初就引发了国家对中医实行职业化管理的几番尝试。本书向读者展现了中华人民共和国成立之后，上述西医对中医的进逼以一种更快的速率持续。从1949年至1960年代中期，新政府为了构建社会主义的医疗职业，主要通过向那些"旧社会"的医疗从业者灌输一些源于社会主义意识形态准则的新的医疗道德伦理观念，对他们实施再教育。赤脚医生群体就是在这种语境中出现的一种政治创造物。到1980年代初，国家背书了赤脚医生的群体身份认同，强化了他们作为医疗提供者的权威。他们对于病人的权力通过一系列体制化的措施得以增强——诸如"吸纳"与"剔除"，限制其他竞争者，以及刻意免除其医疗渎职行为的责任。所有这些都在很大程度上有利于赤脚医生群体在一个封闭乡村社会里的发展，尤其是在赤脚医生运动的早期阶段。但自相矛盾的是，尽管赤脚医生是从普通村民中产生的，但国家对他们实施的培训和资格认证又为后来重新定义医疗合法性，即更加重视医疗技能水平铺平了道路。这个以资格证书为基础的医疗卫生世界使一些赤脚医生在1980年代以来的发展进程中逐步进化成为乡村医生或者助理执业医师。这一发展过程呈现了一条建构医疗职业的特殊路径，它发端于一场政治运动，并在一个封闭乡村社会中得到发展，并由于书中所述的那些赤脚医生在深刻的社会变革中幸存下来而得到强化。赤脚医生群体崛起的过程，也是中医在中国乡村里逐渐边缘化的过程。

赤脚医生、社会主义国家与村民群体

正如本书所展现的，1949年以后国家权力渗透到乡村医疗的各个方面——包括动员个体医疗从业者建立联合诊所、赤脚医生制度的实施、药品价格的大幅度降低、一个科层化和相互配合的医疗体系的建立，以及对医疗合法性的重新定义。在这样的语境中，西医在短短三十年的时间里被引入中国的社会主义乡村中。赤脚医生的重要性表现为他们在村庄一级的中西医竞争中所扮演的角色、三级医疗体系的发展变化，以及一个新的职业群体的形成。与此同时，如本书所示，乡村医疗卫生事业的发展发生于城乡之间医疗资源配置存在着巨大差距的语境中，城市医疗资源比农村医疗资源大为丰富，尽管政治话语一再强调要"把医疗卫生工作的重点放到农村去"。

进入21世纪后，国家依然在乡村医学的转型中发挥着主导作用。近期的医疗改革仅仅通过停止每年换发乡村诊所营业执照，并进而宣布无照行医为非法，就使三级医疗体系的哑铃型结构在一夜之间消失。正如本书前面已经指出的那样，赤脚医生群体在1970年代使得整个乡村医疗体系朝着这种哑铃型结构发展，这个过程后来在1980年代、1990年代和新千年的头十年得以延续。因而，近期的医疗改革展现了乡村医疗体系的一次具有重要意义的重构。与此同时，通过新颁布的国家药物目录，国家有意通过政策设计来控制通过过度开药增加收入的做法（俗称"以药养医"），尽管此举的效果目前尚未充分显现。此外，正如赤脚医生制度最初在全国范围推广发轫于《人民日报》上一篇含有毛泽东批示的调查报告，赤脚医生群体的医疗合法性以同样方式迅速地和戏剧性地在2008—2010年的医疗改革中消失。

尽管近期的医疗改革急遽地改变了自1970年代早期以来由赤脚医生群体主导的乡村医疗体系的架构和运作方式，但这次改革的实质内容依然未变，即实现现代医学的科学化、体制化和职业化。两个时代之间的差异体现在一些具体政策上。1970年代初期以来在将西医引入乡村的过程中发挥了巨大推动作用的赤脚医生群体，在21世纪也未能逃脱他们自己在国家倡导的现代医学进程中遭到淘汰的总趋势。尽管在程度上有所不同，但他们的角色和命运与1950年代和1960年代的乡村中医类似，这两个群体的衰落都源于一种新的制度要求学习、传播和践行现代医学。

不过，西医进入乡村不仅是一个依赖国家权力的自上而下的过程，同时也是一个自下而上的接受与调适的过程。正如蒋熙德所言，在这些变化中，政治运作固然是一个重要因素，但政治运作并不是形塑当代中国医学的唯一因素。他强调，"病人通过选择医生来获得他们想要的诊断或治疗，或者通过将某些问题带到临床接触中，表达了追求一种更加现代化的中国医学的草根压力，这是不容忽视的"。[1]本

---

① Scheid, *Chinese Medicine in Contemporary China*, 128.

书是一项关于赤脚医生群体以及由其主导的社会主义中国乡村医疗世界的微观研究，因而，它是一部自下而上书写的历史。这个方法论的选择至少在三个方面具有重要意义。首先，本书将赤脚医生群体置于一个非常广阔的20世纪医学社会史的语境之中。它关于1949年前后中国乡村医疗世界的分析论述，呈现了一幅有别于现有的涉及中国帝制晚期中医历史的研究论著所给出的图景——它们基本上是对精英社会的考察。其次，作为一项基于大量地方档案和个人访谈的内容广泛的研究，本书挑战了一些近来在学界占据主导地位、涉及当代中国乡村医疗卫生议题的流行看法。再次，1949年以后中国乡村医疗世界开始了一个彻底的社会化转型，而且随着国家医疗体系的逐步建立，上述社会转型甚至将现代医学带到了中国最偏远的地区。西医对中国乡村社会的影响是全方位的，反射出社会主义政治和西方医学的诸多特征。因而，以村庄为中心来研究西医如何进入中国，可以发现这个过程采取了一个有别于其他社会环境中所采取的路径，例如通过殖民地医学来传播西医的路径。

当村民经历着他们的医疗卫生服务提供者从"旧事物"向"新生事物"转型时，他们实际上经历了他们的医疗世界中所发生的一个急遽转变，同时也经历了他们身为公民和病人的诸多具有重要意义的变化。他们参与到公共卫生运动之中（例如早晨上交粪便样本和晚上让医生从其耳朵上采集血液样本），全面地反映了社会主义语境中身体政治的种种特征。村民很快形成了他们自己关于中药与西药的比较医疗信仰，其结果是不久之后中医被置于一个次要地位。受益于医疗体制化，村民的医疗接触范围得到了极大拓展，远远超出了其所在村庄的边界。国家医疗体系的建立和一个社会主义医疗职业的形成，还使他们与医生的关系变得多样化。"医不叩门"的传统做法首先遭到摒弃，因为在公共卫生运动期间，政府要求医生将药片送到村民家中并监督他们服下。随着赤脚医生的出现，村民在本村的封闭社会中享受到一种与其医疗服务提供者相对平等的关系。不过，市场经济下医疗商业化的出现，不仅带来了更多的医疗资源，同时也恶化了医患关系，使彼此之间都印象不佳。

　　总体而言，赤脚医生、社会主义国家和村民群体都在社会主义的乡村医学社会化转型中发挥了各自的作用。毫无疑问，作为国家政策的执行者和村民医疗服务的提供者，赤脚医生在这个转型中扮演了最重要的角色。他们加速了不可逆转的现代医学全球化趋势，并确保它向下延伸到中国最偏僻闭塞的村庄。由赤脚医生奠定的乡村医疗卫生根基——医学科学化、体制化和职业化——直到今天依然是中国乡村医学的几大关键主题。与此同时，近期的医疗改革旨在应对一些颇为棘手的挑战，包括解决药物滥用、消除医疗体系的哑铃型结构，以及提升乡村医疗人员的技能水平。这些主要挑战与今天世界范围的现代医学所面临的那些挑战相似。因而，中国乡村当下所面临的种种挑战——而且在可以预见的将来它们还会继续存在——实际上是乡村医疗卫生发生重大转型的又一个证据，而这种转型在很大程度上是由赤脚医生制度带来的。

参考文献

原始材料

档案

湖北省长阳县档案馆[①]

上海市川沙县档案馆[②]

浙江省淳安县档案馆

浙江省富阳市档案馆[③]

浙江省杭州市档案馆

浙江省临安市档案馆

江苏省南京市档案馆

英国国家档案馆

美国洛克菲勒档案中心

上海市浦东新区档案馆

浙江省杭州市三墩镇中西医结合医院

上海市档案馆

浙江省杭州市萧山市档案馆

浙江省杭州市余杭市档案馆

浙江省档案馆

[①] 现为长阳土家族自治县档案馆。——译注

[②] 现为上海市浦东新区档案馆（川沙馆）。——译注

[③] 现为杭州市富阳区档案馆。——译注

地方志及年鉴

淳安县志编纂委员会编《淳安县志》，汉语大词典出版社，1990。

淳安县计划委员会编《淳安县国民经济统计资料》，淳安县计划委员会，1980。

范樟友主编《桐庐县志》，浙江人民出版社，1991。

范祖述：《杭俗遗风》，六艺书局，1928。

费黑编《萧山县志》，浙江人民出版社，1987。

福建省卫生志编纂委员会编《福建省卫生志》，福建省卫生志编纂委员会，1989。

杭州医药商业志编纂委员会编《杭州医药商业志》，中国青年出版社，1990。

杭州市卫生防疫站编《疫情资料汇编（1950—1979年）》，杭州市防疫站，1982。

杭州市卫生局编《杭州市卫生工作大事记（1949—2000年）》，杭州市卫生局，2002。

杭州市卫生局杭州市卫生志编辑委员会编《杭州市卫生志》，杭州市卫生局，2000。

湖北省地方志编纂委员会编《湖北省志·卫生》下册，湖北人民出版社，2000。

胡樾主编《余杭县卫生志》，余杭县卫生局，1988。

江苏省地方志编纂委员会编《江苏省志·卫生志》，江苏古籍出版社，1999。

缙云县医药志编撰小组编《缙云县医药志》，缙云县印刷厂，1990。

临安县志编纂委员会编《临安县志》，汉语大词典出版社，1992。

临安县卫生志编纂委员会编《临安县卫生志》，临安县卫生局，1992。

任振泰主编《杭州市志》（12卷），中华书局，1995—2001。

沈庆漾主编《余杭县蒋村乡学医的土郎中》，蒋村，2009。

石夫主编《金华县志》，浙江人民出版社，1992。

四川省医药卫生志编纂委员会编《四川省医药卫生志》，四川科学技术出版社，1991。

《浙江疟疾控制》，浙江省卫生防疫站，1993。

王庆主编《余杭市志》，中华书局，2000。

王文治主编《富阳县志》，浙江人民出版社，1993。

吴世春主编《前洪村志》，前洪村志编纂委员会，1996。

萧山卫生局编《萧山卫生志》，浙江大学出版社，1989。

萧山市卫生防疫站编《萧山卫生防疫志》，浙江大学出版社，1989。

徐元根主编《富阳县卫生志》，中国医药科技出版社，1991。

严有祥主编《建德县医药卫生志》，建德县卫生局，1985。

杨力行、石冠镇主编《新昌县卫生志》，同济大学出版社，1992。

《武义县卫生志》，武义县卫生局，1992。

余光炎主编《淳安县卫生志》，淳安县人民政府机关印刷厂，1998。

余杭县地名委员会编《余杭县地名志》，余杭县地名委员会，1987。

余杭县卫生防疫站编《余杭县卫生防疫志》，余杭县卫生防疫站，1990。

云南省地方志编纂委员会编《云南省志·卫生志》，云南人民出版社，2002。

张冰华主编《崇福镇志》，上海书店出版社，1994。

浙江方志编辑部编《浙江"文革"纪事》，浙江方志编辑部，1989。

浙江省医药志编纂委员会编《浙江省医药志》，方志出版社，2003。

政协杭州市委员会文史资料工作委员会编《杭州文史资料》（24辑），政协杭州市委员会文史资料研究委员会，1982—2000。

中国教育年鉴编纂组编《中国教育年鉴（1949—1981）》，中国大百科全书出版社，1984。

中国卫生年鉴编纂委员会编《中国卫生年鉴1990》，人民卫生出版社，1991。

中国卫生年鉴编纂委员会编《中国卫生年鉴1983》，人民卫生出版社，1983。

建德县志编纂办公室编《建德县志》，浙江人民出版社，1986。

周霖根主编《余杭镇志》，浙江人民出版社，1992。

周如汉主编《余杭县志》，浙江人民出版社，1990。

赤脚医生教材

川沙县江镇公社赤脚医生编《赤脚医生常用药物》，上海人民出版社，1975。

广东省植物研究所采药知识编写组编《采药知识》，广东人民出版社，1977。

杭州市第三人民医院及红医培训班教材编委会编《工农医疗卫生手册》，杭州卫生革命委员会，1969。

杭州市计划生育办公室编《人口非控制不行》，杭州市计划生育办公室，1978。

杭州市卫生防疫站编《积极预防呼吸道传染病》，杭州市卫生防疫站革委会，1970。

杭州市卫生防疫站革命委员会编《农药使用与中毒防治》，杭州市卫生防疫站革委会，1971。

南方十三省市"两管""五改"学习班编《南方农村卫生"两管""五改"资料汇编》，人民卫生出版社，1975。

上海市川沙县江镇公社卫生院编《赤脚医生教材：供南方地区复训使用》，人民卫生出版社，1974。

上海市第一人民医院儿科编《儿童常用药物》，上海科学技术出版社，1966。

上海市中医学院、浙江省中医学院、浙江省中医研究院编《赤脚医生手册》，上海科学技术出版社，1969。

浙江省革委会生产指挥组卫生局编《浙江民间常用草药》(3集)，浙江人民出版社，1970—1972。

浙江省卫生宣传协作组编《卫生防疫手册》，浙江省卫生宣传协作组，1974。

浙江省卫生厅编《农村卫生员课本》，浙江人民出版社，1966。

浙江省卫生厅：《浙江省乡村医生基本药物目录》2006年3月16日。

郑思民：《寄生虫病知识》，上海人民出版社，1973。

Hunan Province Revolutionary Health Committee, ed. *A Barefoot Doctor's Manual: A Guide to Traditional Chinese and Modern Medicine,*

Revised and Enlarged Edition. Cloudburst Press, 1977.

　　Sidel, Victor W., ed. *A Barefoot Doctor's Manual: Practical Chinese Medicine and Health*. New York: Gramercy, 1985.

资料汇编

　　《赤脚医生先进事迹汇编》第1辑，人民卫生出版社，1974。

　　《赤脚医生先进事迹汇编：赤脚医生茁壮成长》第3辑，人民卫生出版社，1975。

　　《辞海（修订稿）：医药卫生分册》，上海辞书出版社，1978。

　　富阳市卫生局编《富阳县行政村卫生室管理若干规定》，富阳县卫生局，1990。

　　国务院：《国务院公报》1957、1958、1981。

　　建设委员会调查浙江经济所：《浙江临安农村调查》，建设委员会调查浙江经济所，1931。

　　劳动人事部劳动科学研究所编《中华人民共和国劳动法规选编》，劳动人事出版社，1988。

　　刘中陆主编《青春方程式：五十个北京女知青的自述》，北京大学出版社，1995。

　　毛泽东：《建国以来毛泽东文稿》，中央文献出版社，1992。

　　《人民日报》：人民日报全文数据库光盘（1946—2008年）。

　　上海人民出版社编《合作医疗好：社会主义新生事物赞》，上海人民出版社，1974。

　　张在同、咸日金编《民国医药卫生法规选编（1912—1948年）》，山东大学出版社，1990。

　　浙江省统计局编《浙江统计年鉴1990》，浙江省统计局，1990。

　　浙江省统计局编《浙江统计年鉴1989》，浙江省统计局，1989。

　　浙江省统计局编《浙江统计年鉴1988》，浙江省统计局，1988。

　　浙江省统计局编《浙江统计年鉴1985》，浙江省统计局，1985。

　　浙江省统计局编《浙江统计年鉴1984》，浙江省统计局，1984。

　　浙江省卫生防疫站编《浙江省疫情资料汇编（1950—1979年）》，浙江省卫生防疫站，1982。

浙江省卫生防疫站编《浙江省疫情资料汇编（1980—1989年）》，浙江省卫生防疫站，1994。

中共中央文献研究室编《建国以来重要文献选编》第3册，中央文献出版社，1992。

中华人民共和国卫生部办公厅编《中华人民共和国卫生法规汇编（1978年—1980年）》，法律出版社，1982。

中央人民政府法制委员会编《中央人民政府法令汇编（1949年—1950年）》，法律出版社，1982。

报纸

《东南日报》

《富阳日报》

《杭州日报》

《健康报》

《钱江晚报》

《人民日报》

《新京报》

《新民晚报》

《浙江日报》

《浙江卫生报》

杂志

《北京中医》

《赤脚医生杂志》

Current Scene: Development in Mainland China

《福建中医药》

《工农兵画报》

《广济医刊》

《广西赤脚医生》

《广西卫生》

《国务院公报》

《红旗》

Peking Review

《人民保健》

《上海第一医学院学报》

《新医学》

《新中医药》

《医事汇刊》

《医药世界》

《浙江卫生通讯》

《浙江中医药杂志》

《中国传统医学》

《中华医学杂志》

电影

《春苗》，谢晋导演，上海电影制片厂，1975。

《红雨》，崔嵬导演，北京电影制片厂，1975。

《雁鸣湖畔》，高天红导演，长春电影制片厂，1975。

二手材料

中文论著

北京医学院英语教研室汉英常用医学词汇编写组编《汉英常用医学词汇》，人民卫生出版社，1982。

蔡景峰：《中国医学通史》，人民卫生出版社，2000。

曹锦清、张乐天、陈中亚：《当代浙北乡村的社会文化变迁》，上海远东出版社，2001。

陈邦贤：《中国医学史》，商务印书馆，1998。

陈存仁：《我的医务生涯》，广西师范大学出版社，2007。

陈存仁：《银元时代生活史》，广西师范大学出版社，2007。

丁宏、吴丽娟、袁方、杨善发、董文静：《乡村医生抗生素与激素使用分析》，《医学与哲学》2005年第12期。

丁学良：《应对SARS危机的三种体制：强制、法制、弱制》，访问日期：2011年3月20日，http：//www.aisixiang.com/data/7243.html。

樊如森、姬天舒：《近代北方药品供销体系的构建》，《中国历史地理》2003年第2期。

方小平：《中国农村的赤脚医生与合作医疗制度：浙江省富阳县的个案研究》，《二十一世纪》2007年3月号，总第60期。

高明、钱昊平：《北大女博士后要"砍"卫生院》，《医药产业资讯》2006年3月，第7期。

葛子长：《中国第一个女赤脚医生的曲折人生》，《贵州文史天地》2001年第2期。

龚幼龙、巢利民：《上海县的赤脚医生》，《上海第一医学院学报》1982年第1期。

顾昕、方黎明：《自愿性与强制性之间——中国农村合作医疗的制度嵌入性与可持续性发展分析》，《社会学研究》2004年第5期。

海闻、王健、陈秋霖、赵忠、侯振刚：《农村卫生服务体系探讨》，北京大学中国经济研究中心、北京大学卫生政策与管理研究中心，2003年5月12日。

何兆雄主编《中国医德史》，上海医科大学出版社，1988。

黄树则、林士笑编《当代中国的卫生事业》第1—2卷，中国社会科学出版社，1986。

蒋竹山：《晚明江南祁彪佳家族的日常生活史——以医病关系为例的探讨》，《都市文化研究》2006年第1期。

金文观：《谈谈乡村妇女的卫生问题》，《锄声（月刊）》第1卷第7期，1935年1月。

景军：《定县试验———社区医学与华北农村（1927—1937）》，"定县试验：社区医学与华北农村"学术研讨会，北京：清华大学社会学系，2004。

雷祥麟：《负责任的医生与有信仰的病人：中西医论争与医病关系在民国时期的转变》，《新史学》2003年第1期。

梁其姿：《明代社会中的医药》，《法国汉学》2002年第6辑。

梁其姿：《医疗史与中国"现代性"问题》，《中国社会历史评论》

2007年第8期。

李德成：《赤脚医生研究述评》，《中国初级卫生保健》2007年第
1期。

李景汉：《定县社会概况调查》，上海书店，1992。

李景汉：《中国农村问题》，商务印书馆，1939。

李沛良、徐慧莹：《医疗卫生网》，载李沛良、刘兆佳主编《人
民公社与农村发展：台山县斗山公社的经验》，香港中文大学出版社，
1981。

李廷安：《中国乡村卫生问题》，商务印书馆，1935。

林乾良：《浙江解放前的中医教育》，《浙江文史资料》第16辑，
1980。

李伯重：《堕胎、避孕与绝育：宋元明清时期江浙地区的节育方
法及其运用与传播》，《中国学术》第1辑。

刘鲁亚：《旧中国的制药工业》，《历史档案》1995年第2期。

刘钟毅：《从赤脚医生到美国大夫：一个美国医学专家的半生自
述》，上海人民出版社，1994。

吕谦庐：《民间的疾病与医药》，《浙江民众教育》第1卷第1期，
1947年9月。

马伯英、高晞、洪中立：《中外医学文化交流史》，文汇出版社，
1993。

马伯英：《中国医学文化史》，上海人民出版社，1994。

马洪主编《中国改革全书：医疗卫生体制改革卷》，大连出版社，
1992。

缪宇屏：《解放前杭州市的地方卫生医疗》，政协杭州市委员会文
史资料工作委员会编《杭州文史资料》第6辑，政协杭州市委员会文
史资料工作委员会，1988。

齐谋甲主编《当代中国的医药事业》，中国社会科学出版社，1988。

钱信忠：《中国卫生事业发展与决策》，中国医药科技出版社，1992。

乔启明：《中国农村社会经济学》，上海书店，1992。

郑琴隐记述、裘诗庭整理《1929年反对废止中医中药的斗争》，

载政协杭州市委员会文史资料工作委员会主编《杭州文史资料》第7辑，政协杭州市委员会文史资料工作委员会，1986。

王红漫：《大国卫生之难：中国农村医疗卫生现状与制度改革探讨》，北京大学出版社，2004。

王绍光：《学习机制与适应能力：中国农村合作医疗体制变迁的启示》，《中国社会科学》2008年第6期。

王绍光：《中国公共卫生的危机与转机》，《比较》2003年第7期。

王嗣均、王瑞梓主编《中国人口：浙江分册》，中国财政经济出版社，1988。

温益群：《中国"赤脚医生"产生和存在的社会文化原因分析》，载张开宁、温益群、梁苹主编《从赤脚医生到乡村医生》，云南人民出版社，2002。

言心哲：《农村社会学概论》，上海书店，1992。

杨念群：《防疫行为与空间政治》，《读书》2003年第7期。

杨念群：《再造"病人"：中西医冲突下的政治空间（1832—1985）》，中国人民大学出版社，2006。

余晖：《中国政府药业管制制度形成障碍的分析（上）》，《管理世界》1997年第5期。

余晖：《中国政府药业管制制度形成障碍的分析（下）》，《管理世界》1997年第6期。

余新忠：《清代江南的瘟疫与社会》，中国人民大学出版社，2003。

张斌、张大庆：《浅析民国时期的医事纠纷》，《中国医学伦理学》2003年第6期。

张大庆：《中国近代疾病社会史（1912—1937）》，山东教育出版社，2006。

张开宁、温益群、梁苹：《从赤脚医生到乡村医生》，云南人民出版社，2002。

张乐天：《告别理想：人民公社制度研究》，东方出版中心，1998。

张自宽、朱子会、王书城、张朝阳：《关于我国农村合作医疗保健制度的回顾性研究》，《中国农村卫生事业管理》1994年第6期。

郑子华:《乐园雄风》,天马图书有限公司,2003。

周寿祺、顾杏元、朱敖荣:《中国农村健康保障制度的研究进展》,《中国农村卫生事业管理》1994年第9期。

朱潮、张慰丰编著《新中国医学教育史》,北京医科大学、中国协和医科大学联合出版社,1990。

朱德明:《近代杭州中药店钩沉》,《中华医史杂志》2006年第4期。

朱德明:《浙江医药史》,人民军医出版社,1999。

中国医药公司编《中国医药商业史稿》,上海社会科学院出版社,1990。

浙江血吸虫病防治史编委会编《浙江血吸虫病防治史》,上海科学技术出版社,1992。

朱玲:《政府与农村基本医疗保健保障制度选择》,《中国社会科学》2000年第4期。

祝勇:《疾病在革命中的命运》,《书屋》2006年第6期。

英文论著

Anderson, Warwick. "Biomedicine in Chinese East Asia: From Semicolonial to Postcolonial?" In Leung and Furth, *Health and Hygiene in Chinese East Asia: Policies and Publics in the Long Twentieth Century*. Durham, N.C.: Duke University Press, 2010, 273–78.

Andrews, Bridie. The Making of Modern Chinese Medicine, 1895–1937, (PhD diss., University of Cambridge, 1996).

Arnold, David. *Colonizing the Body: State Medicine and Epidemic Disease in Nineteenth-Century India*. Berkeley: University of California Press, 1993.

———, ed. *Imperial Medicine and Indigenous Societies*. Manchester: Manchester University Press, 1988.

Banister, Judith. *China's Changing Population*. Stanford, CA: Stanford University Press, 1987.

———. "Population, Public Health and Environment in China."

China Quarterly 156(December 1998): 986–1015.

Barnes, Linda L. *Needles, Herbs, Gods and Ghosts: China, Healing and the West to 1848*. Cambridge, MA: Harvard University Press, 2005.

Bastid, Marianne. "Economic Necessity and Political Ideals in Educational Reform during the Cultural Revolution." *China Quarterly* 42(April–June 1970): 16–45.

Benedict, Carol. "Bubonic Plague in Nineteenth–Century China." *Modern China* 14, No. 2(April 1988): 107–55.

———. "Policing the Sick: Plague and the Origins of State Medicine in Late Imperial China." *Late Imperial China* 14, No. 2(December 1993): 60–77.

Bernstein, Thomas. *Up to the Mountains and Down to the Villages: The Transfer of Youth from Urban to Rural China*. New Haven, CT: Yale University Press, 1977.

Bibeau, Gilles. "From China to Africa: The Same Impossible Synthesis between Traditional and Western Medicines." *Social Science & Medicine* 21(1985): 937–43.

Blendon, Robert J. "Can China's Health Care Be Transplanted without Chinese Economic Policies?" *New England Journal of Medicine* 300, No.26(June 1979): 1453–58.

Bloom, Gerald, and Gu Xingyuan. "Introduction to Health Sector Reform in China." *IDS Bulletin* 28, No. 1(1997): 1–11.

Blumenthal, David, and William Hsiao. "Privatization and Its Discontents—The Evolving Chinese Health Care System." *New England Journal of Medicine* 353, No. 11(September 2005): 1165–69.

Bonavia, David. "The Fate of the 'New Born Things' of China's Cultural Revolution." *Pacific Affairs* 51, No.2(Summer 1978): 177–94.

Borowy, Iris, ed. *Uneasy Encounters: The Politics of Medicine and Health in China 1900-1937*. New York: Peter Lang, 2009.

Bowers, John Z. *Western Medicine in a Chinese Palace: Peking Union*

Medical College, 1917-1951. Philadelphia: Josiah Macy Jr. Foundation, 1972.

Bray, Francesca. "Chinese Medicine." In Bynum and Porter, *Companion Encyclopedia of the History of Medicine*. London; New York: Routledge, 1993.

————. *Technology and Gender: Fabrics of Power in Late Imperial China*. Berkeley: University of California Press, 1997.

Brown, E. Richard. "Rockefeller Medicine in China: Professionalism and Imperialism." *China Notes*(Fall 1981): 174–81.

Burnham, John. *How the Idea of Profession Changed the Writing of Medical History*. London: Wellcome Institute for the History of Medicine, 1998.

Bynum, William. *Science and the Practice of Medicine in the Nineteenth Century*. Cambridge: Cambridge University Press, 1994.

Bynum, W. F., and Roy Porter, eds. *Companion Encyclopedia of the History of Medicine*. Vol. 2. London: Routledge, 1993.

Cailliez, Charlotte. "The Collapse of the Rural Health System." *China Perspective* 18(1998): 36–43.

Cass, Victoria B. "Female Healers in the Ming and the Lodge of Ritual and Ceremony." *Journal of the American Oriental Society* 106, no.1(January–March 1986): 233–45.

Chan, Alan K. L., Gregory K. Clancey, and Hui–Chieh Loy, eds. *Historical Perspectives on East Asian Science, Technology and Medicine*. Singapore: Singapore University Press, 2001.

Chang Chia–che. The Therapeutic Tug of War: The Imperial Physician–Patient Relationships in the Era of Dowager Cixi(1874–1908), (PhD diss., University of Pennsylvania), 1998.

Chang Chung–li. *The Income of the Chinese Gentry*. Seattle: University of Washington Press, 1962.

Chao, Yüan–ling. "The Ideal Physician in Late Imperial China: The Question of *Sanshi* 三世 ." *East Asian Science, Technology, and Medicine*

17(2000): 66–93.

―――. *Medicine and Society in Late Imperial China: A Study of Physicians in Suzhou, 1600–1850*. New York: Peter Lang, 2009.

Chen Tejun and Mark Selden. "The Origins and Social Consequences of China's *Hukou* System." *China Quarterly* 139(September 1994): 644–68.

Chen Zhongwu. "Medical Services in China." In *Modern Chinese Medicine*. Vol. 3 of *Chinese Health Care*, edited by Chen Haifeng and Zhu Chao, 644–68. Singapore: P. G. Publishing, 1984.

Chen, C. C. *Medicine in Rural China: A Personal Account*. Berkeley: University of California Press, 1989.

―――. "Ting Hsien and the Public Health Movement in China." *Milbank Memorial Fund Quarterly* 15(October 1937): 380–90.

Chen, Meei Shai. "The Great Reversal: Transformation of Health Care in the People's Republic of China." In *The Blackwell Companion to Medical Sociology*, edited by William C. Cockerham, 456–82. Oxford: Blackwell, 2001.

Chen, Pi–Chao. "The Chinese Model of Rural Health Service, " in *Population and Health Policy in the People's Republic of China*. Occasional Monograph Series, No. 9. Washington: Interdisciplinary Communications Program, Smithsonian Institution, 1976.

Chen, Zhu. "Launch of the Health–Care Reform Plan in China." *Lancet* 373, no. 9672(April 2009): 1322–24.

Cheung, Yuet–Wah. *Missionary Medicine in China: A Study of Two Canadian Protestant Missions in China before 1937*. Lanham, ND: University of America Press, 1988.

Cochran, Sherman. *Chinese Medicine Men: Consumer Culture in China and Southeast Asia*. Cambridge, MA: Harvard University Press, 2006.

Connor, Linda H. "Healing Powers in Contemporary China." In *Healing Powers and Modernity: Traditional Medicine, Shamanism, and*

Science in Asian Societies, edited by Linda H. Connor and Geoffrey Samuel, 3–24. Westport, CT: Bergin & Garvey, 2000.

Croizier, Ralph. "Medicine and Modernization in China: An Historical Overview." In *Medicine in Chinese Culture: Comparative Studies of Health Care in Chinese and Other Societies*, edited by Arthur Kleinman, Peter Kunstadter, E. Russell Alexander, and James L. Gale, 21–35. Bethesda, MD: National Institutes of Health, 1975.

―――. "Medicine, Modernization, and Cultural Crisis in China and India." *Comparative Studies in Society and History* 12(July 1970): 275–91.

―――. *Traditional Medicine in Modern China: Science, Nationalism, and the Tensions of Cultural Change*. Cambridge, MA: Harvard University Press, 1968.

Cullen, Christopher. "Patients and Healers in Late Imperial China: Evidence from the *Jinpingmei*." *History of Science* 31, No. 2(June 1993): 99–150.

―――. "Yi'an(Case Statement): The Origins of a Genre of Chinese Medical Literature." In *Innovation in Chinese Medicine*, edited by Elisabeth Hsu, 297–323. Cambridge: Cambridge University Press, 2001.

Cunningham, Andrew, and Bridie Andrews. *Western Medicine as Contested Knowledge*. Manchester: Manchester University Press, 1997.

Davis, Deborah. "Chinese Social Welfare: Policies and Outcomes." In "The People's Republic of China after 40 Years." Special issue. *China Quarterly* 119(September 1989): 577–97.

De Grunchè, Kingston. *Doctor Apricot of "Heaven Below": The Story of the Hangchow Medical Mission*. London: Marshall Brothers, 1911.

―――. *Dr. D. Duncan of Hangchow, Known in China as Dr. Apricot of Heaven Below*. London: Marshall Morgan & Scott, Ltd., 1930.

Dong, Hengjin, Lennart Bogg, Clas Rehnberg, and Vinod Diwan. "Drug Policy in China: Pharmaceuticals Distribution in Rural Areas." *Social Science & Medicine* 48, No. 6(March 1999): 777–86.

Duckett, Jane. "Challenging the Economic Reform Paradigm: Policy and Politics in the Early 1980s Collapse of the Rural Cooperative Medical System." *China Quarterly* 205(March 2011): 80–95.

――――. *The Chinese State's Retreat from Health: Policy and the Politics of Retrenchment.* Abingdon, UK: Routledge, 2010.

Elling, Ray H. "Medical Systems as Changing Social Systems." *Social Science & Medicine*, 12(April 1978): 107–15.

Elman, Benjamin. *A Cultural History of Modern Science in China.* Cambridge, MA: Harvard University Press, 2006.

――――. *From Philosophy to Philology: Intellectual and Social Aspects of Change in Late Imperial China.* Los Angeles: UCLA Asian Pacific Monograph Series, 2001.

――――. *On Their Own Terms: Science in China, 1550-1900.* Cambridge, MA: Harvard University Press, 2005.

Ernst, Waltraud. "Plural Medicine, Tradition and Modernity: Historical and Contemporary Perspective: Views from Below and Above." In *Plural Medicine, Tradition and Modernity, 1800-2000*, edited by Waltraud Ernst, 1–17. New York: Routledge, 2002.

Establet, Florence Bretelle. "Resistance and Receptivity: French Colonial Medicine in Southwest China, 1893–1930." *Modern China* 25, No. 2(April 1999): 171–203.

Fang, Xiaoping. "Dedicated to a Medical Career in the 'Heaven Below': Duncan David Main's Correspondence, 1914–1926." Research Report, Rockefeller Archive Center(RAC), 2008.

――――. "Sexual Misconduct and Punishment in Chinese Hospital in the 1960s and 1970s." *Nan nü: Men, Women, and Gender in China* 14, No. 2(2012): 1–35.

――――. "From Union Clinics to Barefoot Doctors: Village Healers, Medical Pluralism, and State Medicine in Chinese Villages." *Journal of Modern Chinese History* 2, No. 2(2008): 223–41.

————. "The Global Cholera Pandemic Reaches Chinese Villages: Population Mobility, Political Control, and Economic Incentives in Epidemic Prevention, 1962–1964."*Modern Asian Studies* 48, No. 3(2014): 754–90.

————. "Western Medicine since 1949." In *Encyclopaedia of Modern China*, edited by David Pong, 579–80. New York: Charles Scribner's Sons, 2009.

Farquhar, Judith. "Eating Chinese Medicine." *Cultural Anthropology* 9, no. 4(November 1994): 471–97.

————. *Knowing Practice: The Clinical Encounter of Chinese Medicine.* Boulder, CO: Westview, 1994.

————. "Market Magic: Getting Rich and Getting Personal in Medicine after Mao." *American Ethnologist* 23, No. 2(May 1996): 239–57.

————. "Problems of Knowledge in Contemporary China." *Social Science & Medicine* 24(1987): 1013–21.

Feng Xueshan, Tang Shenglan, Gerald Bloom, Malcolm Segall, and Gu Xingyuan. "Cooperative Medical Schemes in Contemporary Rural China." *Social Science & Medicine* 41, No. 8(October 1995): 1111–18.

Ferguson, Mary E. *China Medical Board and Peking Union Medical College.* New York: China Medical Board, 1970.

Field, Mark G. "Health and the Polity: Communist China and Soviet Russia." *Studies in Comparative Communism* 7, No. 4(Winter 1974): 420–25.

Forster, Keith. *Rebellion and Factionalism in a Chinese Province: Zhejiang, 1966-1976.* Armonk, NY: M. E. Sharpe, 1990.

Fox, Daniel M. "Medical Institutions and the State." In Bynum and Porter, *Companion Encyclopedia of the History of Medicine*, London; New York: Routledge, 1993.

Freidson, Eliot. "How Dominant Are the Professions?" In Hafferty and McKinlay, *Changing Medical Profession: An International Perspective*, 54–68.

————. "The Profession of Medicine." In *The Sociology and Politics of Health: A Reader*, edited by Michael Purdy and David Banks, 130–34. New York: Routledge, 2001.

————. *Profession of Medicine: A Study of the Sociology of Applied Knowledge.* Chicago: University of Chicago Press, 1988.

————. "The Sociology of Medicine, " *Current Sociology* 10, No. 11(1962): 123–92.

Frenk, Julio, and Luis Duran–Arenas. "The Medical Profession and the State." In Hafferty and McKinlay, *Changing Medical Profession*, 124–37.

Friedman, Edward, Paul G. Pickowicz, and Mark Selden. *Revolution, Resistance, and Reform in Village China.* New Haven, CT: Yale University Press, 2005.

Furth, Charlotte. *A Flourishing Yin: Gender in China's Medical History, 960-1665.* Berkeley: University of California Press, 1999.

————. "Hygienic Modernity in Chinese East Asia." In Leung and Furth, *Health and Hygiene in Chinese East Asia*, 1–21.

Gao, Mobo C. F. *Gao Village: A Portrait of Rural Life in Modern China.* Honolulu: University of Hawai'i Press, 1999.

Gao, James Z. *The Communist Takeover of Hangzhou: The Transformation of City and Cadre, 1949-1954.* Honolulu: University of Hawai'i Press, 2004.

Gardner, John, and Wilt Idema. "China's Educational Revolution." In *Authority, Participation and Cultural Changes in China*, edited by Stuart R. Schram, 257–90. Cambridge: Cambridge University Press, 1973.

Geiger, H. Jack. "Health Care in the People's Republic of China: Implications for the United States." In *Culture and Healing in Asian Societies: Anthropological, Psychiatric and Public Health Studies*, edited by Arthur Kleinman, Peter Kunstadter, E. Russell Alexander, and James L. Gate, 379–89. Boston: G. K. Hall, 1978.

Geyndt, De Willy. *From Barefoot Doctor to Village Doctor in Rural*

China. The World Bank Technical Paper, Asia Technical Department Series. Washington, DC: The World Bank, 1992.

Gish, Oscar. "The Political Economy of Primary Care and 'Health by the People': An Historical Explanation." *Journal of Opinion* 9, No. 3(Autumn 1979): 6–13.

Goldschmidt, Asaf. *The Evolution of Chinese Medicine: Song Dynasty, 960-1200*. Abingdon, UK: Routledge, 2008.

Goldstein, Joshua. "Scissors, Surveys, and Psycho–Prophylactics: Prenatal Health Care Campaigns and State Building in China, 1949–1954." *Journal of Historical Sociology* 11, No.2(June 1998): 153–84.

Good, Charles M. *Ethno-Medical Systems in Africa: Patterns of Traditional Medicine in Rural and Urban Kenya*. New York: Guilford, 1987.

Goodkin, Karen Marcia. In Mao's Shadow: Local Health System Praxis, Process, and Politics in Deng Xiaoping's China, (PhD diss., University of Connecticut, 1998).

Gould–Martin, Katherine. "Hot Cold Clean Poison and Dirt: Chinese Folk Medical Categories." *Social Science & Medicine* 12(January 1978): 39–46.

Granshaw, Lindsay, and Roy Porter, eds. *The Hospital in History*. London: Routledge, 1989.

Grant, Joanna. *A Chinese Physician: Wang Ji and the "Stone Mountain Medical Case Histories."* New York: Routledge–Curzon, 2003.

Gross, Miriam. Chasing Snails: Anti–Schistosomiasis Campaigns in the People's Republic of China, (PhD diss., University of California, San Diego, 2010).

Grypma, Sonya. *Healing Henan: Canadian Nurses at the North China Mission, 1888-1947*. Vancouver: UBC Press, 2008.

Hafferty, Frederic W., and John B. McKinlay. *The Changing Medical Profession: An International Perspective*. New York: Oxford University

Press, 1993.

Hahn, Robert A., and Arthur Kleinman. "Biomedical Practice and Anthropological Theory: Frameworks and Directions." *Annual Review of Anthropology*, 12(1983): 305–33.

Halstead, Scott B., and Yu Yong–xin. "Human Viral Vaccine in China." In *Science and Medicine in Twentieth-Century China: Research and Education*, edited by John Z. Bowers, J. William Hess, and Nathan Sivin, 141–54. Ann Arbor, MI: Center for Chinese Studies, University of Michigan, 1988.

Han, Dongping. "Impact of the Cultural Revolution on Rural Education and Economic Development." *Modern China* 27, No. 1(January 2001): 59–90.

———. *The Unknown Cultural Revolution: Education Reforms and Their Impact on China's Rural Development*. New York: Garland, 2000.

Hanson, Marta. "Conceptual Blind Spots, Media Blindfolds: The Case of SARS and Traditional Chinese Medicine." In Leung and Furth, *Health and Hygiene in Chinese East Asia*, 228–54.

———. Inventing a Tradition in Chinese Medicine: From Universal Canon to Local Medical Knowledge in South China, the Seventeenth to the Nineteenth Century (PhD diss., University of Pennsylvania, 1997).

———. "Merchants of Medicine: Huizhou Mercantile Consciousness, Morality, and Medical Patronage in Seventeenth–Century China." In *East Asian Science: Tradition and Beyond*, edited by KeizôHashimoto, Catherine Jami, and Lowell Skar, 207–14. Osaka: Kansai University Press, 1995.

Hardon, Anita P. "The Use of Modern Pharmaceuticals in a Filipino Village: Doctors' Prescription and Self Medication." *Social Science & Medicine* 25, No. 3(1987): 277–92.

Heller, Peter S. "The Strategy of Health–Sector Planning in Public Health in the People's Republic of China." In *Medicine and Health in*

China, edited by M. Wegman and T. Lin. New York: Josiah Macy Jr. Foundation, 1973.

Henderson, Gail. "Issues in the Modernization of Medicine in China." In *Science and Technology in Post-Mao China*, edited by Denis Fred Simon and Merle Goldman, 199–221. Cambridge, MA: Harvard University Press, 1989.

———. "Physicians in China: Assessing the Impact of Ideology and Organization." In Hafferty and McKinlay, *Changing Medical Profession*, 184–96.

———. "Trends in Health Services Utilisations in Eight Provinces, 1989–1993." *Social Science & Medicine* 47, No. 12(1998): 1957–71.

Henderson, Gail, and Myron Cohen. *The Chinese Hospital: A Socialist Work Unit*. New Haven, CT: Yale University Press, 1984.

Hershatter, Gail. "Birthing Stories: Rural Midwives in 1950s China." In *Dilemmas of Victory: The Early Years of the People's Republic of China*, edited by Jeremy Brown and Paul G. Pickowicz, 337–58. Cambridge, MA: Harvard University Press, 2007.

———. "The Gender of Memory: Rural Chinese Women and the 1950s." *Signs: Journal of Women in Culture and Society* 28, No. 1(Fall 2002): 43–70.

Hillier, Sheilam, and J. A. Jewell. "Chinese Traditional Medicines and Modern Western Medicine: Integration and Separation in China." In Hillier and Jewell, *Health Care and Traditional Medicine in China*, 306–35.

Hillier, Sheilam and J. A. Jewell, eds. *Health Care and Traditional Medicine in China, 1800-1982*. London: Routledge & Kegan Paul, 1983.

Hinrichs, T. J. "New Geographies of Chinese Medicine." In *Osiris*. 2nd ser., vol. 13, *Beyond Joseph Needham: Science, Technology, and Medicine in East and Southeast Asia*, edited by Morris F. Low, 287–325. Chicago: University of Chicago Press, 1998.

Hinton, William. *Shenfan*. New York: Random House, 1983.

Horn, Joshua S. *Away with All Pests: An English Surgeon in People's China, 1954-1969*. New York: Hamlyn, 1969.

Hsia, Tao–tai. "Law on Public Health." In *Medicine and Public Heath in the People's Republic of China*, edited by Joseph R. Quinn, 109–35. Bethesda, MD: National Institutes of Health, 1972.

Hsu, Elisabeth. "The Medicine from China Has Rapid Effects: Chinese Medicine Patients in Tanzania." *Anthropology & Medicine* 9, No. 3(2002): 291–313.

————. "The Reception of Western Medicine in China: Examples from Yunnan" In *Science and Empires, Boston Studies in the Philosophy of Science*, edited by Patrick Petitjean, Catherine Jami, and Anne Marie Moulin, 89–101. Vol. 136. Dordrecht: Kluwer, 1992.

————. *The Transmission of Chinese Medicine*. Cambridge: Cambridge University Press, 1999.

Hu Shiming and Eli Saifman. *Toward a New World Outlook: A Documentary History of Education in the People's Republic of China*. New York: AMS Press, 1976.

Huang, Phillip C. C. *The Peasant Family and Rural Development in the Yangzi Delta, 1350-1988*. Stanford, CA: Stanford University Press, 1990.

————. "Rural Class Struggle in the Chinese Revolution: Representational and Objective Realities from the Land Reform to the Cultural Revolution." *Modern China* 21, No. 1(January 1995): 105–43.

Huang Shumin. "Transforming China's Collective Health Care System: A Village Study." *Social Science & Medicine* 27, No. 9(1988): 879–89.

Huang Yanzhong. "Bringing the Local State Back In: The Political Economy of Public Health in Rural China." *Journal of Contemporary China* 13, No. 39(May 2004): 367–90.

Hyde, Sandra Teresa. *Eating Spring Rice: The Cultural Politics of*

AIDS in Southwest China. Berkeley: University of California Press, 2007.

Jackson, Sukhan, Adrian C. Sleigh, Li Peng, and Liu Xi–li. "Health Finance in Rural Henan: Low Premium Insurance Compared to the Out–of–Pocket System." *China Quarterly* 181(2005): 137–57.

Jewson, N. D. "The Disappearance of the Sick–Man from Medical Cosmology." *Sociology* 10, No. 2(1976): 225–44.

Jia, Huanguang. Chinese Medicine in Post–Mao China: Standardization and the Context of Modern Science (PhD diss., University of North Carolina–Chapel Hill, 1997).

Kaptchuk, Ted J., Peter Goldman, David A Stone, and William B Stason. "Do Medical Devices Have Enhanced Placebo Effects?" *Journal of Clinical Epidemiology* 53, No.8(2000): 786–92.

Karchmer, Eric I. "Chinese Medicine in Action: On the Postcoloniality of Medical Practice in China." *Medical Anthropology* 29, No. 3(2010): 226–52.

Kaufman, Joan. "SARS and China's Health–Care Response: Better to be Both Red and Expert!" In *SARS in China: Prelude to Pandemic?* edited by Arthur Kleinman and James L. Watson. Stanford, CA: Stanford University Press, 2006.

Khng, Christopher Houng Chin. "Trends in the Utilization of Traditional Chinese Medicines in Rural China: A Case Study of Yuhang County, Zhejiang Province." Master's Thesis, University of Guelph, 2001.

Kleinman, Arthur. "Lessons from a Clinical Approach to Medical Anthropological Research." *Medical Anthropology Newsletter* 8, No.4(August 1977): 11–15.

————. *Patients and Healers in the Context of Culture: An Exploration of the Borderland between Anthropology, Medicine, and Psychiatry*. Berkeley: University of California Press, 1980.

Kleinman, Arthur, and James L. Watson. "SARS in Social and Historical Context." In *SARS in China: Prelude to Pandemic?* Edited by

Arthur Kleinman and James L. Watson, 1–16. Stanford, CA: Stanford University Press, 2006.

Klotzbucher, Sascha, Peter Lässig, Qin Jiangmei, and Susanne Weigelin–Schwiedrzik. "What's New in the 'New Rural Co–Operative Medical System'? An Assessment in One Kazak County of the Xinjiang Uyghur Autonomous Region, " *China Quarterly* 201(March 2010): 38–57.

Kwok, Pui–Lan. *Chinese Women and Christianity, 1860-1927*. Atlanta: Scholars Press, 1992.

Lampton, David. "Economics, Politics, and the Determinants of Policy Outcomes in China: Post–Cultural Revolutionary Health Policy." *Australia and New Zealand Journal of Sociology* 12, No.1(1976): 43–49.

———. *Health, Conflict, and the Chinese Political System*, Michigan Papers in Chinese Studies, No. 1. Ann Arbor, MI: Center for Chinese Studies, University of Michigan, 1974.

———. "Health Policy during the Great Leap Forward." *China Quarterly* 60(December 1974): 668–98.

———. "Performance and the Chinese Political System: A Preliminary Assessment of Education and Health Policies." *China Quarterly* 75(September 1978): 509–39.

———. *The Politics of Medicine in China: The Policy Process*, 1949-1977. Boulder, CO: Westview, 1977.

———. "Public Health and Politics in China's Past Two Decades." *Health Services Report* 87, No. 10(December 1972): 895–904.

Landy, David. *Culture, Disease, and Healing: Studies in Medical Anthropology*. New York: Macmillan, 1977.

———. "Role Adaptation: Traditional Curers under the Impact of Western Medicine." *American Ethnologist* 1, No. 1(February 1974): 103–27.

Langwick, Stacy. "From Non–Aligned Medicines to Market–Based Herbals: China's Relationship to the Shifting Politics of Traditional

Medicine in Tanzania." *Medical Anthropology* 29, No. 3(2010): 15–43.

Lee, Liming. "The Current State of Public Health in China." *Annual Review of Public Health* 25(2004): 327–29.

Lee Sung. "WHO and the Developing World: The Contest for Ideology." In *Western Medicine as Contested Knowledge*, edited by Andrew Cunningham and Bridie Andrews, 24–45. Manchester: Manchester University Press, 1997.

Lei Jin. "From Mainstream to Marginal? Trends in the Use of Chinese Medicine in China from 1991 to 2004." *Social Science & Medicine* 71, No. 6(September 2010): 1063–67.

Lei Xianglin. When Chinese Medicine Encountered the State: 1910–1949 (PhD diss., University of Chicago, 1999).

———. "When Chinese Medicine Encountered the State, 1928–1937." Accessed June 30, 2009. http://www.ihp.sinica.edu.tw/~medicine/active/years/hl.PDF. Leslie, Charles. *Asian Medical Systems: A Comparative Study*. Berkeley: University of California Press, 1976.

Leslie, Charles, and Allan Young, eds. *Path to Asian Medical Knowledge*. Berkeley: University of California Press, 1992.

Leung, Angela Ki Che. "Dignity of the Nation, Gender Equality, or Charity for All? Options for the First Modern Chinese Women Doctors." In *The Dignity of Nations: Equality, Competition, and Honor in East Asian Nationalism*, edited by Sechin Y. S. Chien and John Fitzgerald, 71–92. Hong Kong: Hong Kong University Press, 2006.

———. "Medical Instruction and Popularization in Ming–Qing China." *Late Imperial China* 24(June 2003): 130–52.

———. "Medical Learning from the Song to the Ming." In *The Song-Yuan-Ming Transition in Chinese History*, edited by Paul Jakov Smith and Richard Von Glahn, 374–400. Cambridge, MA: Harvard University Asia Center, 2003.

———. *Medicine for Women in Imperial China*. Leidon: Brill, 2006.

————. "Organized Medicine in Ming–Qing China: State and Private Medical Institutions in the Lower Yangzi Region." *Late Imperial China* 8, No. 1(1987): 134–66.

————. "Women Practicing Medicine in Pre–Modern China." In *Chinese Women in the Imperial Past: New Perspectives*, edited by H. Zurndorfer, 101–34. Leiden: Brill Academic, 1999.

Leung, Angela Ki Che, and Charlotte Furth, eds. *Health and Hygiene in Chinese East Asia: Policies and Publics in the Long Twentieth Century*. Durham, NC: Duke University Press, 2010.

Lewis, Milton J., and Kerrie L. MacPherson, *Public Health in Asia and the Practice: Historical and Comparative Perspectives*. London: Routledge, 2008.

Lewis, Thomas. *The Youngest Science: Notes of a Medicine-Watcher*. New York: Viking Press, 1983.

Li, Huaiyin. *Village China under Socialism and Reform: A Micro History, 1948-2008*. Stanford, CA: Stanford University Press, 2009.

Li Jingwei and Stella Quah. *The Triumph of Practicality: Tradition and Modernity in Health Care Utilization in Selected Asian Counters*. Singapore: Social Issues in Southeast Asia, Institute of Southeast Asia, 1989.

Li Yushang, "The Elimination of Schistosomiasis in Jiaxing and Haining Counties, 1948–1958." In Leung and Furth, *Health and Hygiene in Chinese East Asia*, 204–27.

Lisowski, F. P. "Emergence and Development of the Barefoot Doctor in China." In *History of the Professionalisation of Medicine: Proceedings of the 3rd International Symposium on the Comparative History of Medicine— East and West*, edited by Teizo Ogawa, 129–65. Osaka: Taniguchi Foundation, 1987.

Litsios, Socrates. "The Long and Difficult Road to Alma–Ata: A Personal Reflection." *International Journal of Health Services* 32,

No. 4(2002): 709–32.

Liu Xiaoxing. Change and Continuity of Yi Medical Culture in Southwest China (PhD diss., University of Illinois at Urbana–Champaign, 1995).

Liu Yuanli. "China's Public Health–Care System: Facing the Challenges." *Bulletin of the World Health Organization* 82, No. 7(July 2004): 532–38.

————. "China's Public Health–Care System: Facing the Challenges." *Bulletin of the World Health Organization* 82, No. 7(July 2004): 532–38.

Liu Yuanli, William C. L. Hsiao, Qing Li, Xingzhu Liu, and Minghui Ren. "Transformation of China's Rural Health Care Financing." *Social Science & Medicine* 41, No. 8(October 1995): 1085–93.

Lo, Vivienne. "But Is it[History of]Medicine? Twenty Years in the History of the Healing Arts of China." *Social History of Medicine* 22, No. 2(August 2009): 283–303.

Lora–Wainwright, Anna. "Using Local Resources: Barefoot Doctors and Bone Manipulation in Rural Langzhong, Sichuan Province, PRC." *Asian Medicine: Tradition and Modernity* 1, No. 2(2005): 470–89.

Lu Gwei–djen and Joseph Needham. *Celestial Lancets: A History and Rationale of Acupuncture and Moxa*. New York: Cambridge University Press, 1980.

Lucas, AnElissa. "Changing Medical Models in China: Organizational Options or Obstacles?" *China Quarterly* 83(September 1980): 461–89.

————. *Chinese Medical Modernization: Comparative Policy Continuities, 1930s-1980s*. New York: Praeger, 1982.

MacPherson, Kerrie L. *A Wilderness of Marshes: The Origins of Public Health in Shanghai, 1843-1893*. Hong Kong: Oxford University Press, 1987.

Mann, Felix. "Chinese Traditional Medicine: A Practitioner's View." *China Quarterly* 23(July–September 1965): 28–36.

McElroy, Ann, and Patricia K. Townsend. *Medical Anthropology in Ecological Perspective*. Boulder, CO: Westview, 1985.

Meisner, Maurice. *Mao's China: A History of the People's Republic*. New York: Free Press, 1977.

―――. *Mao's China and After: A History of the People's Republic*. New York: Free Press, 1999.

Minden, Karen. *Bamboo Stone: The Evolution of A Chinese Medical Elite*. Toronto: University of Toronto Press, 1994.

"Missing the Barefoot Doctors." *Economist* 385, No. 8550(October 13, 2007): 27–30.

Needham, Joseph, and Lu Gwei–Djen. "China and the Origins of Qualifying Examinations in Medicine." In *Clerks and Craftsmen in China and the West: Lectures and Addresses on the History of Science and Technology*, edited by Joseph Needham, 379–95. Cambridge: Cambridge University Press, 1970.

Oksenberg, Michel. "The Chinese Policy Process and the Public Health Issue: An Arena Approach." *Studies in Comparative Communism* 7, No. 4(Winter 1974): 375–408.

Organization for Economic Cooperation and Development. *OECD Economic Survey China 2010*. Vol. 2010/6. Paris: OECD Publications, February 2010.

Parmelee, Donna, Gail Henderson, and Myron Cohen. "Medicine under Socialism: Some Observations on Yugoslavia and China." *Social Sciences & Medicine* 16, No. 15(1982): 1389–96.

Pepper, Suzanne. *Radicalism and Education Reform in 20th Century China: The Search for an Ideal Development Model*. New York: Cambridge University Press, 1996.

Peterson, Glen. *The Power of Words: Literacy and Revolution in South China, 1949-95*. Vancouver: UBC Press, 1997.

Peterson, M. Jeanne. *Medical Profession in Mid-Victorian London*.

Berkeley: University of California Press, 1978.

Porter, Dorothy, and Roy Porter. *Patient's Progress: Doctors and Doctoring in Eighteenth-Century England.* Oxford: Polity in Association with Basil Blackwell, 1989.

Porter, Roy. "The Patient in England, C1660–C1800." In *Medicine in Society: Historical Essays*, edited by Andrew Wear, 91–118. Cambridge: Cambridge University Press, 1992.

————. "The Patient's View: Doing Medical History from Below." *Theory and Society* 14, No. 2(March 1985): 175–98.

Potter, Sulamith Heins, and Jack M. Potter. *China's Peasants: The Anthropology of a Revolution.* Cambridge: Cambridge University Press, 1990.

Press, Irwin. "Problems in the Definition and Classification of Medical Systems." *Social Science & Medicine* 14 B, No. 1(February 1980): 45–57.

Quah, Stella. "Health and Culture." In *The Blackwell Companion to Medical Sociology*, edited by William C. Cockerham, 23–42. Oxford: Blackwell, 2001.

Quah, Stella R., and Li Jingwei. "Marriage of Convenience: Traditional and Modern Medicine in the People's Republic of China." In *The Triumph of Practicality: Tradition and Modernity in Health Care Utilization in Selected Asian Counters*, edited by Stella R. Quah, 19–42. Singapore: Social Issues in Southeast Asia, Institute of Southeast Asia, 1989.

Reiser, Stanley Joel. *Technological Medicine: The Changing World of Doctors and Patients.* Cambridge: Cambridge University Press, 2009.

————. *Medicine and the Reign of Technology.* Cambridge: Cambridge University Press, 1978.

Renshaw, Michelle. *Accommodating the Chinese: The American Hospital in China, 1880-1920.* New York: Routledge, 2005.

Rice, Edward Earl. *Mao's Way.* Berkeley: University of California Press, 1972.

Ritzer, George, and David Walczak. "Rationalization and the Depro-fessionalization of Physicians." *Social Forces* 67, No. 1(September 1988): 1–22.

Robinson, Jean C. "Decentralization, Money, and Power: The Case of People–Run Schools in China." *Comparative Education Review* 30, No. 1(February 1986): 73–88.

Rogaski, Ruth. *Hygienic Modernity: Meanings of Health and Disease in Treaty-Port China*. Berkeley: University of California Press, 2004.

————. "Nature, Annihilation, and Modernity: China's Korean War Germ–Warfare Experience Reconsidered." *Journal of Asian Studies*, 61, No. 2(May 2002): 381–415.

Rosenberg, Charles. *The Care of Strangers: the Rise of America's Hospital System*. New York: Basic Books, 1987.

Rosenthal, Marilynn M., and Jay R. Greiner. "The Barefoot Doctor of China: From Political Creation to Professionalization." *Human Organization* 41, No. 4(1982): 330–41.

Scheid, Volker. *Chinese Medicine in Contemporary China: Plurality and Synthesis*. Durham, NC: Duke University Press, 2002.

————. *Currents of Tradition in Chinese Medicine, 1626-2006*. Seattle, WA: Eastland, 2007.

————. "Kexue and guanxixue: Plurality, Tradition and Modernity in Contemporary Chinese Medicine." In *Plural Medicine, Tradition and Modernity, 1800-2000*, edited by Ernst Waltraud, 130–52. New York: Routledge, 2002.

————. "Shaping Chinese Medicine: Two Cases from Contemporary China." In *Innovation in Chinese Medicine*, edited by Elisabeth Hsu, 370–404. Cambridge: Cambridge University Press, 2001.

Schneider, Joseph, and Wang Laihua. *Giving Care, Writing Self: A "New Ethnography."* New York: Peter Lang, 2000.

Schwartz, Jonathan, R. Gregory Evans, and Sarah Greenberg.

"Evolution of Health Provision in Pre–SARS China: The Changing Nature of Disease Prevention." *China Review* 7, No. 1(Spring 2007): 81–104.

Shao Jing. Hospitalizing Traditional Chinese Medicine: Identity, Knowledge and Reification (PhD diss., University of Chicago, 1999).

Shorter, Edward. "The History of the Doctor–Patient Relationship." In Bynum and Roy, *Companion Encyclopedia of the History of Medicine*, 783–800.

Sidel, Ruth. *Women and Child Care in China: A Firsthand Report*. New York: Penguin Books, 1976.

Sidel, Victor W. "The Barefoot Doctors of the People's Republic of China." *New England Journal of Medicine* 286, No.24(1972): 1292–1300.

Sidel, Victor W., and Ruth Sidel. *Serve the People: Observations on Medicine in the People's Republic of China*. Boston: Beacon Press, 1973.

Sigerist, Henry E. *Civilization and Disease*. Chicago: University of Chicago Press, 1970.

———. *A History of Medicine*. Vol. 2, *Early Greek, Hindu, and Persian Medicine*. New York: Oxford University Press, 1961.

———. *On the Sociology of Medicine*. New York: MD Publications, 1960.

———. "The Social History of Medicine, " paper presented to the California Academy of Medicine in San Francisco, March 11, 1940. In *Henry E. Sigerist on the History of Medicine*, edited by Felix Marti–Ibanez, 25–33. New York: MD Publications, 1960.

Sivin, Nathan. *Medicine, Philosophy and Religion in Ancient China: Researches and Reflections*. Brookfield, VT: Variorum, 1995.

———. "Editor's Introduction." In *Science and Civilisation in China*. Vol. 6, *Biology and Biological Technology, Part VI: Medicine*, 1–37. Cambridge: Cambridge University Press, 2000.

———. "The History of Chinese Medicine: Now and Anon." *Positions* 6, No. 3(Winter 1998): 731–62.

―――. "Science and Medicine in Chinese History." In *Heritage of China: Contemporary Perspectives on Chinese Civilization*, edited by Paul S. Ropp, 164–96. Berkeley: University of California Press, 1990.

―――. "Text and Experience in Classical Chinese Medicine." In *Knowledge and the Scholarly Medical Traditions*, edited by Don Bates, 177–204. Cambridge: Cambridge University Press, 1995.

―――. *Traditional Medicine in Contemporary China: A Partial Translation of Revised Outline of Chinese Medicine*. Ann Arbor, MI: Center for Chinese Studies, University of Michigan, 1987.

Skinner, William. "Marketing and Social Structure in Rural China, " Part I. In *Peasant Society: A Reader*, edited by Jack M. Potter, May N. Diaz, and George M. Foster, 63–98. Boston: Little, Brown, 1967.

Spence, Jonathan. "Commentary on Historical Perspectives and Ch'ing Medical Systems." In *Medicine in Chinese Cultures: Comparative Studies of Health Care in Chinese and Other Societies*, edited by Arthur Kleinman, Peter Kunstadter, E. Russell Alexander, and James L. Gale, 77–84. Bethesda, MD: National Institutions of Health, 1975.

Spree, Reinhard. *Health and Social Class in Imperial Germany: A Social History of Mortality, Morbidity and Inequality*. New York: St. Martin's Place, 1988.

Stoner, Bradley P. "Understanding Medical Systems: Traditional, Modern, and Syncretic Health Care Alternatives in Medically Pluralistic Societies." *Medial Anthropology Quarterly* 17, No. 2(1986): 44–48.

Summers, William C. "Congruence in Chinese and Western Medicine from 1830–1911: Smallpox, Plague and Cholera." *Yale Journal of Biology and Medicine* 67(1994): 23–32.

Sun, Xiaoyun, Sukhan Jackson, Gordon A. Carmichael, and Adrian C. Sleigh. "Prescribing Behaviour of Village Doctors under China's New Cooperative Medical Scheme." *Social Science & Medicine* 68, No. 10(May 2009): 1775–79.

Szto, Peter Paul. The Accommodation of Insanity in Canton, China, 1857–1935 (PhD diss., University of Pennsylvania, 2002).

Taylor, Kim. *Chinese Medicine in Early Communist China, 1945-1963*. London: Routledge Curzon, 2005.

———. "Divergent Interests and Cultivated Misunderstanding: The Influence of the West on Modern Chinese Medicine, " *Social History of Medicine* 17, No. 1(2004): 93–111.

Theriot, Nancy. "Negotiating Illness: Doctors, Patients, and Families in the Nineteenth Century." *Journal of the History of Behavior Sciences* 37, No. 4(October 2001): 349–68.

Thornton, Patricia M. "Crisis and Governance: SARS and the Resilience of the Chinese Body Politic." *China Journal* 61(January 2009): 23–48.

Tomes, Nancy. "Oral History in the History of Medicine." *Journal of American History* 78, No. 2(September 1991): 44–48.

Turner, Bryan. *The Body and Society: Explorations in Social Theory*. London: Sage, 1996.

Unger, Jonathan. "Cultural Revolution Conflict in the Villages." *China Quarterly* 153(March 1998): 82–106.

Unschuld, Paul. "Epistemological Issues and Changing Legitimization: Traditional Chinese Medicine in the Twentieth Century." In *Paths to Asian Medical Knowledge*, edited by Charles Leslie and Allan Young, 44–61. Berkeley: University of California Press, 1992.

———. "Medical History in Chinese Studies: A Personal Perspective on Achievements, Approaches, Expectations.", 载黄克武主编《性别与医疗》, "中央研究院", 2002, 第127—164页。

———. *Medical Ethics in Imperial China: A Study in Historical Anthropology*. Berkeley: University of California Press, 1979.

———. *Medicine in China: A History of Ideas*. Berkeley: University of California Press, 1985.

————. *Medicine in China: Historical Artifacts and Images*. Munich: Prestel Verlag, 2000.

————. *What is Medicine? Western and Eastern Approaches to Healing*. Berkeley: University of California Press, 2009.

Wang, Fei–ling. *Organizing through Division and Exclusion: China's Hukou System*. Stanford, CA: Stanford University Press, 2005.

Wang, Jun. A Life History of Ren Yingqiu: Historical Problems, Mythology, Continuity and Difference in Chinese Medical Modernity (PhD diss., University of North Carolina–Chapel Hill, 2003).

Wang, Liping. Paradise for Sale: Urban Space and Tourism in the Social Transformation of Hangzhou, 1589–1937(PhD diss., University of California, San Diego, 1997).

Warren, Kenneth S. "'Farewell to the Plague Spirit': Chairman Mao's Crusade against Schistosomiasis." In *Science and Medicine in Twentieth-Century China: Research and Education*, edited by John Z. Bowers, J. William Hess, and Nathan Sivin, 123–40. Ann Arbor, MI: Center for Chinese Studies, University of Michigan, 1988.

Wei Dongpeng. "Transmission and Natural Regulations of Infection with Ascaris Lumbricoides in Rural Community in China." *Journal of Parasitology* 84, No. 2(April 1998): 252–58.

White, Martin King, and Zhongxin Sun. "The Impact of China's Market Reforms on the Health of Chinese Citizens: Examining Two Puzzles." *China: An International Journal* 8, No. 1(March 2010): 1–32.

White, Sydney D. "Deciphering 'Integrated Chinese and Western Medicine' in the Rural Lijiang Basin: State Policy and Local Practice(s)in Socialist China." *Social Science & Medicine* 49, No. 10(1999): 1333–47.

————. "From Barefoot Doctor to Village Doctor in Tiger Springs Village: A Case Study of Rural Health Care Transformations in Socialist China." *Human Organization* 57, No. 4(Winter 1998): 480–90.

————. "Medicines and Modernities in Socialist China: Medical

Pluralism, the State, and Naxi Identities in the Lijiang Basin." In *Healing Powers and Modernity: Traditional Medicine, Shamanism, and Science in Asian Societies*, edited by Linda H. Connor and Geoffrey Samuel, 171–96. Westport, CT: Bergin & Garvey, 2000.

Whyte, Martin King, and William L. Parish. *Urban Life in Contemporary China*. Chicago: University of Chicago Press, 1984.

Wilenski, Peter. *The Delivery of Health Services in the People's Republic of China*. Ottawa: International Development Research Centre, 1976.

Wong, K. C., and Wu Lien-Teh. *History of Chinese Medicine: Being a Chronicle of Medical Happenings in China from Ancient Times to the Present Period*. 2nd ed. Shanghai: National Quarantine Service, 1936.

World Bank. *Financing Health Care: Issues and Options for China*. Washington, DC: The World Bank, 1997.

———. *China: Long-Term Issues and Options in the Health Transition*. Washington, DC: The World Bank, 1992.

World Health Organization. *Primary Health Care: The Chinese Experience: Report of an Inter-Regional Seminar*. Geneva: World Health Organization, 1983.

———. *The Promotion and Development of Traditional Medicine: Report*. Geneva: World Health Organization, 1978.

———. *The Use of Essential Drugs: Report of a WHO Expert Committee*. Technical Report Series, 685. Geneva: World Health Organization, 1983.

World Health Organization and the United Nations Children's Fund. "Primary Health Care: A Joint Report by the Director-General of the World Health Organization and the Executive Director of the United Nations Children's Fund." International Conference on Primary Health Care, Alma-Ata, USSR, September 1978.

Worsley, Peter. "Non-Western Medical Systems." *Annual Review of*

Anthropology 11, No. 1(1982): 315–48.

Wu Fengsi. Double Mobilization: Transnational Advocacy Network for China's Environment and Public Health (PhD diss., University of Maryland, 2005).

Wu Lien-Teh, *Plague Fighter: The Autobiography of a Modern Chinese Physician*. Cam-bridge, UK: W. Heffer & Sons, 1959.

———. "A Hundred Years of Modern Medicine in China." *Chinese Medical Journal* 50, No. 2(February 1936): 152–54.

Wu, Yi-li. "The Bamboo Grove Monastery and Popular Gynecology in Qing China." *Late Imperial China* 21, No. 1(June 2000): 41–76.

———. Transmitted Secrets: The Doctors of Low Yangzi Region in Popular Gynecology in Late Imperial China (PhD diss., Yale University, 1998).

———. *Reproducing Women: Medicine, Metaphor, and Childbirth in Late Imperial China*. Berkeley: University of California Press, 2010.

Wu Yiyi. "A Medical Line of Many Masters: A Prosopographical Study of Liu Wansu and His Disciples from Jin to the Early Ming." *Chinese Science* 11(1993–94): 36–65.

Xu Liangying and Fan Dainian. *Science and Socialist Construction in China*. Translated by C. Hsu. Armonk, NY: M. E. Sharpe, 1980.

Xu Tong. "Combing Traditional Chinese Medicine and Modern Western Medicine." In *The Role of Traditional Chinese Medicine in primary Health Care in China*, edited by O. Akerele, G. Stott, and Lu Weibo, 34–36. Manila: World Health Organization, 1985.

Xu Xiaoqun. "National Essence vs. Science: Chinese Native Physicians' Fight for Legitimacy, 1912–1937." *Modern Asian Studies* 31, No. 4(October 1997): 847–77.

———. *Chinese Professionals and the Republican State: The Rise of Professional Associations in Shanghai, 1912-1937*. New York: Cambridge University Press, 2001.

Xue, Yong. "'Treasure Night Soil as If It Were Gold': Economic and Ecological Links between Urban and Rural Areas in Late Imperial Jiangnan." *Late Imperial China* 26, No. 1(June 2005): 41–71.

Yan Yunxiang. *Flow of Gifts: Reciprocity and Social Networks in a Chinese Village*. Stanford, CA: Stanford University Press, 1996.

———. "Rural Youth and Youth Culture in North China." *Culture, Medicine, and Psychiatry* 23, No. 1(March 1999): 75–97.

Yang, Mayfair Mei–Hui. *Gifts, Favors,and Banquets: The Art of Social Relationships in China*. Ithaca, NY: Cornell University Press, 1994.

Yang Nianqun. "Disease Prevention, Social Mobilization and Spatial Politics: The Anti–Germ Warfare Incident of 1952 and the Patriotic Health Campaign." *Chinese Historical Review* 11, No. 2(Fall 2004): 155–82.

———. "The Memory of Barefoot Doctor System." In *Governance of Life in Chinese Moral Experience: The Quest for an Adequate Life*, edited by Everett Zhang, Arthur Kleinman, and Tu Weiming, 131–45. London: Routledge, 2011.

Yang Xiao. *The Making of a Peasant Doctor*. Beijing: Foreign Language Press, 1976.

Yao, Hsun–yuan. "The Second Year of the Rural Health Experiment in Ting Hsien, China." *The Milkbank Memorial Fund Quarterly Bulletin* 10, No. 1(January 1932): 53–66.

Ye Xiaoqing. "Regulating the Medical Profession in China: Health Policies of the Nationalist Government." In *Historical Perspectives on East Asian Science, Technology and Medicine*, edited by Alan K. L. Chan, Gregory K. Clancey, and Hui–Chieh Loy, 198–213. Singapore: Singapore University Press, World Scientific, 2001.

Yip Ka–Che. "Health and Nationalist Reconstruction: Rural Health in Nationalist China, 1928–1937." *Modern Asian Studies* 26, No. 2(May 1992): 395–415.

———. *Health and National Reconstruction in Nationalist China:*

The Development of Modern Health Services, 1928-1937. Ann Arbor, MI: Association for Asian Studies, 1995.

Zaccarini, M. Cristina. "Modern Medicine in Twentieth–Century Jiangxi, Anhui, Fujian and Sichuan: Competition, Negotiation and Cooperation." *Social History of Medicine* 23, No. 2(2010): 338–55.

Zhan, Mei. "A Doctor of the Highest Caliber Treats an Illness Before It Happens." *Medical Anthropology* 28, No. 2(2009): 166–88.

————. *Other-Worldly: Making Chinese Medicine through Transnational Frames*. Durham, NC: Duke University Press. 2009.

Zhang Daqing and Paul Unschuld. "China's Barefoot Doctor: Past, Present, and Future." *Lancet* 372, No. 9653(November 29, 2008): 1865–67.

Zhang Xiaobo and Ravi Kanbur. "Spatial Inequality in Education and Health Care in China." *China Economic Review* 6, No. 2(2005): 189–204.

Zhang Yuhuan and K. Rose. *Who Can Ride the Dragon?: An Exploration of the Cultural Roots of Traditional Chinese Medicine*. Brookline, MA: Paradigm, 1999.

Zhao Hongjun. "Chinese versus Western Medicine: A History of Their Relations in the Twentieth Century." *Chinese Science* 10(1991): 21–37.

Zhu, Naisu, Zhihua Ling, Jie Shen, J. M. Lane, and Shanlin Hu. "Factors Associated with the Decline of the Cooperative Medical Systems and Barefoot Doctors in Rural China." *Bulletin of the World Health Organization* 67(1989): 431–41.

英文版致谢

　　我对赤脚医生的最早记忆可以追溯到1970年代末我在浙西小山村度过的童年时代。每当我生病时，父亲便找我们村的赤脚医生要一些药片。药片太大，我无法吞咽，父亲便将它碾成粉末，然后加水调成糊状。但当他要我喝下这种药糊糊时，我总是激烈抗拒，因为实在太苦。父亲没有其他办法，只好用双臂抱紧我，然后一只手扒开我的嘴巴，另一只手将药糊硬灌进去。母亲则紧紧抓住我的双腿，不让我挣扎乱踢。我大声地尖叫哭喊，而我的小姑则站在一旁看着我笑。尽管这么多年过去了，我依然无法忘掉这些经历。那时我从未想到有一天自己会为那些给我父亲开药片的赤脚医生们写一本书。

　　衷心地感谢所有在2003年至2011年间接受我采访的赤脚医生、村民、原公社卫生院的医生，以及其他受访者。他们通过讲述其亲身经历，为我提供了生动而鲜活的口述历史叙述，而这些叙述构成了这本书的基本素材。特别感谢陈鸿庭、严胜玉、周勇敢、骆正富、沈庆漾、洪景林、徐佩春和方顺喜等受访者。这些医生和村民与我的交谈给予我极大的写作和分析灵感。希望这本书准确地呈现了他们的经历，希望他们在得知世界各地的人们现在能够读到他们的故事时会感到高兴。我还非常感谢我的同学吴月根、凌军、蒋利洪、陆群陪同我在他们所在的村子里进行田野调查。

　　我使用的档案资料来自很多地方，包括浙江省档案馆，杭州市档案馆、杭州市富阳区档案馆、淳安县档案馆、余杭区档案馆、萧山区档案馆、临安区档案馆、建德市档案馆、杭州市西湖区三墩镇中西医结合医院，绍兴市档案馆、上海市档案馆、浦东新区档案馆、江苏省档案馆、南京市档案馆，湖北长阳县档案馆，伦敦国家档案馆以及纽约洛克菲勒档案中心。如果这些档案馆未曾在我查阅档案时给予慷慨支持，这项研究便无法完成。本书所引用的所有浙江省地方志均收藏于浙江省图书馆。我要特别感谢地方文献阅览室的刘杭，他从一开始就热心地给予我各种宝贵的帮助。这本书中所引用的其他各省地方志均收藏于香港中文大学的"中国服务研究中心"，感谢该中心熊景明的帮助。

我在新加坡国立大学历史学系攻读博士学位期间，开始了这本书的研究工作。我对导师格雷戈里·克兰西（Gregory Clancey）深怀感激——他在指导我形成本书的分析视角、在不同阶段逐章讨论书稿内容以及帮助我修改提交给出版社的最终文本的过程中，始终保持耐心，不断给我教导。黄坚立则在与我第一次见面时便向我推荐了两本相关著作。我在新加坡国立大学求学期间，他在研究和生活方面对我的帮助不胜枚举。杜博思（Thomas Dubois）在研究中国乡村宗教时所表现出的热诚和他所采用的研究方法，给我留下了深刻的印象和影响。我还要感谢历史学系的吴振强和陈大勇，他们给予我学术和精神上的鼓励和支持。在剑桥大学李约瑟研究所驻所研究期间，我极大地得益于该所藏书丰富的图书馆，以及我与古克礼（Christopher Gullen）、劳埃德（Geoffrey Lloyd）和莫菲特（John Moffett）的交往。我感谢Tatjana Buklijas和她的同事们允许我旁听科学史与科学哲学系开设的课程，时间长达一年。在悉尼科技大学，我要感谢中国研究中心所给予的研究和资金支持，使我能够专心致志地修改书稿。我还要感谢马利楚（Maurizio Marinelli）、莱斯利·法雷尔（Lesley Farrell）、郭英杰、Andrew Jakubowicz和其他同事在书稿修改过程中给予我慷慨支持和宝贵意见。

如果没有诸多研究机构的慷慨资助，这本书便不可能面世。我要感谢新加坡国立大学人文与社会科学学院和亚洲研究所为我在该校学习期间提供奖学金，并为我在中国进行田野考察提供旅行经费。还要感谢悉尼科技大学人文和社会科学学院为我提供后续研究经费，使我在书稿修改期间得以三度前往中国进行田野考察，学院还提供了一笔特别资助用以支付本书的编辑费用。学院及社会与政治学系还资助我出席了许多会议，使我得以从医疗史领域诸多同行的宝贵建议中受益。我还要感谢洛克菲勒档案中心为我提供旅行经费，使我能够赴该中心进行农村生育和旧式产婆专题研究。纽约李氏基金会提供的研究奖助金，使我得以赴剑桥大学学习。

在进行写作的几年里，许多人以不同方式给我以帮助。伦敦大学学院的安德鲁·韦尔（Andrew Wear）、南洋理工大学的刘继权、新加坡国立大学的布鲁斯·洛克哈特（Bruce Lockhart）、新加坡东南亚研究所"那烂陀－室利佛逝国"（Nalanda–Sriwijaya）中心的韦杰夫（Geoffrey Wade）、威斯康星大学的周永明和宾夕法尼亚大学的席文（Nathan Sivin）阅读了书稿，并在框架结构和核心论点方面提出了许多建设性的建议。在我进行文献研究和田野调查期间，众多学者的帮助和建议使我受益匪浅，其中包括南京大学的朱宝琴、张宪文、陈红民和已故的高华教授，浙江大学的罗卫东和郎友兴，澳大利亚国立大学的安东尼·里德（Anthony Reid），绍兴文理学院的林文彪，南洋理工大学的刘宏和李励图，中共中央编译局的俞可平，英国中医学会的马伯英，美国本特利大学的吴章（Bridie Andrews），中华医学会的马里·布洛克（Mary Bullock）和澳大利亚阿德莱德大学的高默波。新加坡国立大学的埃里克·霍姆伯格（Erik Holmberg）和美国巴特勒大学的韩孝荣在过去的十年中始终不懈地帮助我。英国爱丁堡大学的白馥兰（Francesca Bray）在书稿修改的不同阶段，从不吝惜给予我及时和宝贵的建议。香港大学的李木兰（Louise Edwards）给予我的支持多得不胜枚举。在此，我向你们表示衷心感谢。

对于罗彻斯特大学出版社，我非常感谢"罗彻斯特医学史研究"丛书主编西奥多·布朗（Theodore Brown）和编辑部主编苏珊娜·吉奥多（Suzanne Guiod）——他们将这本书纳入系列丛书，并使其很快面世；还要感谢瑞安·彼得森（Ryan Peterson）、卡丽·沃特森（Carrie Watterson）、朱利亚·库克（Julia Cook）和特雷西·恩格尔（Tracey Engel）在书稿编辑过程中为了使其更臻完善所做的宝贵工作。我还十分感激两位匿名审读专家——他们为书稿的最后修改提供了犀利的，但同时富于建设性的意见和建议。还要感谢维多利亚·帕提恩斯（Victoria Patience）对最终稿本进行了严谨细致的校阅；感谢方建新提供了三幅地图；感谢富阳县档案馆、《浙江日报》、《杭州日报》和陈爱康慷慨授权在本书中引用他们的各种数据。第一章的部分内容曾以《从联合诊所到赤脚医生：治疗者、医疗多元主义和中国乡村的国家医疗》为题，发表于 *Journal of Modern Chinese History* 2，No.2（2008）。经过泰勒弗朗西斯（Taylor & Francis）出版集团的许可，这些内容经过修改被纳入本书。

　　对来自家庭的支持，我的感激之情无法言表。我的父母生长于一个偏僻山村，并一直生活在那里。像那个时代的许多乡亲一样，他们没有机会完成小学的学业，但他们勤劳善良。我希望自己从他们那里继承了这些品德。我还要感谢我的妻子，她放弃了在中国的工作，多年来陪伴我客居新加坡、英国和澳大利亚。一路走来，我们携手前行，同甘共苦。如果没有她的牺牲和付出，我不可能完成这本书。我将这本书献给我们的女儿。

方小平

澳大利亚，悉尼

2012年1月18日

图书在版编目（CIP）数据

赤脚医生与中国乡村的现代医学 / 方小平著；董国
强，干霖，王宜扬译 . -- 北京：社会科学文献出版社，
2024.5
（年轮·译丛）
书名原文：Barefoot Doctors and Western
Medicine in China
ISBN 978-7-5228-3382-8

Ⅰ.①赤…　Ⅱ.①方…②董…③干…④王…　Ⅲ.
①农村-医疗卫生服务-研究-中国　Ⅳ.①R199.2

中国国家版本馆 CIP 数据核字（2024）第 057893 号

·年轮·译丛·
赤脚医生与中国乡村的现代医学

著　　者 / 方小平
译　　者 / 董国强　干　霖　王宜扬

出 版 人 / 冀祥德
责任编辑 / 石　岩
责任印制 / 王京美

出　　版 / 社会科学文献出版社·历史学分社（010）59367256
　　　　　地址：北京市北三环中路甲 29 号院华龙大厦　邮编：100029
　　　　　网址：www.ssap.com.cn
发　　行 / 社会科学文献出版社（010）59367028
印　　装 / 北京盛通印刷股份有限公司

规　　格 / 开本：787mm×1092mm　1/16
　　　　　印张：18.25　字数：270 千字
版　　次 / 2024 年 5 月第 1 版　2024 年 5 月第 1 次印刷
书　　号 / ISBN 978-7-5228-3382-8
著作权合同
登 记 号 / 图字 01-2024-1637 号
定　　价 / 89.00 元

读者服务电话：4008918866